Der Weg zum Wunder

Wissen, das ich gerne früher gehabt hätte!

Verlag:
Empower Yourself Verlag
Schlankreye 32
20144 Hamburg
ISBN Print: 978-3-948216-05-4
Auch als E-Book erhältlich

Lektorat und Korrektorat: Marie Brink und das Wunderteam
Fotos und Grafiken: Katharina Jozefak

Hinweis: Alle Inhalte wurden mit großer Sorgfalt ausgearbeitet und stellen die Recherche des aktuellen Stands der Wissenschaft dar. Sie dienen ausschließlich der neutralen Information und allgemeinen Weiterbildung. Die Anwendung der in diesem Buch gegebenen Informationen erfolgt auf eigene Gefahr.
Der Inhalt ersetzt keinesfalls die fachliche Beratung durch einen Arzt oder Apotheker. Die Inhalte stellen keine Empfehlung oder Bewerbung der beschriebenen oder erwähnten diagnostischen Methoden, Behandlungen oder Arzneimittel dar. Der Text erhebt weder einen Anspruch auf Vollständigkeit, noch kann die Aktualität, Richtigkeit und Ausgewogenheit der dargebotenen Information garantiert werden. Nichts, was in den Inhalten der Veröffentlichung enthalten ist, ist dazu bestimmt, Krankheiten zu diagnostizieren oder zu behandeln. Der Anbieter ist kein Arzt und gibt keine medizinischen oder gesundheitlichen Heilversprechen ab. Bei gesundheitlichen Fragen oder Beschwerden sollte immer der behandelnde Arzt konsultiert werden.

Du liebst Hörbücher?

Ich auch!

Deswegen habe ich

„Der Weg zum Wunder"

auch als Hörbuch aufgenommen und
Du bekommst es kostenlos!

Hol es Dir jetzt hier:

www.derwegzumwunder.de

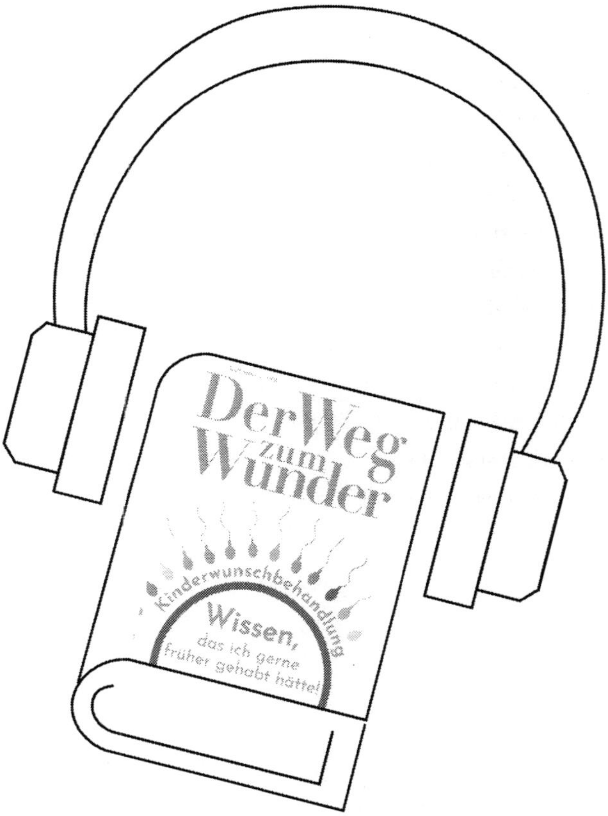

Inhaltsverzeichnis

Bleib auf dem Laufenden und folge mir auf deinen liebsten Social-Media-Kanälen unter „Ein Bisschen Schwanger"

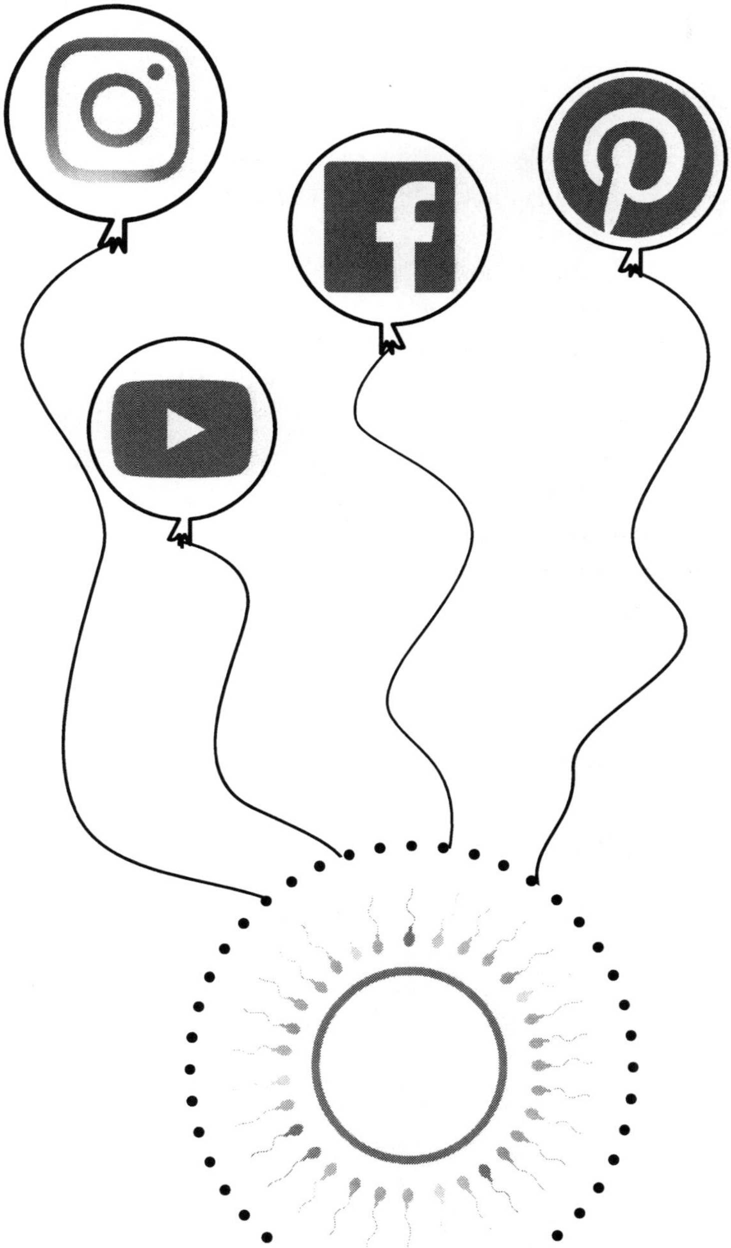

Du willst nichts mehr verpassen?
Dann komme in meinen Insider-Bereich auf
www.einbisschenschwanger.de/Insider

Für den Einstieg

"Der Weg zum Wunder" zeigt auf der einen Seite meinen Weg zum Wunschkind. Die autobiografischen Kapitel erkennt man immer daran, dass hier jeweils die Kapitelnummer der Überschrift vorangestellt ist.

Die Kapitel beschreiben meine Entwicklung durch 4 Jahre unerfüllten Kinderwunsch, wie ich mit den Fehlgeburten umgegangen bin und wie wir letztendlich doch noch den Weg zu unserem Wunschkind gefunden haben.

Im Rückblick fehlten mir zu jeder Zeit gewisse Informationen, die ich mir oft erst durch aufwändige Recherche aus Studien und Fachbüchern aneignen konnte. Diese Informationen gibt es jeweils als Begleitung zu den autobiografischen Kapiteln.

Der Leser kann hier selbst entscheiden, ob er sich erstmal meine Geschichte durchliest und die Sachbuchkapitel erst liest, wenn er genau diese Information benötigt. Im Inhaltsverzeichnis sind die Überschriften der Sachbuchkapitel jeweils unterstrichen dargestellt. Die Überschriften der autobiografischen Kapitel sind fett gedruckt.

Dieses Buch soll einerseits einen realistischen Einblick in unseren Weg geben, doch viel mehr soll es viele wertvolle Informationen bieten, die den Leser auf seinem Weg begleiten und ihm hoffentlich neue Ansatzpunkte, neue Hoffnung und neue Zuversicht geben können.

Nicht immer kann man beim Thema unerfüllter Kinderwunsch und Kinderwunschbehandlungen auf Fremdwörter verzichten. Deswegen habe ich hier für das Buch ein ausführliches Glossar mit den wichtigsten Begriffen erstellt.

Alle erwähnten Studien und weitere interessante Ressourcen finden sich hier im Quellenverzeichnis.

Im Bonusbereich des Buches gibt es verschiedene Ressourcen zum Download:

www.derwegzumwunder.de

Prolog

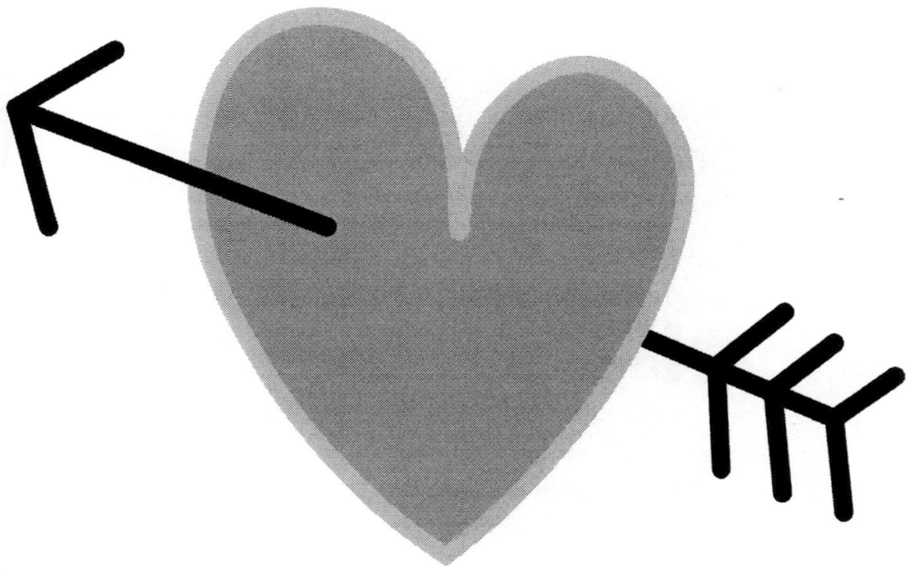

Familie in Planung

Will ich irgendwann einmal Familie und Kinder?
Diese Frage stellte ich mir das erste Mal mit 17 Jahren. Beruflich hatte ich keinen blassen Schimmer, wie meine Zukunft aussehen könnte. Doch mein Privatleben hatte schon damals erstaunlich klare Züge.
Mit 28 Jahren wollte ich das erste Kind bekommen. Eine Beziehung mit dem richtigen Mann sollte sich in den nächsten 11 Jahren doch wirklich machen lassen. Das zweite Kind würden wir dann drei Jahre später kriegen. Zuerst einen Jungen, dann ein Mädchen, genau wie ich aufgewachsen bin. Einen großen Bruder zu haben fand ich immer klasse und so war dies meine „Traumfamilie".
Ich war davon überzeugt, dass das alles genau so kommen würde, höchstens bei den Geschlechtern unserer Kinder muss ich vielleicht Abstriche machen. Aber zuerst ein Mädchen und dann ein Junge, dass wäre auch kein Beinbruch.
Mit 19 Jahren lerne ich meine große Liebe kennen. Wir bleiben 3 Jahre zusammen und dann trennen sich unsere Wege wieder. Kinder und Familie, bevor ich überhaupt mit meiner Ausbildung angefangen habe? Für mich damals unvorstellbar.

Die nächste Beziehung kommt und geht, doch ein Kandidat für Familie, Kinder und den Rest des Lebens war das nicht. Als ich mich von ihm trenne, bin ich 26 Jahre alt und starte nach meiner abgeschlossenen Ausbildung gerade ins Studium.

Wo bleibt Mr. Right?

Mit 28 Jahren bin ich solo und mitten im Studium. Familie und Kinder sind noch gefühlte Lichtjahre entfernt. Trotzdem meldet sich langsam meine biologische Uhr.

Ich wollte doch eigentlich längst den richtigen Mann gefunden haben - wo bleibt der eigentlich? Die Beziehungsversuche der letzten 1,5 Jahre sind alle kläglich gescheitert. Ich befinde mich im klassischen Dating-Teufelskreis: Wenn er will, will ich nicht und wenn ich will, will er nicht. Noch nehme ich das Ganze mit Humor, denn wenn man ganz ehrlich ist, das Leben macht gerade verdammt viel Spaß. Studium, Freunde und Parties trösten darüber hinweg, dass sich gerade keine ernsthafte Partnerschaft finden lässt. Bekanntschaften gibt es viele und so bin ich optimistisch, dass sich da in den nächsten Jahren noch der Richtige findet. Und dann kommt mein 29. Geburtstag…und mein 30. Geburtstag, immer noch solo und langsam stellt sich eine gewisse Frustration ein. Langsam sollte Mr. Right mal etwas in die Puschen kommen, wo ist der bloß?

Das Gesetz der großen Zahl

Auf den Zufall mag ich mich langsam nicht mehr verlassen, der war die letzten Jahre ziemlich unzuverlässig und hat nicht die gewünschten Ergebnisse gebracht. Also gehe ich die Suche nun etwas offensiver an: Online-Dating bietet da zum Glück viele Möglichkeiten. Bis zu meinem 31.Geburtstag sollte sich so doch wirklich eine feste Beziehung finden lassen. Helfen soll dabei eine einfache Strategie, die man als das „Gesetz der großen Zahl" bezeichnen könnte. Einfache Logik: Je mehr Männer ich kennenlerne, umso höher die Chance, dass der Richtige dabei ist. Die Erfahrungen, die nun folgen, hätte ich vielleicht lustig gefunden, wenn die Situation nicht langsam ernst wäre. Die Männer, die ich kennenlerne, sind wirklich alles mögliche: Beziehungsunfähig, leicht verrückt, impotent, schnell wieder weg, unendlich langweilig… eines haben sie alle gemeinsam, sie sind nicht der Richtige. Mein 31. Geburtstag kommt und geht und es tut sich nichts.

Seit 3 Jahren tut sich nichts, auch mit den allergrößten Bemühungen nicht. Was mache ich denn nun, wenn das so bleibt? Da ich keinen Mann zwingen kann mit mir eine Familie zu gründen, muss ich mir langsam Gedanken über einen Plan B machen!

Plan B - Samenspende?

Co-Parenting war 2008 noch kein Thema, zumindest gab es noch kein Portal, wo sich „familieninteressierte“ Frauen und Männer treffen konnten. Also blieb eigentlich nur eine Samenspende, doch dieser Schritt war dann wirklich die letzte Rettung.

Plan B würde ab meinem 35. Geburtstag in Angriff genommen werden. Es war zwar nicht meine Wunschvorstellung, doch mit dem Gedanken „kein Mann aber ein Kind“ konnte ich mich durchaus anfreunden. Wenn man ganz ehrlich ist, einen Mann kann man sein ganzes Leben kennenlernen, aber ein Kind zu bekommen, da wird es mit Ende 30 dann auch irgendwann eng.

Mr. Right kann mich mal!!!

Im nächsten Jahr ergeben sich zwar drei Beziehungen, doch nach wenigen Monaten ist es immer wieder vorbei. Meine Schmerzgrenze ist damit erreicht und in der Silvesternacht 2009/2010 verbrenne ich einen Zettel mit den Namen aller Männern der letzten Jahre und lasse den Traum von Mr. Right ziehen. Ich ertrage die emotionalen Niederschläge nicht mehr, ich will mich auch nicht mehr verlieben, um es deutlich zu sagen: „Ich habe die Schnauze total voll und die Männerwelt kann mir gestohlen bleiben!“

Und endlich macht das Leben wieder Spaß! Ich gehe mit Freundinnen tanzen und es spielt endlich keine Rolle mehr, ob ich dabei jemanden kennenlerne. Ich unterhalte mich auch - doch meine Gefühle bleiben bei mir. Ich habe beschlossen, dass ich nicht mehr will!

Und dann kommt Paul

Im verschneiten Januar lerne ich dann morgens um 5:00 Uhr Paul kennen. Nach einem durchtanzten Abend im Upper-East, waren meine Freundin und ich auf dem Weg nach Hause. Wir suchten nur noch unsere Jacken, die wir unten in der Bar abgegeben hatten. Da wir dachten, Paul würde dort arbeiten, fragten wir ihn, ob er wüsste wohin die Jacken verschwunden sind. Was ein toller amerikanischer Akzent, war mein erster Gedanke, als er antwortete. Sonst hatte ich aber keine Ambitionen.

Wir warteten also an der Bar auf unsere Jacken, die der freundliche Barkeeper hoffentlich irgendwo finden würde, als Paul zu uns rüber kam und uns nochmal ansprach. So blieben wir doch noch eine Weile und er unterhielt sich mit meiner Freundin. Ich war in meinen Gedanken schon im Bett und nicht mehr sehr gesprächig. Als wir nach Hause fuhren, tauschte er mit meiner Freundin die Telefonnummern, in der U-Bahn sagte sie dann zu mir: „Der will etwas von Dir, nicht von mir!".

Zwei Tage später wollten die beiden sich treffen, er schrieb ihr wir könnten uns auch zu dritt treffen, da wir uns auch zusammen kennengelernt hatten. Da sie nicht alleine zu dem Treffen gehen wollte und ich an dem Abend noch nichts vor hatte, trafen wir uns also wirklich zu dritt. Es wurde ein sehr interessanter Abend, Paul war ein spannender Gesprächspartner und es war kein Date, nur ein schöner Abend. Am nächsten Tag fragte er meine Freundin, ob sie ihm meine Nummer geben könnte. Sie hatte also wirklich Recht behalten und er schien sich eher für mich zu interessieren.

Wir trafen uns dann beim Schlittschuhlaufen, wieder zusammen mit meiner Freundin, die aber eigentlich eine Verabredung hatte. Da ihr Date aber nicht auftauchte, saßen wir hinterher wieder zu dritt beim Kaffee. Alles etwas unkonventionell, doch für mich war es gut. Abends waren meine Freundin und ich auf dem Hamburger Kiez unterwegs, Paul war wohl auch mit Freunden dort, doch wir trafen uns an diesem Abend nicht. Am nächsten Tag schrieb er mir und fragte wie der Abend war. „Unspektakulär, du hast nichts verpasst…", schrieb ich zurück. Seine Antwort: „Doch, ich habe DICH verpasst!" Das war so erfrischend ehrlich, dass es etwas in meinem Herz berührte. Dann fuhr Paul auf eine Geschäftsreise, wir telefonierten und verstanden uns immer besser. Ich mochte seine direkte Art, es gab keine Spielchen, ich musste nie darauf warten, dass er sich meldet.

Wir planten also unser erstes echtes Date. Er schlug vor ins Theater zu gehen, holte mich von zu Hause ab und nachdem Stück zogen wir weiter in eine Bar. Wir unterhielten uns über Gott und die Welt… und natürlich auch über Beziehungen. Meine wichtigste Frage an diesem Abend: „Willst Du eine Familie?" An diesem Punkt hätte er natürlich auch weglaufen können, doch er blieb. Um 5 Uhr kauften wir an der Tankstelle Eier und Brötchen und fuhren zu ihm zum Frühstück. Um 8 Uhr brachte er mich nach Hause und gab mir vor der Tür das erste Mal einen Kuss.

Damit waren wir ein Paar, kein Bullshit, keine Zweifel, keine Spielchen. Zwei Tage später brachte ich mein Kopfkissen und meine Zahnbürste mit zum

Fernsehabend. Und als Paul nach einer Woche in den Skiurlaub fuhr, gab er mir einen Schlüssel zu seiner Wohnung. Ich wohnte noch in einer WG und er meinte, ich könnte die Zeit ruhig in seiner Wohnung verbringen wenn, ich Lust habe.

So zäh alles die letzten Jahre lief, so schnell ging alles mit Paul.

Nach 3 Monaten zogen wir zusammen in meine Wohnung. Es fühlte sich so an, als wären wir schon ewig zusammen. Als sein bester Freund Vater wurde, sprachen wir über unseren Kinderwunsch. Wir waren ungefähr 6 Monate zusammen und ich wäre am liebsten gleich gestartet. Doch er wollte nichts übereilen und sagte: „Ich will dich noch ein bisschen für mich haben…". Ich konnte das verstehen, auch wenn ich es mir anders gewünscht hätte.

Nach einem weiteren Jahr war endlich auch Paul so weit. Wir freuten uns auf diesen neuen Lebensabschnitt, endlich würden wir eine Familie werden. Ich stellte mir vor, wie ich ihn irgendwann mit einem positiven Schwangerschaftstest „überraschen" würde. Wie wir es seinen und meinen Eltern sagen, wie wir uns zusammen freuen. Doch wie es so oft ist im Leben - es kommt anders als man denkt!

Kapitel 1

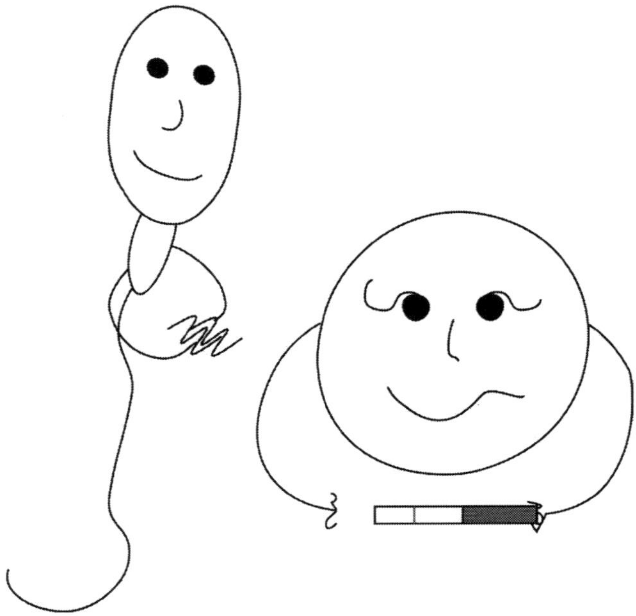

Wunschkind wir kommen - oder auch nicht...

Ich sitze bei meiner Frauenärztin im Wartezimmer, da fällt mir dieses Buch zum Kinderwunsch in die Hände und es sieht so aus, als hätte es einen „leichten" Zugang zu diesem Thema. Genau das was ich jetzt brauche!

„Negativ…komisch, ich habe doch letzten Monat die Pille abgesetzt???".
Ich muss kurz schmunzeln…

Auf der ersten Seite strahlt mir eine Karikatur entgegen: Eine junge Frau hält einen Schwangerschaftstest in den Händen und in einer Sprechblase steht eben dieser Satz. Sie wundert sich, dass sie nicht sofort nach Absetzen der Pille schwanger geworden ist. Das Zimmer ist schon mit Babybett und Ausstattung gefüllt und der hilfsbereite Gatte hält die erste saure Gurke parat.

So oder so ähnlich geht es wohl vielen Paaren, wenn sie sich nun endlich für die gemeinsame Familie entschieden haben. Man ist angefüllt mit Spannung, Zuversicht und Freude auf diese neue Lebensphase. Natürlich erwartet man, dass man auch sofort erfolgreich ist, warum auch nicht?

Schwanger werden und Kinder bekommen ist doch die einfachste und schönste Sache der Welt, oder?

Und dann kommt alles anders

So dachte ich auch und ich habe keinen Gedanken daran verschwendet, dass es irgendwelche Probleme beim Schwangerwerden geben könnte. Doch nun sind schon fast 8 Monate vergangen. Meine Tage kommen regelmäßig, wie immer. Und dieser Umstand bringt mich heute in die Frauenarztpraxis meines Vertrauens.

Schon auf der Hinfahrt hatte ich ein etwas mulmiges Gefühl. Was wäre, wenn meine Ärztin feststellt, dass ich unfruchtbar bin?

Zu dieser Zeit hatte ich nicht die geringste Ahnung, wie schwer es überhaupt sein könnte auf dem Gebiet des Kinderwunsches eine Diagnose zu bekommen. Mein Weltbild war hier noch ganz simpel gestrickt und ich dachte, dass meine Frauenärztin vielleicht etwas entdeckt, was für oder gegen einen schnellen Schwangerschaftserfolg sprechen würde.

Daran, dass unser ausbleibender Erfolg auch an meinem Mann liegen könnte, verschwendete ich keinen Gedanken. Ich hoffte meine Ärztin könnte mir ein paar Tricks verraten und dann würde es endlich klappen. Zum Glück hat mir niemand gesagt, welch langer und schmerzhafter Weg nun vor mir und meinem Mann liegen würde. Ein Weg, der mich in die tiefsten Abgründe und über meine Grenzen hinaus bringen würde.

Meine Ärztin hörte sich meine Geschichte an: Ich war gerade 33 Jahre alt geworden, hatte regelmäßige Zyklen und auch im Ultraschall schien anatomisch alles in bester Ordnung zu sein. Also war ich hinterher genauso schlau wie zuvor. Aber ich bekam eine Hausaufgabe von meiner Ärztin. Ich sollte nun für die nächsten 3 Monate ein Zyklustagebuch führen und mit Hilfe der natürlichen Familienplanung schauen, ob ich Eisprünge habe und ob auch sonst im Zyklus alles normal ist.

Was ein Thermometer einem alles sagen kann

Dass man dies mit einem so einfachen Mittel wie einem Thermometer herausbekommen könnte, war mir damals noch neu. Also eigentlich eine tolle Sache. Allerdings wird man mit dieser Methode bereits unweigerlich in einen Strudel des Interpretierens gezogen.

Denn natürlich schaut man, wie eine solche Zykluskurve denn idealerweise aussehen sollte und vergleicht die eigene Kurve mit den vielen anderen Zyklusblättern, die sich im Internet finden lassen. Schon nach kurzer Zeit fielen mir einige sonderbare Unterschiede auf. Meine Basaltemperatur (die Körpertemperatur, morgens vor dem Aufstehen im Bett gemessen, am besten vaginal) war grundsätzlich niedriger, als sie eigentlich sein sollte. Ich rätselte herum, woher das kommen könnte und ob dieser Umstand eine Rolle spielt. Eigentlich gab es nichts in meinem Leben, das ich mir als Grund dafür vorstellen konnte. Ich machte nicht übermäßig wenig oder viel Sport, ich rauchte nicht und ich nahm auch keine Drogen oder ähnliches. Was könnte also dazu führen, dass meine Körpertemperatur anscheinend auf Sparflamme kochte?

Ich entschloss mich dann den Kaffee, der bis dahin eine Art Lebenselixier gewesen war, wegzulassen. Mit der Konsequenz, dass es mir fast zwei Wochen hundeelend ging. Ich hatte alle Entzugserscheinungen, die bei einer Koffeinabhängigkeit normal sind, wobei mir nicht einmal klar war, dass es so etwas wie eine körperliche Abhängigkeit von Koffein überhaupt gibt. Mich verfolgten also heftige Gliederschmerzen und migräneartige Kopfschmerzen und ich versuchte, mit den geringen Koffeinmengen aus hochprozentiger Schokolade ein bisschen gegenzulenken. Alles in allem war es eine unschöne Erfahrung. Aber ich hatte wohl zumindest in die richtige Richtung gedacht und meine Temperatur normalisierte sich mit Weglassen des Koffeins.

Und trotzdem tat sich ansonsten wenig. Auch mit all den anderen Mitteln der natürlichen Familienplanung, wie Zervixschleimbeobachtung und geplantem Sex an den fruchtbaren Tagen, kamen wir dem positiven Schwangerschaftstest keinen Schritt näher.

Leider muss ich zugeben, dass das ganze Babythema zu diesem Zeitpunkt schon seine Leichtigkeit und seinen Spaß verloren hatte. Neben all den Dingen wie Temperatur messen, auf gesunde Ernährung achten, alle ungesunden Stoffe vermeiden und natürlich dem Sex nach Plan, wird der Versuch schwanger zu werden doch sehr schnell anstrengend.

Liegt es nicht an mir - liegt es an dir?

Als ich dann nach 3 Monaten zur Kontrolle ging, schaute sich meine Frauenärztin meine Zyklusblätter an und war erstmal zuversichtlich. Alles gut, Eisprünge waren vorhanden und auch sonst, was zum Beispiel die Länge der einzelnen Zyklusphasen anging, schien alles ok zu sein. „Nun sollte sich einmal ihr Mann untersuchen lassen, denn alle weiteren diagnostischen Schritte bei der Frau sind sehr aufwändig und unnötig, wenn der Grund vielleicht beim Mann liegt", gab sie mir mit auf den Weg.

Natürlich kommt es immer auf beide Partner an. Bisher lag mein Fokus irgendwie nur auf mir, denn ich hatte die Befürchtung, dass ich vielleicht schon zu alt sein könnte oder irgendetwas anderes mit mir nicht stimmt. Dass es natürlich auch an meinem Mann liegen kann, war mir bis dato irgendwie fremd. Vielleicht weil immer noch die Meinung vorherrscht, dass Männer noch bis ins hohe Alter Kinder zeugen können.

Ich fuhr an diesem Tag nach Hause und sprach mit meinem Mann darüber, dass ein Spermiogramm der nächste wichtige Schritt wäre. Zu meinem Glück war er einverstanden und er machte kein Problem daraus, ein Spermiogramm machen zu lassen. Bei meinen Recherchen im Internet hatte ich dazu auch schon häufig andere Erfahrungen gelesen und ich konnte auch verstehen, wenn Männer sich beim Gedanken an ein Spermiogramm erstmal unwohl fühlen.

Zu diesem Zeitpunkt probierten mein Mann und ich etwa seit 12 Monaten schwanger zu werden und schon jetzt hatte mein Nervenkostüm eine ganze Menge Kratzer bekommen. Die monatliche Gewissheit, dass all der Aufwand wieder nicht gefruchtet hatte, machte mich tieftraurig.

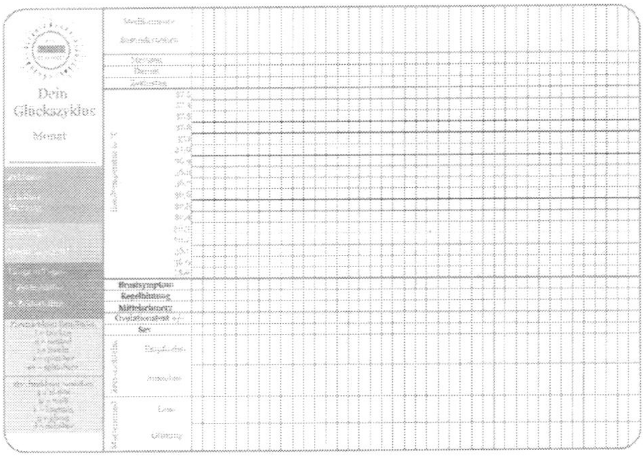

Natürliche Familienplanung

Wenn man sich dazu entscheidet, dass nun der richtige Zeitpunkt für ein Kind gekommen ist, macht es Sinn zu wissen, wann eine Empfängnis überhaupt wahrscheinlich ist.

Dazu bietet die natürliche Familienplanung sehr effektive Möglichkeiten, wenn man die einzelnen Parameter, wie z.B. Basaltemperatur und Zervixschleimbeobachtung, zusammen betrachtet. Tut man dies über mehrere Monate, kann man den Eisprung sogar genauer vorhersagen, als es mit so manchem Zykluscomputer möglich ist. Hat man den voraussichtlichen Zeitpunkt des Eisprungs herausgefunden, kann man für die Tage vor dem Eisprung schon einmal Zeit für ausgiebige Zweisamkeit einplanen.

Wichtig ist hier zu wissen, dass die Empfängniswahrscheinlichkeit in den Tagen VOR und am Tag des Eisprungs besonders hoch ist, da die Spermien noch den Weg in den Eileiter finden müssen. Die Tage nach dem Eisprung bieten kaum noch eine Chance auf eine Schwangerschaft, da die Eizelle im Eileiter ohne Befruchtung nur etwa 24 Stunden lebensfähig ist. Die Spermien selbst leben etwa 48 Stunden, wobei es aber auch dazu kommen kann, dass Spermien deutlich länger auf dem Weg zur Eizelle überleben (teilweise sogar bis zu vier Tage).

Schwangerschaftswahrscheinlichkeit an den verschiedenen Zyklustagen

Zyklustag	-8	-7	-6	-5	-4	-3	-2	-1 Eisprung	Temperatur-anstieg	1	2
Schwangerschafts-wahrscheinlichkeit	0,3%	1,4%	2,7%	6,8%	17,6%	23,7%	25,5%	21,2%	10,3%	0,8%	0,35%

Referenzwert ist der erste Tag des Temperaturanstieges
Der Eisprung findet meist am Tag vor dem Temperaturanstieg statt

(Quelle: Diedrich et al. 2013)

Grundsätzlich müssen sich die Spermien und die Eizelle gleichzeitig im Eileiter treffen, damit die Chance auf eine Schwangerschaft besteht. Dabei kommt es auch bei idealen Voraussetzungen (also Sex zum perfekten Zeitpunkt und bei beiden Partner gibt es keine Einschränkungen) nur bei 20-30% der Zyklen zu einer Empfängnis. Dies macht schon deutlich, dass es selbst bei Paaren ohne Probleme mit der Fruchtbarkeit eine Weile dauern kann, bis sich der zweite Strich auf dem Schwangerschaftstest zeigt. Allerdings sind nach 6 Monaten mit regelmäßigem Sex um den Eisprung herum bereits etwa 60% der Paare schwanger und nach 12 Monaten sind es dann etwa 85% der Frauen.

Die Basaltemperatur

Die Basaltemperatur kann im Monatsverlauf zeigen, wann ein Eisprung stattfindet. Die Basaltemperatur misst man morgens vor dem Aufstehen, ohne vorherige Aktivität. Als Messort wird die vaginale (oder rektale) Messung empfohlen, da die Messung im Mund oder auf der Haut zu großen Schwankungen unterliegt und damit die Fehlerwahrscheinlichkeit steigt.

Durch den Verlauf der Basaltemperatur kann man dann eine Aussage über den Zeitpunkt des Eisprungs machen. Denn etwa 1-2 Tage nach dem Eisprung steigt die Basaltemperatur etwa um 0,5 Grad an. Dieser Anstieg wird durch die Produktion von Progesteron in den Eierstöcken hervorgerufen. Beobachtet man so seinen Zyklus über mehrere Monate, kann man eine gute Vorhersage der fruchtbaren Tage vornehmen. Für die Messung der Temperatur gibt es heute bereits Thermometer, die die Temperatur anschließend in ein Zyklusblatt (in einer App) eintragen. Natürlich kann man sich auch einfach Zyklusblätter ausdrucken und mit einem normalen Basaltemperatur-Thermometer messen. Geeignete Thermometer gibt es schon für unter 10€, ein normales Fieberthermometer misst die Temperatur nicht genau genug und kann leider nicht genommen werden.

Der Zervixschleim

Zusammen mit der Messung der Basaltemperatur ist die Beobachtung des Zervixschleims ein relativ verlässlicher Indikator für die Bestimmung der fruchtbaren Tage. Der Zervixschleim kann durch das einfache Streichen mit einem Finger durch die Scheide gewonnen werden und lässt sich nach 4 Merkmalen auswerten:

Die Dehnbarkeit des Zervixschleims

An den fruchtbaren Tagen ist der Zervixschleim besonders flüssig und lässt sich dabei zwischen den Fingern „ausspinnen". Das heißt, der Schleim zieht zwischen den Fingern Fäden. Dies ist ein besonders deutliches Zeichen dafür, dass die fruchtbaren Tage gekommen sind.

Die Konsistenz

Je nachdem, in welcher Zyklusphase man den Zervixschleim betrachtet, kann er dünn oder dickflüssig sein. Manchmal kann man auch fast gar keinen Zervixschleim finden und die Scheide ist trocken.

Die Farbe

Auch an der Farbe kann man sehen, ob man sich in der fruchtbaren Phase des Zyklus befindet. Ist der Zervixschleim klar wie Eiweiss, kann man davon ausgehen, dass man sich in der fruchtbaren Zeit befindet. Ist er dagegen weiß oder gelblich, ist eine Empfängnis eher unwahrscheinlich.

Die Menge

Es ist möglich, gar keinen Schleim, viel oder wenig Schleim zu finden. Hier kann man die Unterschiede mit der Zeit natürlich besser beurteilen. Um den Eisprung herum findet sich meist sehr viel Zervixschleim, der die Scheide generell feucht und gleitfähig macht.

Der Zervixschleim im Verlauf des Zyklus

Nach der Regelblutung verschließt ein Schleimpfropf den Muttermund. Durch den Einfluss des Östrogens entsteht in der nächsten Woche ein dickflüssiger weißer Schleim, der teilweise auch gelblich aussehen kann.

Um den Eisprung herum verändert sich der Schleim dann deutlich, er wird klarer und die Menge nimmt zu. Diesen Schleim kann man zwischen den Fingern „ausspinnen", das heißt der Schleim zieht Fäden, wenn man z.B. Daumen und Zeigefinger benetzt und dann die Finger schließt und wieder öffnet. Dieser klare, spinnbare Zervixschleim bietet optimale Voraussetzungen für die Spermien, um zur Eizelle zu gelangen. Nicht nur wird der Sex an sich durch den sehr gleitfähigen Zervixschleim angenehmer, die Spermien erhalten durch die Inhaltsstoffe des Zervixschleims (Zucker und Proteine) neue Energie, sie können sich durch die Beschaffenheit des Schleims besser fortbewegen und sie werden vor der Scheidenflora der Frau geschützt.

Der Zervixschleim ist also ein ganz wichtiger Faktor, um eine Empfängnis auf normalem Weg zu erreichen. Deshalb macht es auch Sinn, beim Sex darauf zu achten, dass beide Partner mit „Spaß und Freude" bei der Sache sind, denn wenn es sich nur um „Pflichtsex" handelt, bei dem die Scheide der Frau möglicherweise trocken bleibt, ist die Chance auf eine Schwangerschaft deutlich geringer. In der zweiten Zyklushälfte wird der Schleim unter dem Einfluss des Progesterons wieder dickflüssig und man kann ihn nicht mehr zwischen den Fingern ausspinnen.

Der Muttermund

Der Muttermund kann als dritter Indikator bei der natürlichen Familienplanung beobachtet werden.

Mit etwas Übung kann man den Muttermund, z.B. wenn man sich in die Hocke setzt, ertasten. Im Verlauf des Zyklus ragt der Muttermund dann entweder weit in die Scheide hinein oder er fühlt sich hart und verschlossen an, dies ist am Anfang und am Ende des Zyklus der Fall. Während der fruchtbaren Zeit zieht sich der Muttermund zurück, er wird weich und öffnet sich etwas. So ist es dann den Spermien möglich den Muttermund zu passieren und so die Eizelle in den Eileitern zu erreichen.

Beim Ertasten des Muttermundes muss man besonders auf eine gute Handhygiene achten, denn bei einem geöffneten Muttermund könnten sonst schnell Bakterien oder Viren in die Gebärmutter gelangen und dort zu Entzündungen oder Infektionen führen.

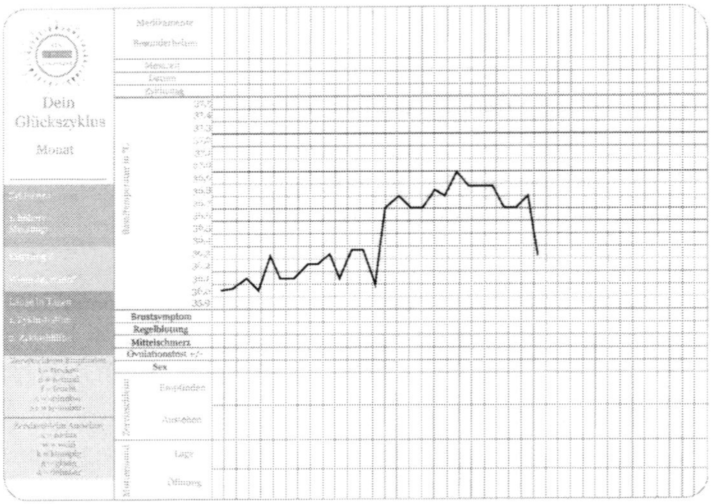

Dies ist eine normale Zykluskurve. Der Temperaturanstieg an Tag 14 zeigt die Zeit nach dem Eisprung an.

Was ist, wenn es keine Eisprünge gibt?

Es kann immer mal einen Zyklus geben, in dem es keinen Eisprung gibt. In dem sich also nicht dieser klassische Verlauf, mit einer Temperaturhochlage, zeigt. Kommt dies häufiger vor oder hat man generell nur sehr selten seine Regel, sollte dies auf jeden Fall frühzeitig mit dem Frauenarzt besprochen werden.

Gründe können hier in einem PCO-Syndrom (Polyzystisches Ovarsyndrom) liegen, es gibt aber auch viele andere Auslöser für Zyklusunregelmäßigkeiten, die ein Frauenarzt untersuchen kann.

Im Bonusbereich des Buches gibt es das Zyklusblatt zum Speichern und Ausdrucken.

Start der Ursachenforschung

An diesem Punkt wird aus einem Paar, das einfach nur ein bisschen länger versucht ein gemeinsames Kind zu bekommen, Patient und Patientin. Auf einmal sieht man das Schild „unfruchtbar“ schon über den eigenen Köpfen hängen - alles andere als eine schöne Vorstellung!

Dies ist wohl auch der Grund dafür, dass viele Paare eher etwas zu lange mit diesem Schritt warten und damit wahrscheinlich wertvolle Zeit verschenken. Denn wenn nach der ersten Diagnostik herauskommt, dass eine Schwangerschaft auf natürlichem Wege so wahrscheinlich ist wie ein 6er im Lotto, dann bereut man möglicherweise die vergangenen Monate oder Jahre des Hoffens und Bangens.

Kinderwunschklinik oder Frauenarzt?

Fühlt man sich mit dem Gedanken an eine Kinderwunschklinik noch nicht wohl, kann man die meisten Untersuchungen auch erstmal beim normalen Gynäkologen oder Urologen vornehmen lassen.

Allerdings sollte man hier einmal das Gespräch mit dem Frauenarzt suchen und so herausfinden, ob er beim Thema Kinderwunsch auf dem Laufenden ist. Man denkt zwar, dass der Frauenarzt der Spezialist für alle Fragen im Bereich der Fruchtbarkeit ist, doch im Facharzt-Studium kommt das Thema Reproduktionsmedizin, wenn überhaupt, nur am Rande vor. Es ist damit also eher dem

Interesse des Arztes geschuldet, ob er hier wirklich Ahnung hat oder nicht. Ist man sich unsicher, ob der Arzt oder die Ärztin die richtige Ansprechpartnerin ist, würde ich doch den Schritt in die Kinderwunschklinik empfehlen, denn hier kann man sich erstmal sicher sein, dass die Ärzte sich mit dem Thema Reproduktionsmedizin auskennen.

Wann ist der richtige Zeitpunkt?

Ganz generell stellt man sich irgendwann die Frage, wann der richtige Zeitpunkt ist, um wirklich nach den Gründen einer ausbleibenden Schwangerschaft zu suchen. Natürlich ist diese Frage nicht leicht zu beantworten, allerdings kann man durchaus aus den beiden Faktoren Alter (insbesondere der Frau) und Dauer des aktiven Kinderwunsches eine gewisse Empfehlung ableiten.

Da die Erfolgsaussichten einer Kinderwunschbehandlung auch heute noch besonders auf dem Alter der Frau beruhen, würde ich eine Grenze bei einem Alter von 31/32 Jahren ziehen. Ist die Frau jünger als 31 Jahre, vielleicht sogar deutlich jünger (z.B. 25 Jahre) ist eine Dauer des aktiven Kinderwunsches von 1 oder 1,5 Jahren erstmal kein Problem. Bei einem Alter der Frau über 32 Jahre würde ich empfehlen, bereits nach 6 Monaten aktiven Kinderwunsches (mit natürlicher Familienplanung, Zykluscomputer, Ovulationstests und Sex an den fruchtbaren Tagen) mit einer Überprüfung der Fruchtbarkeit zu starten.

Wichtig ist, dass nicht nur bei der Frau nach den Gründen gesucht wird. Dies ist immer noch häufig der Fall, da die Partnerinnen oft früher nervös werden als ihre Partner. Es kann dann passieren, dass erstmal ein halbes Jahr auf weiblicher Seite nach Auffälligkeiten gesucht wird, um dann beim ersten Spermiogramm festzustellen, dass es doch eher am Mann liegt. Wenn es bei einem Paar mit dem Kinderwunsch nicht auf Anhieb klappen will, dann liegen die Gründe statistisch gesehen zu etwa 40% bei der Frau und zu etwa 40% beim Mann.

Bei 20% der Fälle handelt es sich um eine sogenannte idiopathische Sterilität, also eine bisher ungeklärte Ursache der Unfruchtbarkeit. Dies bedeutet allerdings nur, dass noch nicht herausgefunden wurde, woran es liegt. In diesen Fällen geht man heute davon aus, dass die Gründe möglicherweise im Bereich der Blutgerinnung oder der Immunologie liegen. Besonders der Bereich der Immunologie wird heute kontrovers diskutiert, hier gibt es noch eine Menge Forschungsbedarf. Mehr zum Einfluss des Immunsystems auf die Fruchtbarkeit erfährst Du im Kapitel „Die Immunologie".

Erste Diagnostik bei Mann und Frau

Beim Mann ist es erstmal einfach...

Beim Mann liegt der Schwerpunkt ganz klar auf dem Spermiogramm. Alle Informationen über den Ablauf der Untersuchung, welche Parameter dabei eine Rolle spielen und wie man das Spermiogramm verbessern kann, gibt es im Kapitel „Das Spermiogramm".

Neben dem Spermiogramm sollten aber auch bestimmte Blutwerte überprüft werden. Hier sind besonders die männlichen Hormone und auch die Schilddrüsenwerte (!) wichtig. Außerdem sollten auch beim Mann verschiedene Infektionskrankheiten wie z.B. Chlamydien ausgeschlossen werden.

...und bei der Frau ganz schön kompliziert.

Folgende Bereiche können überprüft werden:

Hormone (FSH, LH, Östrogen, AMH, Prolaktin etc.)

Eine Überprüfung der Hormone kann manchmal schon einen groben Überblick über die Schwangerschaftschancen geben. Dabei werden die Hormonwerte an verschiedenen Zeitpunkten im Zyklus gemessen. Einzig das AMH (Anti-Müller-Hormon) ist ein relativ beständiger Wert.

FSH - follikel stimulierendes Hormon

Hohe FSH-Konzentrationen (Follikel stimulierendes Hormon) können auf vorzeitige Wechseljahre hinweisen und zeigen z.B. eine Unterfunktion der Eierstöcke an. Beim PCO-Syndrom (Polycystisches Ovarsyndrom) kann der FSH-Wert ebenfalls erhöht sein. Normwerte liegen zwischen 2 und 10 IU/ml. Direkt vor dem Eisprung können die FSH-Spiegel im Blut bis auf 20 IU/ml ansteigen. In den Wechseljahren liegen die Werte dann dauerhaft zwischen 20-100 IU/ml.

LH - luteinisierendes Hormon

Das luteinisierende Hormon ist für das Auslösen des Eisprunges zuständig. Durch die Östrogenproduktion des Leitfollikels, die kurz vor der Reife der Eizelle ihr Maximum erreicht, wird etwa in der Mitte des Zyklus eine hohe Ausschüttung des LH durch die Hypophyse angeregt. Durch diesen LH-Höhepunkt wird dann nach 28 bis 32 Stunden der Eisprung ausgelöst. Nach dem Eisprung wird der Gelbkörper (die Zellen des geplatzten Follikels im Eierstock) dazu angeregt, Progesteron (daher heißt es auch Gelbkörperhormon) herzustellen.

Östrogen

Das Östrogen ist im Körper der Frau (zusammen mit Progesteron) für die Steuerung des weiblichen Zyklus zuständig. Es ist zum Beispiel an der Reifung der Follikel, am Eisprung, am Transport der Eizelle und am Wachstum der Gebärmutterschleimhaut beteiligt. Auch die Produktion des Zervixschleims hängt von den Östrogenspiegeln ab.

Normale Werte sehen wie folgt aus: In der ersten Zyklushälfte liegen sie zwischen 20-190 pg/ml. Um den Eisprung herum kommt es zu einem Hoch des Östrogenspiegels (dadurch wird auch der spinnbare Zervixschleim produziert), die Werte liegen nun zwischen 150-530pg/ml. In der zweiten Zyklushälfte nimmt der Östrogenspiegel dann wieder ab und bewegt sich zwischen 55-210pg/ml. In den Wechseljahren ist der Östrogenspiegel dauerhaft unter 30pg/l.

Progesteron

Progesteron wird durch den Gelbkörper (Corpus luteum) ausgeschüttet, der sich nach dem Eisprung aus dem Follikel bildet. Daher finden sich in der 1. Zyklushälfte nur sehr geringe Progesteronspiegel von unter 0,1 µg/l. Nach dem Eisprung steigen die Werte bis auf 25 µg/l an und fallen dann wieder ab, wenn der Gelbkörper nach etwa 10 Tagen seine Funktion einstellt.

Kommt es zu einer Schwangerschaft, bleibt der Gelbkörper aktiv und produziert weiter Progesteron. Das Progesteron führt dazu, dass die Gebärmutterschleimhaut auf die Einnistung eines Embryos vorbereitet wird. Neben einer Auflockerung der Gebärmutterschleimhaut soll Progesteron auch einen dämpfenden Effekt auf das mütterliche Immunsystem haben, damit der Embryo nicht abgestoßen wird. Zusätzlich entspannt Progesteron die Gebärmuttermuskulatur, da sich Kontraktionen der Muskulatur negativ auf die Schwangerschaft auswirken könnten.

In der Schwangerschaft wird das Progesteron dann etwa ab der 12. Schwangerschaftswoche nur noch durch die Plazenta produziert und es kommt im Verlauf der Schwangerschaft zu sehr hohen Konzentrationen von um die 400 µg/l. Kurz vor der Geburt fällt der Progesteronspiegel wieder ab, was möglicherweise ein Auslöser für die Geburt sein kann.

AMH - Anti-Müller-Hormon

Der AMH-Wert ermöglicht es, z.B. die Eizellreserve der Frau einzuschätzen (AMH-Werte unter 1,0 ng/ml zeigen an, dass die Eizellreserve schon sehr eingeschränkt ist). Trotzdem wäre ein niedriger Wert noch lange kein Grund, die

Hoffnung aufzugeben. Auch mit sehr niedrigen Werten, z.B. von 0,5 ng/ml, können sich immer noch mehrere Eizellen in den Eierstöcken bilden. Aber natürlich ist mit einem niedrigen AMH-Wert durchaus etwas Eile angesagt.

Prolaktin

Prolaktin wird vom Körper normalerweise besonders in der Schwangerschaft und während der Stillzeit ausgeschüttet, um die Milchproduktion der Brust einzuleiten. Hohe Prolaktinspiegel führen zu Unfruchtbarkeit und können, außerhalb einer Schwangerschaft, z.B. durch ein Prolaktinom entstehen (hormonproduzierender Tumor der Hypophyse).

Normwerte liegen bei Frauen zwischen 3,8 - 23,2 μg/l, während Schwangerschaft und Stillzeit liegt der Wert dann deutlich höher.

Zyklusmonitoring

Es ist möglich, dass der Zyklus insgesamt zwar eine normale Länge von 23-35 Tagen hat, dass die beiden Zyklushälften aber unterschiedlich lang sind. Oftmals gibt es das Problem, dass die zweite Zyklushälfte verkürzt ist und eine Einnistung des Embryos dadurch erschwert wird. In diesem Fall kann es sich um eine sogenannte „Gelbkörperschwäche" handeln. Dabei wird durch den Gelbkörper zu wenig Progesteron hergestellt und es kommt schon vor dem Beginn der eigentlichen Regelblutung zu Schmierblutungen.

Antikörper Titer für verschiedene Infektionskrankheiten

Die Antikörper für Infektionskrankheiten wie Röteln, Toxoplasmose, Cytomegalie, Varizellen, Parvovirus aber auch Lues, HIV und Chlamydien sollten im Blut überprüft werden.

Für einige Krankheiten, wie Röteln und Co., sollte der Impfschutz sichergestellt sein, bevor man eine Schwangerschaft anstrebt, da ein fehlender Impfschutz das Baby in der Schwangerschaft gefährden kann. Trotzdem überprüfen viele Gynäkologen diese Werte nicht sofort, wenn sie vom Kinderwunsch eines Paares hören.

Der HIV-Test ist sowieso Teil der Basisdiagnostik, falls es zu einer Kinderwunschbehandlung kommt, da von der Krankenkasse nur Kosten übernommen werden, wenn der Test negativ ist. Der Test auf Chlamydien-Antikörper (ebenfalls im Blut und nicht nur als Abstrich) kann Hinweise auf eine akute oder eine ausgeheilte Chlamydieninfektion geben. Eine frühere Infektion mit Chlamydien kann zu verklebten Eileitern führen, weshalb man bei auffälligen Werten auf jeden Fall eine Eileiterdurchlässigkeitsprüfung machen lassen sollte.

Überprüfung der Schilddrüsenwerte

Die Schilddrüsenwerte sollten schon beim Start in den Kinderwunsch überprüft werden, da Schilddrüsenwerte (TSH-Werte[1]) über 2,5 mU/l zu einem erhöhten Fehlgeburtsrisiko führen.

Im Rahmen einer Kinderwunschbehandlung ist die Überprüfung und Einstellung der Schilddrüse besonders wichtig, da eine schlecht eingestellte Schilddrüse die Schwangerschaftschancen verschlechtern kann. Der TSH-Wert sollte maximal bei 2,5 mU/l liegen und auch während der Behandlung regelmäßig überprüft werden (leider ist dies nicht immer der Fall). Manche Ärzte raten auch zu einem TSH-Wert unter 1,0 in der Kinderwunschzeit, wobei in aktuellen Studien kein Unterschied zwischen einem TSH-Wert unter 1,0 und einem TSH-Wert unter 2,5 gefunden werden konnte.

Bei auffälligen Schilddrüsenwerten ist auch der Ausschluss einer Hashimoto-Thyreoiditis wichtig. Hierbei werden die Schilddrüsen-Antikörper Anti-TG (TAK) und Anti-TPO (MAK) bestimmt. Schilddrüsenantikörper können das Risiko einer Fehlgeburt deutlich erhöhen und sollten daher auch bei mehrfachen biochemischen Schwangerschaften oder Fehlgeburten überprüft werden. Wird eine Hashimoto-Thyreoiditis diagnostiziert, wird die strenge Einstellung des TSH-Wertes auf unter 1,0 empfohlen. Ein zu hoher TSH-Wert kann bei einer Unterfunktion oder bei einer Überfunktion der Schilddrüse auftreten. Bei einer Überfunktion sind oft die freien Schilddrüsenwerte fT3 und fT4 erhöht, obwohl der TSH-Wert der Norm entspricht.

Um eine belastbare Diagnose stellen zu können, müssen also auch diese freien Schilddrüsenwerte (fT3 und fT4) und möglichst auch das reverse T3, das im Zusammenspiel von fT3 und fT4 eine Rolle spielt, überprüft werden. Erst wenn all diese Werte im Normbereich sind, kann man weitestgehend sicher sein, dass die Schilddrüse korrekt arbeitet.

Autoimmunologische Prozesse führen ebenfalls zu Problemen und können durch die Bestimmung des TRAK-Wertes (TSH-Rezeptor-Antikörper, bei Hashimoto-Thyreoiditis oder bei Morbus Basedow) ausgeschlossen werden.

Gibt es im Rahmen der Schilddrüsendiagnostik Unklarheiten, macht eine Untersuchung beim Endokrinologen (inkl. Ultraschall der Schilddrüse) Sinn.

1 = Thyreoidea stimulierendes Hormon

Eingehender Ultraschall

Ein Ultraschall kann Veränderungen der Gebärmutter und der Eierstöcke zeigen. Nicht alle Probleme im Bereich der Gebärmutter können durch einen Ultraschall diagnostiziert werden, doch kann er zumindest Hinweise auf einige Krankheiten geben:

Bei einem PCO-Syndrom (Polycystisches Ovarsyndrom) sieht man im Ultraschall häufig viele mittelgroße Follikel in den Eierstöcken, zusammen mit einer Blutuntersuchung (hier wird überprüft, ob es eine zu hohe Konzentration an männlichen Hormonen gibt und eventuell, ob eine Insulinresistenz vorliegt) und einer Auswertung der Zyklen (meistens finden sich sehr lange Zyklen oder gar kein Zyklusgeschehen) kann man hier eine Diagnose stellen.

Gebärmutter-Fehlbildungen können bei einem Ultraschall auffallen, allerdings ist es keine sichere diagnostische Maßnahme. Um sich ganz sicher zu sein, müsste man eine Gebärmutterspiegelung (meistens in Kombination mit einer Bauchspiegelung) machen lassen. Auch weitere Probleme im Bereich der Gebärmutter, wie Polypen oder Myome, kann man mit Hilfe einer Bauchspiegelung besser ausschließen, als mit einem Ultraschall alleine.

Eine geringe Gebärmutterschleimhautdicke, bzw. ein unzureichender Aufbau der Gebärmutterschleimhaut, kann im Ultraschall im Rahmen des Zyklusmonitorings erkannt werden. Ein Grund kann z.B. eine schlechte Ausbildung des Gelbkörpers während der zweiten Zyklushälfte sein. In diesem Fall stellt der Körper zu wenig Progesteron her und die Gebärmutterschleimhaut kann sich nicht ideal entwickeln.

Die Genetik

In vielen Kinderwunschkliniken wird als Teil der Basisdiagnostik auch die Genetik des Paares überprüft. Hier schaut man, ob die Chromosomen von Mann und Frau unauffällig sind und es z.B. keine balancierten Translokationen in den Chromosomen gibt. Bei einer balancierten Translokation liegen kleine Chromosomenabschnitte sozusagen vertauscht vor. Für den Träger einer balancierten Translokation ergeben sich daraus keine gesundheitlichen Nachteile. Man erkennt eine solche balancierte Translokation also erst durch einen genetischen Test.

Versucht der Träger einer balancierten Translokation aber ein Kind zu bekommen, ergibt sich daraus möglicherweise eine unbalancierte Translokation, die dann die embryonale Entwicklung stört und so meistens zu einer Fehlgeburt führt.

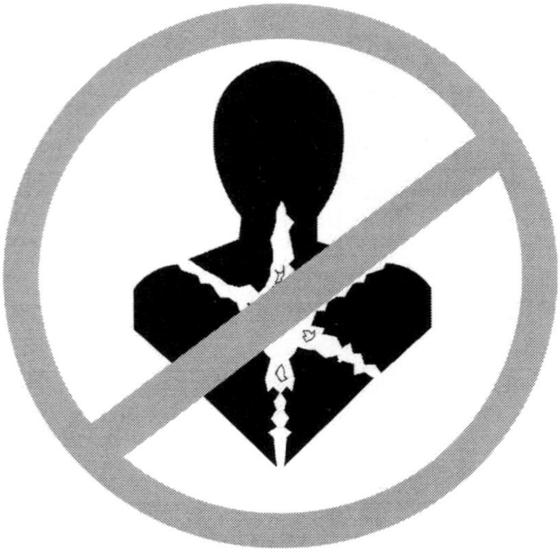

Diese Schadstoffe besser meiden!

Zumindest so gut es denn möglich ist. Leider sind viele der folgenden Stoffe heute überall in den Dingen des täglichen Lebens enthalten. Also ist es leider nicht möglich, die Stoffe komplett zu vermeiden. Allerdings macht es bereits einen großen Unterschied, wenn man nur auf einige Verhaltensweisen achtet und damit die körperlicher Belastung mit diesen Stoffen vermindert.

Endokrine Disruptoren

Viele der Stoffe, die ich gleich vorstelle, werden „endokrine Disruptoren" genannt. Das bedeutet, dass die Stoffe in das Hormonsystem des Menschen eingreifen und es negativ beeinflussen. Sie wirken im Körper wie Hormone und bringen dadurch das empfindliche Hormonsystem des Menschen aus dem Takt. Experten gehen heute davon aus, dass die drastisch abnehmende Fruchtbarkeit sehr stark durch diese hormonaktiven Stoffe verursacht wird. Leider gibt es nicht nur einige wenige Stoffe, die wie ein Hormon wirken, sondern es gibt eine ganze Menge unterschiedlicher Stoffe, die in ganz unterschiedlichen Bereichen des Lebens vorkommen.

Die negativen Auswirkungen zeigen sich bei Männern und Frauen gleichermaßen und daher sollten auch beide Partner versuchen, den folgenden Stoffen so gut es geht aus dem Weg zu gehen:

Bisphenol A (BPA)

BPA wurde bereits in vielen Studien als ganz klar fruchtbarkeitsschädigend eingestuft. Allerdings wird BPA in einer Vielzahl von Produkten verwendet und ist deshalb für die Wirtschaft einfach zu lukrativ. Daher gibt es nach wie vor kaum gesetzliche Regelungen (außer für Babyfläschchen).

Bisphenol A befindet sich leider in sehr vielen Produkten und geht z.B. über Nahrungsmittel oder Hautkontakt direkt ins Blut. In Studien wurde gezeigt, dass hohe BPA-Konzentrationen im Blut zu geringeren Befruchtungsraten und einer schlechteren Entwicklung der Embryonen führen. Frauen mit hohen BPA-Werten hatten ein verdoppeltes Risiko für ein Einnistungsversagen der Embryonen. Diese Dinge des täglichen Lebens enthalten BPA:

Konservendosen, Deckel etc.	Konservendosen und Deckel von Gläsern sind mit einer weissen Folie ausgeschlagen, damit die Lebensmittel nicht mit dem Metall in Kontakt kommen. Diese Folie enthält BPA und gibt das BPA in besonders großem Maße an die Lebensmittel ab, wenn diese heiß mit der Folie in Kontakt kommen.
PET- Flaschen	PET-Flaschen enthalten ebenfalls BPA und sollten unbedingt gemieden werden.
Plastikprodukte mit dem Recyclingcode 7	Sie enthalten BPA und sollten möglichst nicht verwendet werden.
Thermopapier, z.B. Kassenbons, Versandetiketten etc.	Auf keinen Fall sollten Kassenbons in der Hand zerknüllt werden - in den meisten Fällen sollte man einfach generell auf einen Kassenbon verzichten oder den Kontakt so gut es geht einschränken und sich regelmäßig die Hände waschen.

Phthalate

Phthalate sind Weichmacher, die oft bei jeder Form weicher Plastikprodukte enthalten sind (z.B. bei PVC-Bodenbelag). Sie werden aber auch in einer Vielzahl von Kosmetikprodukten verwendet und kommen so auf die Haut und damit auch in den Blutkreislauf. Besonders problematisch sind Lotionen, Haarspray und Nagellacke - aber auch jede andere Form von Parfum, da die Duftstoffe oftmals Phthalate enthalten. Man sollte also möglichst Kosmetika, die Parfum enthalten und PVC-Bodenbeläge vermeiden.

Auch Phthalate gehören zu den endokrinen Disruptoren und haben damit negative Effekte auf Eizellen und Spermien. Durch den Einfluss auf den Östrogenstoffwechsel wird z.B. das Follikelwachstum negativ beeinflusst. Darüber hinaus erhöhen Phthalate den oxidativen Stress in den Zellen. Sie stören das Gleichgewicht von Oxidantien (freie Radikale, die die Zellen schädigen=oxidativer Stress) und Antioxidantien (Vitamine und Spurenelemente, die die Zellen vor den Oxidantien schützen) und dadurch gibt es mehr Zellschäden. Besonders bei Eizellen und Spermien können so die Erbinformationen (DNA in den Zellen) beschädigt werden und die Chance auf eine Schwangerschaft sinkt signifikant.

Parabene

Parabene werden als Konservierungsstoffe in vielen Kosmetika eingesetzt und wirken ebenfalls auf das Hormonsystem des Menschen. Wie auch bei BPA und Phthalaten sind die negativen Effekte auf die Fruchtbarkeit schon in vielen Studien bewiesen worden. Hier sollte man die Etiketten von Cremes, Lotions und Shampoos studieren, die häufigsten Parabene sind Butylparaben, Methylparaben und Propylparaben.

Pflanzenschutzmittel

Auch Pflanzenschutzmittel (Pestizide, Herbizide), die in der konventionellen Landwirtschaft eingesetzt werden, sind häufig hormonell aktiv und sollten vermieden werden. Hier macht es Sinn, auf biologisch hergestellte Lebensmittel zu achten, da hier sehr viel seltener Pestizidbelastungen gefunden werden.
Weitere problematische Stoffe:
Dioxine, Blei, Quecksilber, Arsen, Perfluorierte Chemikalien (PFCs) z.B. in Antihaft-Beschichtungen, Glycolether (Farben), quartäre Ammoniumverbindungen (QAV) z.B. in Desinfektionsmitteln.

Ziel ist die Reduzierung

Leider macht die Aufstellung sehr deutlich, dass es nicht möglich ist, all diese problematischen Stoffe zu vermeiden. Dies ist aber auch nicht unbedingt nötig (obwohl es natürlich wünschenswert wäre). In Studien wurde herausgefunden, dass bereits eine Reduzierung der körperlichen Belastung auf einen Normalwert zu einer deutlichen Verbesserung der Situation führen kann. Es macht also Sinn mit einem offenen Auge zu schauen, wo man auf problematische Produkte verzichten kann, ohne das Leben zu sehr einzuschränken.

Empfehlung: Die „Code-Check"-App

Besonders für den Bereich der Kosmetik kann ich die „Code-Check"-App empfehlen. Mit ihrer Hilfe kann man den Strichcode eines Produktes scannen und bekommt dann sofort eine Auskunft darüber, ob das Produkt problematische Stoffe enthält oder nicht. Man kann sich innerhalb der App auch genau informieren, warum die Stoffe eine schlechte Bewertung bekommen haben. Wie bei der Lebensmittel-Ampel, bei der rot für schlechte Stoffe und grün für unproblematische Stoffe steht, kann man bei der „Code-Check"-App schon auf den ersten Blick erkennen, ob ein Produkt ok ist oder nicht. Die App kann man sich kostenlos herunterladen.

Ausführliche Informationen zu dem Thema „Endokrine Disruptoren" gibt es in dem Buch „It Starts with the Egg" von Rebecca Fett.

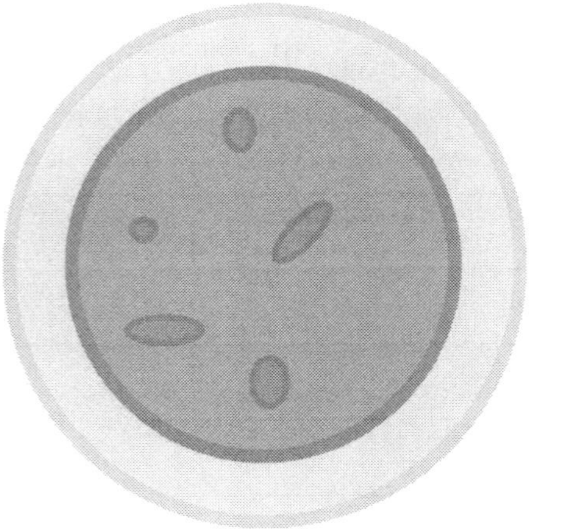

Das Eizellen-Power-Programm

Keine Zauberformel - aber Hoffnung!

Eine wirkliche Zauberformel gibt es für die Verbesserung der Eizellen leider nicht. Der entscheidende Faktor ist heute nach wie vor das Alter der Frau. Trotzdem ist es möglich, die Qualität der Eizellen durch unterschiedliche Impulse positiv zu beeinflussen.

Die Eizellen werden im weiblichen Embryo schon vor der Geburt angelegt. Das heisst, ein Mädchen kommt schon mit einer gewissen Ausstattung an Eizellen auf die Welt. Bisher ging man davon aus, dass sich diese Anzahl der Eizellen im Erwachsenenalter auch nicht mehr verändern lässt. Neue Studien aus dem Jahr 2016 fanden zwar Hinweise darauf, dass es wohl doch eine Neubildung von Eizellen geben kann, dies ist aber eine sehr neue Entwicklung und braucht noch weitere Forschung um die genauen Umstände zu entschlüsseln.

Neue Erkenntnisse über das Altern der Eizellen

Früher ging man davon aus, dass sich über die Lebenszeit einer Frau genetische Schäden in den Eizellen ansammeln und damit die Wahrscheinlichkeit einer erfolgreichen Schwangerschaft mit den Jahren immer schlechter wird.

Auch heute weiß man, dass der Anteil genetisch einwandfreier Eizellen mit dem Alter der Frau nachlässt, allerdings geht man heute von einem neuen Grund für diese Schäden aus. Untersuchungen haben ergeben, dass die Schäden in den Erbinformationen erst bei der Reifung der Eizelle, kurz vor dem Eisprung, entstehen. Die Energieversorgung der Eizellen wird mit den Jahren immer schlechter und bei der Teilung der Chromosomen (der Erbinformationen in den Zellen) kommt es durch die schlechte Energieversorgung zu Schäden. Diese neue Entdeckung gibt zumindest Hoffnung, denn es ist möglich, die Arbeit der Mitochondrien in den Eizellen (die Mitochondrien sind die „Kraftwerke" der Zellen) zu verbessern. Viele Nährstoffe haben einen Einfluss auf die Energieherstellung und wenn der Körper alle wichtigen Stoffe in ausreichender Menge bekommt, können die Mitochondrien besser arbeiten und es kommt zu weniger Schäden in den Eizellen.

Neben der Energieversorgung der Eizellen, ist der Schutz vor oxidativem Stress ein wichtiger Faktor. Daher kann die Versorgung des Körpers mit allen wichtigen Mineralstoffen, Vitaminen und Fettsäuren einen echten Unterschied machen.

Welche Nährstoffe brauchen die Eizellen?

Welche Nährstoffe für Eizellen eine wichtige Rolle spielen, fasst die folgende Tabelle zusammen:
Die Mengen beziehen sich auf die Dosis, die in den Studien getestet wurde. Grundsätzlich würde ich das Eizellen-Power-Programm als eine Art Vorbereitungskur, vor einem neuen Versuch, oder z.B. für einen Zeitraum von 3-6 Monaten empfehlen.

Nährstoff	Dosis pro Tag
Vitamin B6	50mg
Vitamin B12	50μg
Vitamin C	500mg
Magnesium	600mg
CoEnzym Q10	100mg
Vitamin D	2000iE
Vitamin E	200iE
Folsäure	800μg
Omega-3-Fettsäuren	3000mg
Selen	60μg
Zink	25mg
Myo-Inositol (bei PCOS oder Insulinresistenz)	4gr/Tag - jeweils morgens und abends 2gr

Weitere Vitamine und Mineralien, die über die Nahrung oder ebenfalls über eine Nahrungsergänzung sinnvoll sind:

- Eisen 30 mg

Vitamin B6

Besonders bei Frauen, die unter PCO (Polycystisches Ovarial Syndrom) leiden, ist eine gute Versorgung mit Vitamin B6 essentiell.

Denn Vitamin B6 ist in der Lage, die hormonelle Balance (insbesondere von Östrogen und Progesteron) positiv zu beeinflussen. Dadurch kommt es zu einer längeren Lutealphase (die Zeit zwischen Eisprung und Periode), in der sich der Embryo einnisten kann. Außerdem werden die Voraussetzungen für eine Einnistung des Embryos in die Gebärmutterschleimhaut durch einen guten Progesteronspiegel unterstützt. Man kann es sich so vorstellen, dass durch einen idealen Progesteronspiegel ein weiches Bett (die Gebärmutterschleimhaut) für den Embryo eingerichtet wird, in dem er es sich gerne gemütlich macht (sich also einnistet).

Daneben ist auch die positive Beeinflussung des Östrogenspiegels vorteilhaft. Östrogen hat Einfluss auf die Erzeugung des Zervixschleims (weitere Infos dazu auch im Bereich „natürliche Familienplanung") und spielt dadurch insbesondere eine Rolle, wenn man noch versucht, ohne medizinische Hilfe schwanger zu werden. Denn der Zervixschleim, der an den fruchtbaren Tagen sehr flüssig ist, bietet den Spermien ideale Voraussetzungen, um ihren Weg zur Eizelle zu finden und möglichst lange am Leben zu bleiben. Ist er in größeren Mengen vorhanden, ist dies für die Spermien auf jeden Fall ein Vorteil.

Vitamin B 12

Ein Vitamin-B12-Mangel (ist insbesondere wahrscheinlich, wenn man z.B. Veganer oder Vegetarier ist und keine Nahrungsergänzungsmittel einnimmt) kann zu Anovulation (keine Eisprünge), Einnistungsversagen und frühen Aborten führen. Auch als Vorbereitung auf eine Schwangerschaft macht die gute Versorgung des Körpers mit Vitamin B 12 Sinn, da sie auch die Entwicklung des Embryos unterstützt.

Vitamin C

In verschiedenen Studien wurde gezeigt, dass Vitamin C die Fruchtbarkeit unterstützen kann. Eine gute Versorgung mit Vitamin C hatte dabei in allen Phasen des Kinderwunsches (Kinderwunsch, Schwangerschaft, Geburt) einen positiven Einfluss.

Im Rahmen einer Kinderwunschbehandlung wurde der Einfluss einer zusätzlichen Gabe von 500mg Vitamin C bei Raucherinnen und Nichtraucherinnen studiert. Die Schwangerschaftsrate in der Vitamin-C-Gruppe war, im Gegensatz zur Gruppe ohne zusätzliche Vitamin-C-Gabe, signifikant höher: 34.2% vs. 23.7%. Dabei wurde festgestellt, dass Nichtraucherinnen durch die Vitamin-C-Gabe deutlicher profitierten. Hier wurden in der Vitamin-C-Gruppe 57,9% schwanger. In der Gruppe ohne Vitamin-C-Nahrungsergänzung waren es nur 31,6%. Grundsätzlich wurde klar, dass Raucherinnen deutlich schlechtere Schwangerschaftschancen hatten als Nichtraucherinnen. Der Unterschied war deutlich mit 44,7 % schwangeren Nichtraucherinnen, aber nur 13,2% schwangeren Raucherinnen. Hier zeigt sich wieder einmal, dass es Sinn macht, bereits vor einer Schwangerschaft mit dem Rauchen aufzuhören.

Gelbkörperschwäche und Vitamin C

Eine weitere Studie beschäftigte sich mit der Frage, ob Vitamin C einen positiven Einfuss auf eine Gelbkörperschwäche haben kann.

Eine Gelbkörperschwäche gehört zu den häufigsten Gründen für einen unerfüllten Kinderwunsch bei Frauen. Dabei ist die zweite Zyklushälfte (Lutealphase), durch eine zu geringe Ausschüttung von Progesteron durch den Gelbkörper, verkürzt. Durch den zu niedrigen Progesteronspiegel wird zusätzlich die Gebärmutterschleimhaut nicht ausreichend aufgebaut. Beide Effekte führen dazu, dass die Schwangerschaftschancen deutlich niedriger sind.

In der Studie bekamen Frauen, die eine Gelbkörperschwäche hatten, eine Gabe von 750mg Vitamin C täglich. Nach 6 Monaten wurde geschaut, wie viele Frauen in der Zwischenzeit schwanger geworden waren. In der Gruppe, die zusätzliches Vitamin C bekam, wurden 25% der Frauen schwanger. In der Kontrollgruppe waren es nur 10%. Darüber hinaus konnte bei 53% der Frauen in der Vitamin-C-Gruppe eine Verbesserung der Länge der zweiten Zyklushälfte beobachtet werden. Vitamin C beeinflusst die Produktion von Progesteron und führt so zu einer Verbesserung bei unregelmäßigen Zyklen, es verbessert den Aufbau der Gebärmutterschleimhaut und unterstützt die Funktion der Eierstöcke. Hier wirkt Vitamin C (ähnlich wie bei den Spermien) als Antioxidans und schützt somit die Eizellen vor der Beschädigung durch freie Radikale.

Somit bietet eine zusätzliche Einnahme von Vitamin C (oder eine Ernährung, die besonders eine ausreichende Vitamin C Versorgung berücksichtigt) eine Möglichkeit, die Qualität der Eizellen zu erhalten. Natürlich kann man hier keine Wunder erwarten und es ist nicht möglich, bereits geschädigte Eizellen zu reparieren. Aber es führt dazu, dass die Eizellen durch freie Radikale zumindest weniger geschädigt werden.

Die Immunologie und Vitamin C

Gibt es Probleme mit einem zu aktiven oder in anderer Hinsicht nicht gut ausgeglichenen Immunsystem, sollte man die zusätzliche Einnahme von Vitamin C mit dem behandelnden Arzt absprechen.

Magnesium

Magnesium ist einer der wichtigsten Nährstoffe für den Körper. Trotzdem wird oftmals wenig Augenmerk auf eine ausreichende Versorgung mit Magnesium gelegt, daher ist eine Unterversorgung mit Magnesium, besonders bei Frauen mit unerfülltem Kinderwunsch, nichts Ungewöhnliches.

Dabei ist Magnesium an einer Vielzahl von Stoffwechselprozessen beteiligt, die einen entscheidenden Effekt auf die Fruchtbarkeit haben können. Eine gute Durchblutung der Gebärmutter, die Regulation der Hormonproduktion (insbesondere von Progesteron) und ausgeglichene Blutzuckerspiegel werden von der ausreichenden Versorgung mit Magnesium beeinflusst. Einen großen Effekt hat Magnesium auch auf die Entspannung der Muskeln und wirkt somit auch Verkrampfungen der Eileiter und der Gebärmutter entgegen (diese können zu Problemen bei der Einnistung des Embryos führen).

Eine Studie zum Thema idiopatische Sterilität (unerfüllter Kinderwunsch ohne eindeutige Ursache) konnte zeigen, dass die ausreichende Versorgung mit Magnesium eine große Rolle spielen kann. Dabei wurden 12 Frauen mit unerfülltem Kinderwunsch und Magnesiummangel über einen Zeitraum von mindestens 8 Wochen 600mg Magnesium pro Tag und 200mg Selen pro Tag gegeben. Anschließend konnten bei allen wieder ausreichende Magnesiumspiegel nachgewiesen werden. Alle Frauen wurden innerhalb der nächsten 8 Monate schwanger und bekamen ein Kind. Natürlich ist diese Studie durch ihre geringe

Größe nur ein Hinweis auf die Wirksamkeit von Magnesium bei Unfruchtbarkeit. Trotzdem bietet sich hier eine weitere Möglichkeit, den eigenen Körper zumindest durch eine gute Nährstoffversorgung zu unterstützen.

Magnesium - besser ohne Calcium!

Es ist nicht notwendig, zusammen mit dem Magnesium auch Calcium einzunehmen. Die Aufnahme von Magnesium hängt nicht von einer ausreichenden Calciumversorgung ab. Allerdings ist Magnesium ein Hauptfaktor bei der Aufnahme von Calcium aus der Nahrung. Daher entsteht ein Calciummangel (z.B. bei Osteoporose) nicht durch eine zu niedrige Calciumaufnahme (z.B. durch Milch), sondern durch einen Magnesiummangel, wodurch das Calcium aus der Milch im Körper nicht richtig verarbeitet werden kann. Um eine gute Versorgung mit Calcium zu erreichen, spielt Magnesium also eine Schlüsselrolle. Weiter sollte man für eine reibungslose Verarbeitung von Calcium und Magnesium auch ausreichend Vitamin D3 und Vitamin K2 zu sich nehmen. Als Nahrungsergänzungsmittel kann Magnesium-Citrat am besten vom Körper verwertet werden.

Coenzym Q10

Coenzym Q10 findet sich so gut wie in allen Körperzellen. Aktuelle Studien haben gezeigt, dass eine ausreichende Versorgung mit CoQ10 einen positiven Effekt auf die Qualität der Eizellen hat und möglicherweise sogar das Potenzial besitzt, die Häufigkeit genetischer Schäden in den Eizellen herunterzusetzen.

Dies liegt daran, dass CoQ10 einen großen Einfluss auf die Energieversorgung der Zellen hat. Es wirkt in den Mitochondrien, den Kraftwerken der Körperzellen, und sorgt so dafür, dass die Zellen wieder besser mit Energie versorgt werden. Dass die Mitochondrien in den Zellen mit dem Alter weniger Energie in Form von ATP – Adenosintriphosphat – herstellen, führt dazu, dass für die wichtigen Vorgänge während der Reifeteilung der Eizelle zu wenig ATP zur Verfügung steht und diese Vorgänge (die erste und zweite meiotische Reifeteilung, in denen die Chromosomen von einem diploiden auf einen haploiden Chromosomsatz geteilt werden) dann nur fehlerhaft ablaufen können. Dadurch haben die reifen Eizellen mit dem Alter dann zunehmend mehr genetische Fehlverteilungen.

Dass die Fähigkeit der Energieproduktion in den Zellen abnimmt, liegt wahrscheinlich daran, dass sich Schäden in den Mitochondrien ansammeln und diese dadurch schlechter arbeiten können. Es wurde aber auch beobachtet, dass die Anzahl der Mitochondrien in den Zellen mit dem Alter abnimmt.

CoQ10 konnte in Studien zu einer besseren Funktionalität der Mitochondrien beitragen, was an höheren Konzentrationen von ATP in den Zellen gezeigt werden konnte. Eine zusätzliche Einnahme von Coenzym Q10 eignet sich besonders für Frauen ab 35+ Jahre oder wenn einen geringe Eizellreserve (z.B.: niedriger AMH-Wert, Poor Responder) gefunden wurde.

Vitamin D

Man kann es auch das Sonnenvitamin nennen… denn normalerweise kann der Körper Vitamin D selbst herstellen.

Allerdings hat trotzdem ein großer Teil der Bevölkerung in westlichen Industrieländern einen Vitamin D Mangel. Dies kommt besonders dadurch, dass wir uns immer weniger draußen aufhalten (besonders nicht in der grauen Jahreszeit). Im Sommer hat der Körper zwar etwas bessere Chancen, ausreichend Vitamin D herzustellen, allerdings ist es heutzutage so, dass durch die Angst vor Hautkrebs fast immer hohe Lichtschutzfaktoren benutzt werden. Dies führt dazu, dass der Körper teilweise auch im Sommer zu wenig Vitamin D herstellt.

Vitamin D hat einen nachgewiesenen Effekt auf die Produktion von Östrogen (Estradiol) und Progesteron. Es spielt weiterhin eine Rolle bei der Entwicklung der Gebärmutterschleimhaut und fördert dadurch (bei guter Versorgung mit Vitamin D) die Einnistung des Embryos.

Eine Analyse von 11 Studien zum Thema Vitamin D und Fruchtbarkeit zeigte 2014, dass eine gute Versorgung mit Vitamin D die Lebendgeburtenrate um 33% erhöhen konnte.

Studien weisen ebenfalls darauf hin, dass der Vitamin-D-Spiegel im Blut einen ernstzunehmenden Einfluss auf das Polyzystische Ovarial Syndrom (PCOS) hat. Es scheint so, dass Vitamin D hier besonders einen Einfluss auf die Insulinresistenz und damit auch auf die Regelmäßigkeit der Zyklen hat. In einer Studie, in der 60 PCOS- Patientinnen mit Metformin, Vitamin D und Calcium behandelt wurden, entwickelten sich mehr Leitfollikel (normale Entwicklung eines Follikels, aus dem eine Eizelle springen könnte), als bei den Frauen, die nur mit Metformin behandelt wurden.

Vitamin D ist ein fettlösliches Vitamin, weshalb man hier darauf achten muss, dass es nicht zu einer Überdosierung kommt. Fettlösliche Vitamine kann der Körper nicht von sich aus ausscheiden (wie es bei wasserlöslichen Vitaminen der Fall ist).

Vitamin E

Vitamin E ist eines der stärksten Antioxidantien und schützt damit Zellen vor schädlichem, oxidativen Stress. Neben diesem schützenden Effekt, wirkt Vitamin E aber auch gegen entzündliche Prozesse im Körper, es unterstützt das Immunsystem und schützt Nervenzellen vorm Absterben. Des Weiteren wirkt Vitamin E gefäßerweiternd und gerinnungshemmend.

In Bezug auf die Fruchtbarkeit ergeben sich aus diesen Eigenschaften des Vitamin E eine ganze Reihe von positiven Effekten: Durch die antioxidative Wirkung schützt Vitamin E alle Zellen, die an der Fortpflanzung beteiligt sind.
Bei einer Studie konnte gezeigt werden, dass die Qualität von Eizellen und Embryonen durch eine regelmäßige Gabe von Vitamin E verbessert werden konnte. Dies könnte einerseits an der zellschützenden Wirkung des Vitamin E liegen, ein anderer Einflussfaktor ist aber auch die gefäßerweiternde Wirkung, denn dadurch können die Fortpflanzungsorgane besser durchblutet werden. Eine gute Durchblutung von Gebärmutter und Eierstöcken hat Einfluss auf die Entwicklung der Eizellen und spielt auch für die Implantation des Embryos in die Gebärmutterschleimhaut eine entscheidende Rolle. Für die erfolgreiche Einnistung eines Embryos ist es notwendig, dass die Gebärmutterschleimhaut gut aufgebaut und gut durchblutet ist, denn im Verlauf der Einnistung müssen sich Blutgefäße zwischen Embryo und Gebärmutterschleimhaut ausbilden, die dann die Versorgung des Embryos übernehmen. Ist keine gute Durchblutung der Gebärmutterschleimhaut gegeben, oder ist das Blut zu dickflüssig, kann der Embryo nicht ausreichend versorgt werden und die Entwicklung wird dadurch erschwert oder ganz gestoppt. Da Vitamin E auch einen gerinnungshemmenden Effekt hat, wirkt es in diesem Bereich gleich doppelt (falls man bereits gerinnungshemmende Medikamente wie ASS 100 oder Heparin nimmt, sollte man eine zusätzliche Einnahme von Vitamin E mit dem Arzt besprechen).

Bei Patientinnen mit habituellen Aborten (mehrfache Fehlgeburten hintereinander) wurde in einer Studie gezeigt, dass die Blutwerte für Vitamin A, Vitamin E und Beta Carotin deutlich niedriger waren, als in der Kontrollgruppe, in der die Frauen keine Fehlgeburten hatten.

Wie bei allen fettlöslichen Vitaminen sollte man darauf achten, dass man nicht zu hohe Dosierungen einnimmt, da der Körper fettlösliche Vitamine nicht einfach ausscheiden kann. Bei Vitamin E ist insbesondere der gerinnungshemmende Effekt problematisch, da es bei hohen Dosen zu einer erhöhten Blutungsneigung kommen könnte.
In Studien wurden aber Dosen bis 1500IE/Tag als sicher eingeschätzt. Trotzdem sollte man natürlich keine so hohen Mengen nehmen.

Folsäure

Welche große Rolle Folsäure im Bereich der Fruchtbarkeit spielt, ist heute allgemein bekannt und auch akzeptiert. Deshalb wird auch generell dazu geraten, ein Nahrungsergänzungsmittel mit Folsäure einzunehmen, wenn man einen Kinderwunsch hat.

Folsäure ist besonders in Zeiten von sehr raschem Zellwachstum (was die Entwicklung eines Embryos zweifelsfrei ist) ein wichtiger Nährstoff, da es im Rahmen der DNA-Synthese gebraucht wird. Darüber hinaus spielt Folsäure eine Rolle im Methionin und Cystein Stoffwechsel, die beide ebenfalls wichtige Rollen beim Zellwachstum übernehmen. Es wurde in mehreren Studien bewiesen, dass die Einnahme von Folsäure die Wahrscheinlichkeit von Geburtsfehlern, wie z.B. einem „offenen Rücken" (Spina bifida) stark minimiert.

In einer Studie aus dem Jahr 2014 wurde die Wirksamkeit einer Einnahme von verschiedenen Folsäure-Mengen während einer Kinderwunschbehandlung untersucht. Die Wissenschafter fanden heraus, dass höhere Mengen Folsäure (über 800µg) zu einer 20% erhöhten Wahrscheinlichkeit der Geburt eines Kindes führte. Dabei nahmen beide Gruppen eine Folsäure-Nahrungsergänzung ein: Allerdings eine Gruppe weniger als 400µg und die zweite Gruppe mehr als 800µg. Es konnte also gezeigt werden, dass bei Folsäure viel auch viel hilft.

Über eine Überdosierung muss man sich hier zum Glück auch keine Sorgen machen, Folsäure ist ein wasserlösliches Vitamin und wird daher einfach aus dem Körper ausgeschwemmt, falls sie in zu hohen Mengen vorhanden ist.

Folsäure und die MTHFR-Mutation

Besonderes Augenmerk muss man auf die zusätzliche Einnahme von Folsäure legen, wenn man eine sogenannte MTHFR-Mutation hat.

Das Methylen-Tetrahydrofolat-Reduktase-Enzym ist an der Umwandlung von Homocystein zu Methionin beteiligt. Liegt die MTHFR-Mutation vor, ist die

Funktion des Enzyms gestört und es kann zu erhöhten Homocystein Spiegeln kommen, die die Gefahr von Thrombosen und Neuralrohrdefekten (Spina bifida – offener Rücken) deutlich erhöhen.

Eine Nährstoffergänzung mit Vitamin B6, Vitamin B12 und Folsäure hilft, den Homocystein-Spiegel wieder zu senken. Bei Folsäure sollte man darauf achten, dass man ein Nahrungsergänzungsmittel wählt, das Metafolin (5-MethylTHF) enthält. Diese Form der Folsäure kann der Körper besonders gut aufnehmen und dies ist besonders bei einer MTHFR-Mutation wichtig.

Omega-3-Fettsäuren

Omega-3-Fettsäuren spielen eine besonders große Rolle bei der Ausbildung von Zellmembranen und sind somit für eine gute Eizellqualität essentiell. Inwiefern die Aufnahme von Omega-3-Fettsäuren einen Vorteil für die Fruchtbarkeit hat, hängt aber nicht nur mit der Aufnahme von Docosahexaensäure (DHA) und Eicosapentaensäure (EPA), den beiden wichtigsten Omega-3-Fettsäuren zusammen, sondern ist auch mit der Aufnahme von Omega-6-Fettsäuren verbunden.

Omega-3 und Omega-6-Fettsäuren benötigen die gleichen Enzyme um weiterverarbeitet zu werden und sind somit in ihrer Balance voneinander abhängig. Beide Fettsäuren übernehmen im Körper wichtige Aufgaben, allerdings hat die Natur es nicht vorgesehen, dass Menschen so viel mehr Omega-6-Fettsäuren als Omega-3-Fettsäuren zu sich nehmen.

Dies führt zu folgendem Problem: Omega-3-Fettsäuren unterstützen im Körper regenerative Prozesse und wirken entzündungshemmend, wogegen Omega-6-Fettsäuren im Körper zu Stoffen umgebaut werden, die besonders bei einer zu hohen Zufuhr von Omega-6-Fettsäuren entzündungsfördernd wirken. Wird der Körper also dauerhaft mit zu viel Omega-6-Fettsäuren und zu wenig Omega-3-Fettsäuren versorgt, wird er vermehrt zu entzündlichen Reaktionen neigen. Dieser Umstand ist besonders im Hinblick auf die Einnistung eines Embryos problematisch, da die erfolgreiche Implantation des Embryos eine besonders feine Balance der Immunprozesse erfordert. Das Immunsystem muss hier in ganz besonderem Maße moduliert werden, damit es den empfindlichen Prozess der Implantation nicht stört und den Embryo z.B. nicht als „Eindringling“ bekämpft. Mehr dazu gibt es im Kapitel zur Einnistung und zur Immunologie.

Neben diesem Effekt auf das Immunsystem scheinen Omega-3-Fettsäuren aber auch einen direkten Einfluss auf die Embryonenqualität zu haben. Welche Prozesse genau zu diesem Ergebnis führen ist noch nicht genau erforscht (Studie

2011). Es konnte aber gezeigt werden, dass die Aufnahme von Omega-3-Fettsäuren einen Einfluss auf die Produktion von Hormonen z.B. von Östrogen hat und man vermutet hier einen Zusammenhang.

Auch eine Studie aus dem Jahr 2012 konnte zeigen, dass eine Ernährung mit einem höheren Anteil an Omega-3-Fettsäuren die Fruchtbarkeit auch in fortgeschrittenem Alter deutlich verbessern kann. Hierbei handelte es sich zwar um eine Studie, die an Mäusen durchgeführt wurde, die Ergebnisse waren aber so deutlich und man geht davon aus, dass sich die Ergebnisse zumindest teilweise auf den Menschen übertragen lassen. Neben einer deutlich gestiegenen Eizellqualität konnte in dieser Studie auch gezeigt werden, dass eine Ernährung mit einem hohen Anteil an Omega-3-Fettsäuren keine negativen Auswirkungen hatte.

Zink

Zink ist ein Mineralstoff, der insbesondere für die Zellteilung und die Synthese der genetischen Informationen (also der DNA in den Zellen) gebraucht wird. Hier wirkt Zink als Co-Faktor an der Erstellung von etwa 300 Enzymen mit.

Diese Aspekte sind besonders bei der Entwicklung von Eizellen (Eizellqualität) und Embryonen wichtig und so spielt Zink eine Schlüsselrolle im Bereich der Fruchtbarkeit. Weiter hat Zink einen Einfluss auf die Hormonproduktion (Progesteron, Östrogen, Testosteron) und ein Zinkmangel kann auch hier zu Unregelmäßigkeiten führen, die dann wiederum Zyklusstörungen mit sich bringen können.

Leider gibt es bisher nur wenige Hinweise auf die Wichtigkeit von Zink für die weibliche Fertilität (für die männliche Fruchtbarkeit wurde hier schon deutlich mehr geforscht). Da sich aber besonders in den Eierstöcken große Konzentrationen an Zink finden lassen, gehen Forscher heute schon davon aus, dass es zukünftig noch mehr Studien geben wird, die die Relevanz von Zink im Bereich der weiblichen Fruchtbarkeit bestätigen werden.

Ob man wirklich eine Nahrungsergänzung mit Zink benötigt, sollte man anhand der eigenen Ernährungsgewohnheiten abschätzen. Isst man regelmäßig Fleisch und Milchprodukte, ist die Versorgung mit Zink wahrscheinlich ausreichend, da diese Lebensmittel relativ viel Zink enthalten und das Zink auch eine gut physiologische Verwertbarkeit aufweist. Für Vegetarier und Veganer ist eine Unterversorgung mit Zink eher ein Thema.

Mehr als 30mg Zink sollte man täglich nicht aufnehmen.

Selen

Selen ist ein Mineral, das einen wichtigen Beitrag zum Schutz vor oxidativem Stress leistet. Oxidativer Stress ergibt sich aus einer hohen Anzahl freier Radikale, diese können die sich entwickelnden Eizellen angreifen und dabei Schäden an den Zellmembranen und an den Erbinformationen hinterlassen.

Antioxidantien wie Vitamin C, Vitamin E und viele weitere Mikronährstoffe neutralisieren die freien Radikale und schützen so die Zellen. Insbesondere in den Geschlechtsorganen (bei Frauen genauso wie bei Männern) finden sich daher hohe Konzentrationen von Antioxidantien. Da Schäden an Spermien und Eizellen, besonders im Bereich der genetischen Erbinformationen, einen großen Einfluss auf die Schwangerschaftschancen haben können, versucht der Körper durch diese hohe Konzentration antioxidativer Elemente seine Fruchtbarkeit zu schützen.

In einer Studie wurde herausgefunden, dass Frauen mit ungeklärter Unfruchtbarkeit geringere Selenkonzentrationen in den Eierstöcken hatten als Frauen, die wegen verschlossener Eileiter oder wegen schlechter Spermien eine künstliche Befruchtung durchführen ließen. Um dies herauszufinden, wurde die Flüssigkeit aus den punktierten Follikeln (sozusagen die Flüssigkeit, in der die Eizellen bei der Punktion schwammen) auf ihren Selengehalt untersucht. Diese Studie lässt zumindest einen Zusammenhang zwischen den niedrigen Selenkonzentrationen und der Unfruchtbarkeit vermuten.

Wie bereits im Abschnitt zu Magnesium beschrieben, wurde Selen bei Frauen mit ungeklärter Unfruchtbarkeit und Magnesiummangel als Hilfsstoff eingesetzt, um die Magnesiumkonzentration wieder zu normalisieren. Eine ausschließliche Gabe von Magnesium hatte bei diesen Frauen nicht zu einer Steigerung der Magnesiumkonzentration im Blut geführt. Nachdem sich der Magnesiumhaushalt der Frauen wieder normalisiert hatte, wurden alle Frauen in einem Zeitraum von 8 Monaten schwanger.

Auch in der Behandlung des Polyzystischen Ovarial Syndroms (PCOS) scheint Selen eine interessante Option zu sein. In einer Studie an 64 Frauen mit PCOS wurde gezeigt, dass eine Nahrungsergänzung mit 200µg Selen täglich für 8 Wochen zu deutlich höheren Schwangerschaftsraten (18,8% statt 3,1%) führte. Zusätzlich hatte die Selengabe einen deutlichen positiven Effekt auf den Haarausfall und die Akne, die häufig im Zusammenhang mit PCOS auftritt.

Wie bei so vielen Mikronährstoffen bedarf es auch bei Selen weiterer Studien, die zeigen, welcher Einfluss durch Selen entsteht und welche Dosis als Nahrungsergänzung angesetzt werden sollte.

Myo-Inositol

Die Wirkung von Myo-Inositol auf die Fruchtbarkeit, und dabei insbesondere sein Einfluss auf die Eizellqualität, wird schon länger wissenschaftlich untersucht.

Eine Studie von Dr. Chiu aus Hongkong aus dem Jahr 2002 zeigte, dass es einen Zusammenhang zwischen der Myo-Inositol-Konzentration in der Follikelflüssigkeit und der Reife und Qualität der Eizelle gibt. Auch die Embryonenqualität war bei einer höheren Myo-Inositol-Konzentration in den Follikeln anschließend höher.

Diese Ergebnisse gaben Hoffnung darauf, dass Myo-Inositol ganz generell zu einer Verbesserung der Eizellqualität eingesetzt werden könnte. Diese Hoffnung konnte sich allgemein leider nicht bestätigen. Allerdings fand man heraus, dass Myo-Inositol einen positiven Effekt auf die Insulinwirkung und den Zuckerstoffwechsel hat. Studien, die den Effekt von Myo-Inositol auf Patientinnen mit PCO-Syndrom und Insulinresistenz untersuchten, fanden hier erhebliche positive Wirkungen auf die Zyklusregelmäßigkeit und die Eizellqualität.

Eine Studie aus dem Jahr 2007 zeigte bei 25 Frauen mit PCO-Syndrom und sehr unregelmäßigen Zyklen (maximal 6 Zyklen pro Jahr und seit über 12 Monaten ein unerfüllter Kinderwunsch), dass ein Myo-Inositol-Nahrungsergänzungsmittel einen großen Einfluss auf die Symptome hatte.

Die Frauen nahmen über 6 Monate Myo-Inositol ein und während dieser Zeitspanne bekamen 72% der Frauen wieder einen normalen Zyklus und die Hälfte der Frauen wurde dann auf natürlichem Weg schwanger. Auch placebokontrollierte Studien zeigten einen klaren positiven Effekt durch die Einnahme von Myo-Inositol.

Im Zusammenhang mit einer Kinderwunschbehandlung konnte bei Frauen mit PCO-Syndrom eine deutliche Verbesserung der Schwangerschaftschancen erreicht werden. Die Rate an reifen Eizellen war deutlich höher, wenn mit dem Start der Stimulationsmedikamente auch Myo-Inositol gegeben wurde. Nahmen die Frauen Myo-Inositol schon längere Zeit vor der künstlichen Befruchtung ein, waren die Ergebnisse sogar noch besser.

In einer Doppelblindstudie mit PCO-Patientinnen (weder Ärzte noch Patientinnen wußten, wer ein Placebo und wer Myo-Inositol bekam) bekam die Studiengruppe 2 Gramm Myo-Inositol und Folsäure zweimal täglich. Die Kontrollgruppe bekam nur Folsäure. Das Ergebnis war eindeutig: Die Frauen, die neben der Folsäure auch Myo-Inositol eingenommen hatten, hatten ein höhere Anzahl großer Follikel und reifer Eizellen und sie hatten deutlich weniger degenerierte

und unreife Eizellen als die Frauen, die nur Folsäure eingenommen hatten. Auch die Rate an besonders guten Embryonen war in der Studiengruppe deutlich höher (69% in der Studiengruppe, 29% in der Kontrollgruppe).
Bei der Einnahme von Myo-Inositol sollte darauf geachtet werden, dass es sich nur um Myo-Inositol und nicht um D-Chiro-Inositol handelt, denn D-Chiro-Inositol scheint eher einen negativen Effekt auf Eizellanzahl und Qualität zu haben. Myo-Inositol gilt als sicheres Nahrungsergänzungsmittel mit wenig bis keinen Nebenwirkungen. Als Dosis wird eine Einnahme von 4gr/Tag in zwei Portionen à 2gr morgens und abends empfohlen.

Achtung:
Bei Schizophrenie oder einer bipolaren Störung sollte Myo-Inositol nicht eingenommen werden, da es die Symptome unter Umständen verstärken könnte.

DHEA

Neben den Nahrungsergänzungsmitteln kann man auch noch das Hormon DHEA (Dehydroepiandrosteronacetat) einnehmen.

DHEA wird im weiblichen Körper als Ausgangsstoff für die Produktion von Androgenen (besonders Testosteron) genutzt. Auch wenn im weiblichen Körper sehr viel geringere Konzentrationen männlicher Hormone vorkommen, erfüllen sie im Körper der Frau trotzdem wichtige Funktionen.

Mit dem Alter nimmt die DHEA-Konzentration im Blut immer mehr ab. Besonders in den USA wird DHEA im Rahmen von Kinderwunschbehandlungen häufig eingenommen, um die Eizellqualität und damit auch die Schwangerschaftschancen zu verbessern.

Die Einnahme von DHEA sollte auf jeden Fall von einem Arzt begleitet werden, der die DHEA-Blutwerte regelmäßig überprüft und die Dosis dementsprechend anpasst.

Eine zusätzliche DHEA Einnahme macht nur Sinn, wenn auch wirklich ein DHEA-Mangel vorliegt (die optimalen Werte während der Kinderwunschzeit liegen etwa bei 165-290 μg/dl).

L-Arginin - doch nicht gut für die Eizellen!

L-Arginin war lange Zeit für seine positiven Effekte auf die Fruchtbarkeit bekannt.

Erste Studien machten bei Low Respondern (Frauen, die nur schlecht auf eine Stimulation der Eierstöcke ansprechen) den Anschein, dass die Ergebnisse einer künstlichen Befruchtung durch eine zusätzliche Gabe von L-Arginin verbessert werden konnten. Leider kam es aber nur zu einer höheren Anzahl von Einnistungen, die wahrscheinlich mit der besseren Durchblutung durch L-Arginin zusammen hingen. Die Schwangerschaften endeten allerdings alle in Fehlgeburten.

In späteren Studien wurde dann herausgefunden, dass eine zusätzliche Gabe von L-Arginin zu einer deutlich schlechteren Eizell- und Embryonenqualität führte. Man vermutet, dass durch die Gabe von L-Arginin Hormone zu schnell und ungleichmäßig auf die Follikel einwirken und diese sich dadurch schlecht entwickeln. Besonders im Rahmen einer künstlichen Befruchtung führt die ungleiche Reifung dazu, dass bei der Punktion manche Eizellen schon zu reif und andere Eizellen noch unreif sind. Dies vermindert die Erfolgschancen der Behandlung erheblich.

Daher würde ich nach den neuesten Studien keine zusätzliche Einnahme von L-Arginin mehr empfehlen.

Ein paar Worte zur Dosierung...

Viele der angegebenen Dosierungen liegen über den Empfehlungen der Deutschen Gesellschaft für Ernährung. Das hat damit zu tun, dass die Dosierungen entweder aus für den Kinderwunsch optimierten Empfehlungen oder aus Studien stammen.

Es sind also zumeist therapeutische Dosierungen, die darauf ausgerichtet sind, einen maximalen Effekt zu erzielen, ohne dabei Nebenwirkungen zu provozieren. Dabei ist es sinnvoll für sich selbst zu erforschen, bei welchen Nährstoffen sich möglicherweise eine Unterversorgung eingestellt haben könnte.

Es ist auch möglich das eigene Nährstoffprofil testen zu lassen und dann basierend auf diesen Tests eine Dosierung der Nahrungsergänzung vorzunehmen. Gibt es Vorerkrankungen, die bei der Einnahme von Nahrungsergänzungsmitteln zu Problemen führen könnten, sollte man die Einnahme auf jeden Fall mit dem behandelnden Arzt besprechen.

In den Quellen sind alle Internetseiten und Studien, die ich bei der Recherche zum Thema Nahrungsergänzung in Anspruch genommen habe, aufgeführt.

Kapitel 2

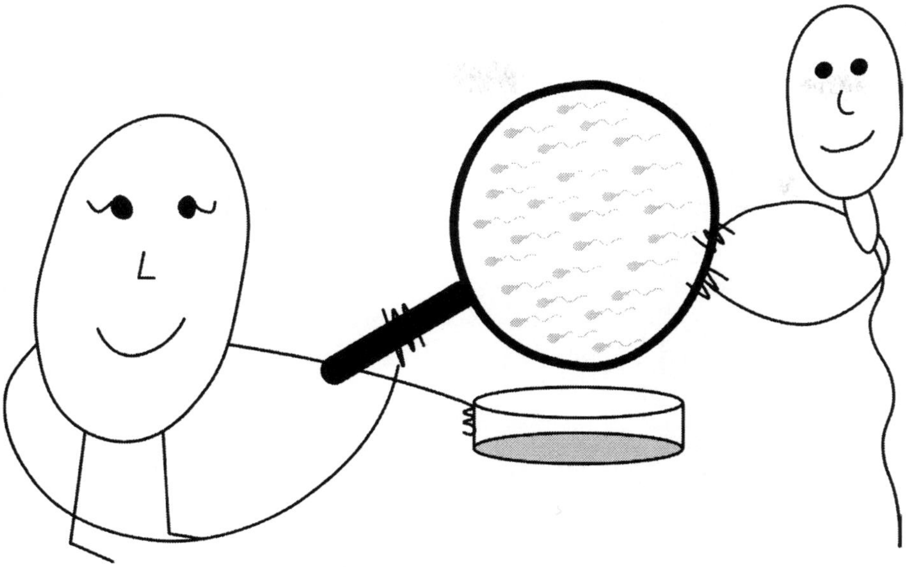

Spermiogramm... und dann?

Nach meinem letzten Termin bei meiner Frauenärztin war nun also klar, es muss ein Spermiogramm her. Zum Glück war mein Mann von Anfang an offen für diese Untersuchung und der Zufall brachte uns auch schon nach ein paar Tagen eine Empfehlung für einen Andrologen.

So wurde also schnell ein Termin gemacht und ein paar Tage später trudelte dann ein ellenlanger Anamnese-Bogen bei uns zu Hause ein, der allerlei intime Fragen enthielt.

Der Anamnese-Bogen und die Untersuchung

Selbstverständlich soll man darlegen, wie häufig man Sex hat, das war für mich auch noch verständlich.

Die Frage nach der Häufigkeit sexueller Phantasien, hat mich aber doch etwas überrascht?!? Aber gut, sicherlich sollen damit Rückschlüsse auf den Hormonstatus des Patienten getroffen werden... aber wenn ich ehrlich bin, finde ich da eine Blutuntersuchung doch vernünftiger.

Wir wurden darüber aufgeklärt, dass wir etwa 3-5 Tage vor unserem Termin in der Praxis keinen Sex mehr haben dürfen (Karenzzeit) und dann neben einer normalen Untersuchung auch die Abgabe des Ejakulats stattfindet.

Bei der Untersuchung wurde die Größe der Hoden und auch die Venen um die Hoden in Augenschein genommen. Diese allgemeine Untersuchung ist notwendig, um z.B. eine Varikozele (vergrößerte Vene im Bereich der Hoden) auszuschließen. Der Arzt war soweit nett, und bis auf ziemlich unfreundliche Sprechstundenhilfen gab es nichts zu meckern.

Dann dauerte es allerdings ganz schön lange, bis wir ein Ergebnis bekamen. Da die Ejakulatuntersuchung sofort am noch lebendigen Sperma durchgeführt werden muss, bin ich nicht davon ausgegangen, dass man 3 Wochen auf sein Ergebnis warten muss. Generell muss man leider sagen, dass alle Untersuchungen, Termine und Diagnosen im Bereich des Kinderwunsches immer sehr viel länger dauern, als man denkt. Besonders am Anfang einer Behandlung hatten wir das so gar nicht auf dem Schirm.

Das verwirrende Ergebnis des 1. Spermiogramms

Nach drei Wochen kam dann also das Ergebnis… mein Mann gab mir den Brief und meinte: „Alles soweit in Ordnung bei mir, jetzt müssen wir mal schauen, was bei dir nicht stimmt." Zuerst habe ich mich natürlich darüber gefreut, dass es zumindest bei meinem Mann keine Probleme gibt. Dann habe ich mir aber das Anschreiben des Spermiogramms durchgelesen und da kamen mir schon leichte Zweifel. So sah das Anschreiben des Spermiogramms aus:

„Sehr geehrter Herr Jozefak,

anbei finden sie das Ergebnis der Ejakulatuntersuchung, das im Wesentlichen den Vorbefund aus dem Jahr 2005 bestätigt (das Spermiogramm von 2005 war überdurchschnittlich gut). Allerdings findet sich eine leichte Einschränkung bei dem Anteil normal geformter Samenfäden. Dies sollte man grundsätzlich nach 4-6 Wochen noch einmal kontrollieren lassen, um die Schwankungsbreite der Samenbefunde zu erfassen.

Darüber hinaus führen die Agglutinationen (Verklumpungen) im Schwanzbereich der Spermien evtl. zu einer Beeinträchtigung der Schwangerschaftschancen, wobei man allerdings bedenken muss, dass die Dauer des unerfüllten Kinderwunsches noch nicht besonders lang ist. Ich würde hier zunächst auch noch weitere Maßnahmen auf weiblicher Seite im Vordergrund sehen und ansonsten zunächst das Ergebnis der Kontrolluntersuchung abwarten.

Mit freundlichen Grüßen,

Dr. Sowieso (Name geändert)"

Bis auf den ersten Satz hört sich das Ganze nicht besonders gut an… zumindest ging es mir damals so. Mein Mann hatte anscheinend nur den ersten Satz gelesen und war zufrieden.

Neben dem Anschreiben gab es auch noch einen Bogen mit der genauen Aufstellung der einzelnen Spermiogramm-Parameter. Als ich mir dann die einzelnen Werte des Spermiogramms ansah und die einzelnen Parameter Stück für Stück gegoogelt hatte (vorher verstand ich erstmal nur Bahnhof), saß ich weinend bei uns im Bett. Denn es war alles andere als gut!

Es dauerte eine Weile, bis ich bis zum Ende des Laborbogens kam und da stand es dann, unter Beurteilung: Teratozoospermie, immunologische Störung. Damit war dann (für mich) auch klar, dass das Anschreiben nicht annähernd auf die tatsächliche Problematik hinwies. Die Situation war verzwickt und da sich Anschreiben und die eigentliche Beurteilung widersprachen, kam es natürlich zu einigen Diskussionen zwischen meinem Mann und mir. Denn mein Mann wollte sich grundsätzlich nicht weiter mit der Thematik beschäftigen und ging nun davon aus, dass bis auf die Notwendigkeit eines zweiten Spermiogramms soweit alles in Ordnung ist. Ich war hingegen davon überzeugt, dass mit dem Spermiogramm-Ergebnis eine Schwangerschaft auf normalem Weg so wahrscheinlich war wie ein Lottogewinn. Natürlich führte mein Mann ins Feld, dass ich nun auch kein Arzt wäre und der Spezialist es wirklich besser wissen sollte.

…und das zweite Ergebnis brachte auch keine Besserung

Wie im Arztbrief empfohlen, haben wir dann nach weiteren 6 Wochen ein neues Spermiogramm anfertigen lassen. Diesmal dauerte es sogar 4 Wochen, bis wir die Auswertung bekamen, da das Ergebnis zwischendurch wohl irgendwie verschwunden war. Ich war schon seit dem ersten Spermiogramm nicht mehr von dem Arzt und der Praxis überzeugt.

Die lange Wartezeit und die lapidare Auskunft, dass sie das Spermiogramm gerade irgendwie nicht finden können, überzeugte dann auch meinen Mann davon, dass diese Praxis nicht wirklich zuverlässig arbeitet. Hier also der zweite Befund:

„Sehr geehrter Herr Jozefak,

die Untersuchung des Ejakulats hat eine normale Spermienkonzentration gezeigt. Der Anteil normal geformter Samenfäden ist unauffällig. Im Gegensatz zur Voruntersuchung findet sich allerdings eine Einschränkung bei der Vorwärtsbeweglichkeit der Spermien.

Ein leichter Zinkmangel könnte durch eine Nahrungsergänzung mit diesem Spurenelement ausgeglichen werden.

Ansonsten glaube ich allerdings, dass der Schwerpunkt weiterer Maßnahmen zunächst auf weiblicher Seite liegen muss, da mit den vorliegenden Befunden grundsätzlich eine Schwangerschaft möglich erscheint.

Dies ist auch im Lichte der relativ kurzen Dauer des unerfüllten Kinderwunsches zu sehen.

Mit freundlichen Grüßen,

Dr. Sowieso“

Die Beurteilung auf der detaillierten Auswertung des Spermiogramms war dann Astenozoospermie.

Da ich in der Zwischenzeit alles gelesen hatte, was ich zur Spermiendiagnostik finden konnte, war mir an diesem Punkt klar, dass es für uns ohne eine künstliche Befruchtung keine Möglichkeit auf unser Wunschkind geben würde. Mein Mann hatte aber immer noch die Hoffnung, es gäbe auch ohne ärztliche Hilfe eine Chance auf unser Wunschkind. Dies war sicher auch in einem großen Maße der Diagnose des Andrologen zu verdanken, da dieser nach wie vor der Meinung war, dass es auch so klappen könnte und man doch lieber weiter bei mir nach einer Ursache suchen sollte.

Zum ersten Mal am Ende

Ich muss zugeben, an diesem Punkt war ich ziemlich am Ende meiner Kräfte. Die letzten Monate hatte ich damit zugebracht alle möglichen Einzelheiten über die Spermiogenese (Entstehung der Spermien) zu recherchieren und natürlich habe ich auch versucht herauszubekommen, was man denn nun gegen so ein schlechtes Spermiogramm unternehmen könnte. Mein Mann war von all meinen Rechercheaktivitäten mehr als genervt. Die Diskussionen und Auseinandersetzungen taten ihr Übriges und zu dieser Zeit hätte uns wohl auch das beste Spermiogramm nicht geholfen, denn an Sex war sowieso nicht zu denken.

Wir waren an einem Tiefpunkt in unserer Partnerschaft angelangt und ich spürte eines Tages, dass es so nicht weiter gehen kann. Obwohl unser Kinderwunsch erst etwas mehr als ein Jahr bestand, war klar, dass wir eine Pause brauchten. Ich war zu diesem Zeitpunkt 34 Jahre alt und dachte, ich hätte noch eine ganze Menge Zeit. Die letzten Monate hatten mir gezeigt, dass es mit einer gemeinsamen Familie vielleicht gar nicht klappt, wenn wir zusammen nicht wieder auf einen positiven Pfad finden.

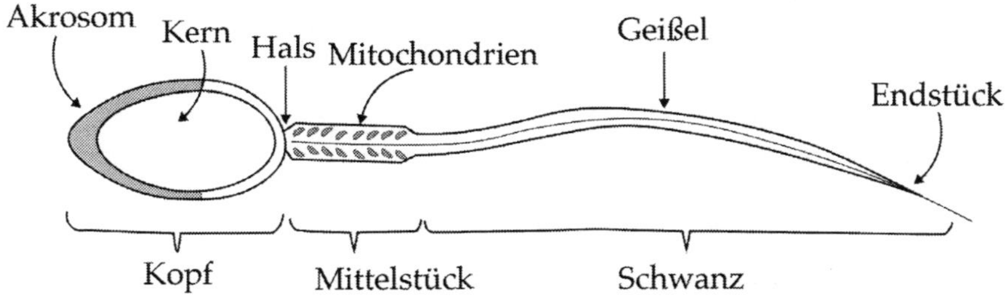

Das Spermiogramm

Das Spermiogramm dient im Rahmen der Kinderwunschdiagnostik zur Einschätzung der Fruchtbarkeit des Mannes. Da es im Vergleich zu den diagnostischen Möglichkeiten bei der Frau (wie z.B.: Bauchspiegelung/Gebärmutterspiegelung oder Eileiterdurchlässigkeitsprüfung) eine sehr einfache und aussagekräftige Untersuchungsmethode ist, ist es sinnvoll, schon nach einer relativ kurzen Dauer des unerfüllten Kinderwunsches, ein Spermiogramm anfertigen zu lassen.

Wie läuft die Spermiendiagnostik ab?

Das ist ganz einfach: Da das Sperma ganz frisch sein muss (wenn das Sperma längere Zeit transportiert werden müsste, würde das die Diagnose verfälschen), sollte man einen Termin bei einem Andrologen oder in einer Kinderwunschklinik machen. Hier gibt es für die Herren meistens nett vorbereitete Zimmer, in denen sie das kleine weiße Töpfchen befüllen können.

Ob wirklich eine 3-5 tägige Karenzzeit notwendig ist, darüber streiten sich heute die Experten, meistens bekommt man aber eine bestimmte Zeitspanne gesagt, in der man vor der Untersuchung keinen Sex haben sollte. Um eine einigermaßen genaue Diagnose stellen zu können, müssen 2 Spermiogramme im Abstand von einigen Wochen gemacht werden.

Die Hoden benötigen zwischen 8-12 Wochen für die Herstellung neuer Spermien, doch dieser lange Abstand wird heute nicht mehr unbedingt zwischen den Untersuchungen eingehalten. Daher sagt man auch, dass ein Spermiogramm immer nur eine Momentaufnahme ist. Es gibt auch unterschiedliche Umstände, die kurzfristig zu einem schlechten Spermiogramm führen können (z.B. eine heftige Grippe, da die hohe Körpertemperatur die Spermien schädigt).

Wie kann man das Spermiogramm beurteilen?

Die Beurteilung des Spermiogramms gliedert sich in 9 unterschiedliche Parameter:

Bezeichnung im Spermiogramm	Erklärung	Normal nach WHO Kriterien (2010)
Ejakultarvolumen	Menge des Spermas in ml	1,3-1,9 ml
Gesamtzahl in Millionen	Anzahl der Spermien im Ejakulat	33-46 Mio
Spermien-konzentration pro ml	Spermienanzahl pro ml Ejakulat	12-16 Mio
Progressive Motilität in %	Prozentsatz aktiv beweglicher Spermien (Befruchter), meistens noch in a und b Motilität unterteilt	31-34 %
Gesamtmotilität in %	Wie viel % der Spermien sind im allgemeinen beweglich (diese Spermien können auch im Kreis schwimmen o. Ä.)	38-42 %

Bezeichnung im Spermiogramm	Erklärung	Normal nach WHO Kriterien (2010)
Vitalität in % (Eosin-Test)	Anteil der lebenden Spermien im Ejakulat; dabei wird eine Probe mit Eosin eingefärbt. Tote Spermien nehmen den Farbstoff auf, lebendige Spermien haben eine intakte Zellmembran und nehmen den Farbstoff dadurch nicht auf.	56-63 %
Morphologie in %	Wie viele Spermien sind typisch geformt und haben keine Deformierungen wie zwei Köpfe oder zwei Schwänze. Das Bild am Anfang des Kapitels zeigt ein „ideales" Spermium.	3-4 %
Peroxidase-positive Leukozyten	Eine erhöhte Anzahl weist auf eine Entzündung im Bereich der Samenwege hin.	unter 1 Mio
MAR-Test	Mobile Spermien mit anhaftenden Erythrozyten.	weniger als 50%
Test auf Agglutinationen	Hierbei wird überprüft, ob bei den Spermien Spermienautoantikörper vorhanden sind, dabei wird das Sperma z.B. mit Immunglobulinen gemischt und es wird geschaut, wie groß der Anteil der Spermien ist, die anschließend verklumpen.	weniger als 50% Verklumpungen

Nicht bei allen Kliniken oder Ärzten werden alle diese Parameter überprüft. Es kann also sein, dass auf einem Spermiogramm deutlich weniger Parameter aufgeführt sind.

Gefahren für die Spermien

Eine Metastudie zur Fruchtbarkeit von Männern hat 2017 für einiges Aufsehen gesorgt. Bei der Auswertung verschiedener Studien aus den Jahren 1973 bis 2011 kam folgendes heraus:

Die Spermienkonzentration (Spermien/ml) hat sich bei Männern in den westlichen Industriestaaten in den letzten 40 Jahren in etwa halbiert. Dies spricht dafür, dass die Fruchtbarkeit der Männer stetig abnimmt. Natürlich stellt sich hier sofort die Frage: Was ist denn da los? Warum nimmt die Anzahl der Spermien bei Männern so dramatisch ab?

Schauen wir erstmal auf die Faktoren, die die Produktion von gesunden Spermien negativ beeinflussen und denen man, besonders während der Zeit des Kinderwunsches, aus dem Weg gehen sollte. Leider gibt es nicht den einen Grund für das Problem immer schlechter werdender Spermien, sondern es sind viele Dinge, die hierbei eine Rolle spielen.

Zigaretten

Rauchen schadet der Fruchtbarkeit. Dies ist heute wissenschaftlich belegt. In einer 2014 veröffentlichten Studie wurde gezeigt, dass die Spermien von Rauchern nicht nur weniger beweglich und kürzer lebensfähig waren. Es wurde auch entdeckt, dass das Rauchen einen negativen Effekt auf die DNA (Erbinformation) in den Spermien hat. Die Veränderungen der Spermien sind sogar so gravierend, dass nicht nur die Schwangerschaftschancen schlechter stehen, sondern auch die Möglichkeit von Missbildungen der Embryonen erhöht sind. Daher sollte man mit dem Rauchen so schnell wie möglich aufhören, wenn man in den Kinderwunsch startet. Verschiedene Studien gibt es in den Quellenangaben am Ende des Buches.

Spermien mögen es kühl

Alle Situationen, in denen es für die Spermien zu warm wird, sollte Mann möglichst aus dem Weg gehen. Aus diesem Grund liegen die Hoden außerhalb des Körpers. Die Temperatur sollte hier unter der normalen Körpertemperatur von 37 Grad liegen. Daher sollten Männer während des aktiven Kinderwunsches alles meiden, was die Hoden besonders erwärmt. Hierzu gehören z.B. die Sauna, die Sitzheizung im Auto, zu enge Unterwäsche und auch heiße Bäder können die Qualität der Spermien vermindern.

Alkohol schädigt Spermien

Sogar schon relativ wenig Alkohol, wie das tägliche „Feierabendbier“, hat einen negativen Effekt auf die Anzahl und die Funktionsfähigkeit der Spermien. Bleibt es nicht bei einer geringen Dosis Alkohol, sondern wird häufiger auch mal eine ganze Flasche Wein getrunken, sind die Effekte immens. Daher sollte man darauf achten, den Alkoholkonsum etwas einzuschränken. Auch hierzu gibt es eine Studie in den Quellenangaben am Ende des Buches.

Übergewicht oder Untergewicht ist schlecht für die Spermien

In beiden Fällen sollte man versuchen das Normalgewicht zu erreichen. Denn in beiden Fällen wird die Qualität der Spermien schlechter und eine Schwangerschaft dadurch unwahrscheinlicher.

Das Handy gehört nicht in die Hosentasche

Spermien reagieren empfindlich auf die elektromagnetische Strahlung, die von einem Handy abgegeben wird.

In einer 2005 veröffentlichten Studie nahm die Beweglichkeit der Spermien, die elektromagnetischer Strahlung ausgesetzt wurden, deutlich ab. Der Unterschied zur Kontrollgruppe, in der keine Bestrahlung der Spermien stattfand, war besonders bei den Spermien mit progressiver Motilität (A+B Motilität, Spermien die sich aktiv nach vorne bewegen) deutlich. Bei der Gruppe ohne Bestrahlung lag der Anteil der Spermien mit progressiver Motilität bei 57%, bei den Spermien, die bestrahlt wurden, waren es nur noch 43%. Auch bei den Spermien, die gar keine Bewegung zeigten, war der Anteil bei der Gruppe mit Bestrahlung deutlich erhöht (50,6% im Gegensatz zu 35,9%). Es wird also deutlich, dass die Strahlung wahrscheinlich einen negativen Effekt auf die Spermien hatte und im Hinblick auf die Verbesserung der Chancen auf eine Schwangerschaft, ergibt sich hier eine relativ leichte Möglichkeit diese zu verbessern.

Hormonaktive Stoffe aus dem Umfeld entfernen

Wie schon im Kapitel über die Schadstoffe ausgeführt, sollten auch Männer versuchen jeder Art von hormonaktiven Stoffen aus dem Weg zu gehen. Man geht heute davon aus, dass die fast überall vorkommenden endokrinen Disruptoren ein Hauptgrund für die immer schlechter werdende Fruchtbarkeit von Männern und Frauen sind.

Hier nochmal eine kurze Aufstellung der häufigsten Quellen hormonaktiver Stoffe:

- Bisphenol A (z.B. in Kassenbons, Konservendosen, PET-Flaschen etc.)
- Phthalate (in Kosmetik, z.B. oft in Haargel, Sonnenschutzmitteln und als Weichmacher)

- Natürliche pflanzliche Hormone (Phytoöstrogene, kommen zum Beispiel in Soja vor)

- Pestizide (einige Herbizide und Pestizide haben ebenfalls einen hormonellen Einfluss)

- Triclosan (Ist ein chemisches Desinfektionsmittel und wird in vielen Dingen des alltäglichen Gebrauchs verwendet. Erkennen kann man solche Produkte oftmals daran, dass z.B. auf die Reduzierung von Bakterien in der Werbung hingewiesen wird. Man findet Triclosan oft in Zahncreme, Seifen, Putzmitteln und teilweise sogar in Bekleidung (wenn sie mit „antibakteriell" ausgezeichnet wird).

- Steroidhormone (die im Sportbereich zur Leistungssteigerung genommen werden)

Den Lebensstil zusammen verändern

Auch wenn sich dieses Kapitel speziell mit dem Einfluß auf die Spermien befaßt, bezieht sich der negative Einfluß genauso auf die Eizellen (einzige Ausnahme ist der 2. Punkt zur Temperatur). Eine Veränderung des Lebensstils, also z.B. eine Diät oder das Rauchen aufzugeben, können also am besten zusammen in Angriff genommen werden (wenn es denn beide Partner betrifft).

Welche Krankheitsbilder gibt es?

Auf der Aufstellung mit allen Spermiogramm-Daten wird häufig auch schon eine Diagnose mitgeteilt.

Die folgende Tabelle enthält die verschiedenen Krankheitsbilder und was sie bedeuten:

Krankheitsbild	Bedeutung
Normozoospermie	alle Parameter sind im normalen Bereich
Oligozoospermie	reduzierte Spermienkonzentration (weniger als 15 Mio Spermien pro Milliliter)
Asthenozoospermie	reduzierte Motilität (weniger als 32% bewegliche Spermien)

Krankheitsbild	Bedeutung
Teratozoospermie	verminderter Anteil morphologisch normaler Spermien (weniger als 4% der Spermien sehen normal aus)
Oligo-Astheno-Teratozoospermie	alle 3 Parameter (Konzentration, Motilität und Morphologie) sind eingeschränkt
Kryptozoospermie	Spermiennachweis erst nach Aufbereitung des Ejakulats (weniger als 1 Mio Spermien pro Milliliter)
Nekrozoospermie	keine beweglichen Spermien
Parvesemie	Ejakulatvolumen ist geringer als 2 Milliliter
Azoospermie	keine Spermien im Ejakulat
Aspermie	kein Ejakulat

Das Spermiogramm verbessern?

Es gibt durchaus viele Dinge, die man tun kann, um die Spermien zu verbessern. Die Möglichkeiten reichen von einfachen Änderungen des Lebensstils, besserer Versorgung mit Mikronährstoffen, medikamentösen Therapien bis hin zu medizinischen Eingriffen. Viele Studien zeigen, dass im Normalfall bereits ein angepasster Lebensstil und eine gute Versorgung mit den entscheidenden Nährstoffen einen großen Unterschied machen können.

Medizinische Gründe sollten ausgeschlossen werden

Bevor man versucht das Spermiogramm mit natürlichen Mitteln zu verbessern, sollte trotzdem ausgeschlossen werden, ob es einen medizinischen Grund für das schlechte Spermiogramm gibt, der behandelt werden kann. Zum Beispiel ist das Spermiogramm bei einer Krampfader am Hoden (Varikozele) eingeschränkt. Bei 25 bis 40 Prozent der unfruchtbaren Männer ist dies der Grund für die Schwierigkeiten, da die Hoden durch die Krampfader erwärmt werden und dies den Spermien schadet. Eine Varikozele kann aber operativ behandelt werden und die Aussichten, dass dies das Spermiogramm verbessert, sind gut.

Gefahren für die Spermien meiden

Es ist zwar nicht möglich gleich sein ganzes Leben umzukrempeln und alle Aspekte, die im Abschnitt „Gefahren für die Spermien" aufgeführt sind, zu vermeiden. Aber jeder Schritt in Richtung eines gesünderen Lebensstils macht für die Spermien einen Unterschied.

Spermien brauchen die richtigen Nährstoffe

Generell ist eine gesunde und ausgewogene Ernährung auch für zukünftige Väter hilfreich, um ans Ziel zu kommen. Allerdings gibt es einige Nährstoffe, die in Bezug auf die Qualität der Spermien eine besonders wichtige Rolle spielen:

Antioxidantien

Antioxidantien sind Stoffe, die in der Lage sind, freie Radikale zu neutralisieren. Freie Radikale, auch Oxidantien genannt, entstehen z.B. beim Stoffwechsel des Menschen und sind in der Lage Körperzellen zu schädigen.

Besonders im Bereich der Erbinformationen, also der DNA der Zellen, können diese Schäden große Folgen haben. Es gibt unterschiedliche Vitamine, Fettsäuren und Mineralstoffe die in unserem Körper als Antioxidantien wirken und damit die Zellen und ihre Erbinformationen schützen können. Verschiedene Studien haben gezeigt, dass eine erhöhte Aufnahme solcher Vitamine und Mineralstoffe zu einer besseren Spermienqualität führen können. Im nächsten Kapitel „Das Spermien-Power-Programm" gibt es ausführliche Informationen darüber, welche Nahrungsbestandteile oder Nahrungsergänzungsmittel besonders wichtig für die Qualität der Spermien sind.

Natürliche Mittel und Methoden, die helfen

Ginseng

Schon in den 1970er Jahren wurde in einer Studie gezeigt, dass Ginseng einen positiven Effekt auf die Spermatogenese (Spermienerzeugung) hat.

Spätere Studien zeigten weiter, dass Ginseng die Anzahl und die Beweglichkeit von Spermien verbessert. Es wird vermutet, dass Ginsenoside an mehreren Stellen einen positiven Einfluss auf die Hypothalamus-Hypophysen-Achse haben. Dieser Gehirnbereich ist für die Regulation der Produktion wichtiger Sexualhormone zuständig.

Akupunktur

In einer amerikanischen Studie aus dem Jahr 2005 führte eine fünfwöchige Akupunkturbehandlung (jeweils zwei Sitzungen pro Woche) bei Männern mit einem eingeschränkten Spermiogramm zu einer höheren Anzahl normal geformter Spermien.

Die Studie zeigte, dass die Spermien der behandelten Männer anschließend deutlich weniger strukturelle Defekte aufwiesen, was auf eine gesteigerte Qualität der Spermien hinweist. Zusätzlich waren nach der fünfwöchigen Behandlung mehr normal geformte Spermien im Ejakulat. Damit ist Akupunktur eine interessante Möglichkeit, eine Kinderwunschbehandlung ohne die Gefahr von Nebenwirkungen zu unterstützen.

Geschlechtskrankheiten testen lassen

Gonorrhoe und Chlamydien führen bei Frauen und bei Männern gleichermaßen zu Unfruchtbarkeit, wenn sie nicht behandelt werden. Daher ist es wichtig, diese Krankheitsbilder auszuschließen. Falls doch eine Infektion mit einer der Krankheiten diagnostiziert wird (für die Untersuchung werden nur einfache Abstriche genommen), kann die Erkrankung durch eine medikamentöse Therapie behandelt werden.

Keine Spermien im Ejakulat - was nun?

MESA und TESE

Bei einer Azoospermie finden sich gar keine oder nur sehr wenige Spermien im Ejakulat.

In diesem Fall ist trotzdem noch nicht jede Hoffnung verloren, wie man vielleicht zuerst denken könnte. Heute kann man, entweder aus den Hoden oder aus den Nebenhoden, Spermien gewinnen und diese dann für eine Befruchtung im Rahmen einer ICSI nutzen (ICSI = Intracytoplasmatische Spermieninjektion - Verfahren der künstlichen Befruchtung).

Bevor aber MESA oder TESE zur Gewinnung von Spermien herangezogen werden, sollte man erstmal untersuchen, woran es liegt, dass keine Spermien im Ejakukat sind. Manchmal können die Gründe z.B. in verschlossenen Samenleitern oder auch in einer Krampfader am Hoden (Varikozele) liegen. Man würde dann vorerst versuchen, die zugrundeliegenden Probleme operativ zu lösen. Gelingt dies nicht, kann auf die Möglichkeiten einer MESA oder TESE zurückgegriffen werden. Auch bei einer Sterilisation, bei der die Samenleiter durchtrennt wurden, würde man zuerst die Rekonstruktion der Samenwege angehen, bevor man zu anderen Verfahren greift.

MESA (Mikrochirurgische Epididymale Spermien Aspiration)

Im Nebenhoden werden die reifen Spermien gespeichert. Im Rahmen einer MESA ist es möglich, mit Hilfe einer Hohlnadel bewegliche Spermien aus dem Nebenhoden zu entnehmen. Diese können dann eingefroren (kryokonserviert) und anschließend für eine künstliche Befruchtung verwendet werden. Man versucht bei der MESA mehrere Spermien-Proben zu gewinnen, damit möglichst viel Material für mehrere Behandlungs-Zyklen zur Verfügung steht.

TESE (Testikuläre Spermienextraktion)

Bei der TESE werden aus beiden Hoden des Mannes drei oder mehr Gewebeproben entnommen und es wird versucht, in diesen Gewebeproben befruchtungsfähige Spermien zu finden. Hat man damit Erfolg, werden die Proben eingefroren und im Rahmen einer ICSI zur Befruchtung der Eizellen herangezogen. Bei etwa 70-90% der Männer mit einem stark eingeschränkten Spermiogramm kann man mit Hilfe der TESE noch befruchtungsfähige Spermien finden.

Die Erfolgswahrscheinlichkeit für eine Schwangerschaft ist davon abhängig, wie viele spermienbildende Hodenkanälchen der Hoden des Mannes aufweist. Liegt dieser Wert nur bei etwa 20% der Hodenkanälchen, dann ist die Erfolgswahrscheinlichkeit pro ICSI-Zyklus mit 4-6% leider nicht sehr hoch. Bei 80% spermienbildenden Hodenkanälchen liegt die Chance auf eine Schwangerschaft mit 15-20% pro ICSI-Zyklus aber in einem guten Bereich.

Kosten

Die Kosten einer TESE belaufen sich mit operativer Hodenbiopsie und Anästhesie auf ca. 1800€. Hinzu kommen die Kosten für die Kryokonservierung (etwa 350€) und die Lagerung der TESE-Proben (etwa 180€ für 6 Monate).

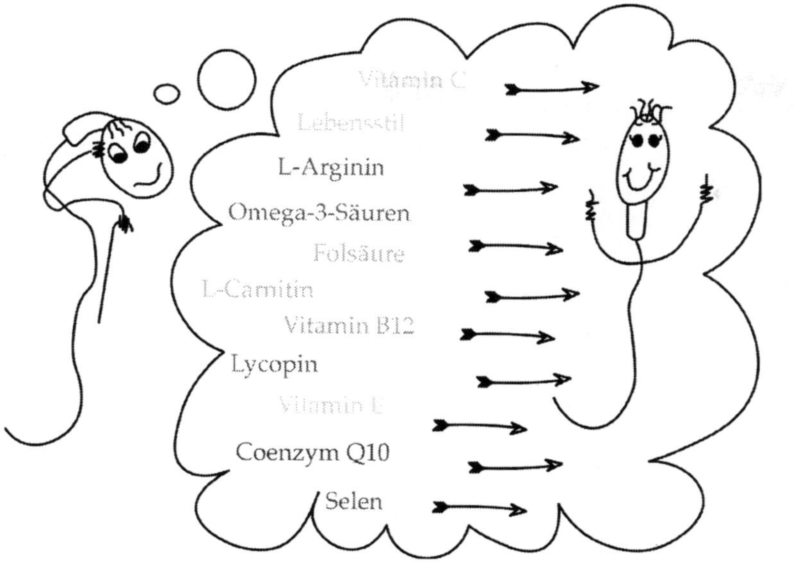

Das Spermien-Power-Programm

Geht es darum die Qualität der Spermien zu verbessern, sollte man so schnell wie möglich damit beginnen. Die Spermien, die heute im Ejakulat eines Mannes zu finden sind, haben etwa 3 Monate gebraucht, um im Hoden des Mannes heranzureifen.

Um ein verbessertes Spermiogramm zu erreichen, sollte man also mindestens 3 Monate einplanen, bis die Veränderungen ihre volle Wirkung entfalten können. Die empfohlenen Nährstoffe im "Spermien-Power-Programm" wurden in vielen verschiedenen Studien auf ihre Wirksamkeit überprüft. Teilweise wurden positive Auswirkungen auf alle Parameter des Spermiogramms (Menge, Morphologie, Motilität etc.) gefunden. Neben den Veränderungen des Lebensstils, liegt in der besseren Ausstattung des Körpers mit Nährstoffen eine der größten Chancen das Spermiogramm zu verbessern.

Folgende Nährstoffe haben einen Einfluss auf die männliche Fruchtbarkeit

Eine kurze Erklärung der Effekte der einzelnen Nährstoffe gibt es unter der Tabelle.

Nährstoff	Dosis pro Tag
Calcium	1000mg
Magnesium	500mg
Zink	50mg
Folsäure	400µg
Vitamin C	2000mg
Vitamin D	2000i.E.
Vitamin E	600i.E.
Omega-3-Fischöl	1500mg
Selen	55µg
CoEnzym Q10	100mg
L-Arginin	3000mg
L-Carnitin	1500mg

Weitere Vitamine und Mineralien, die über die Nahrung oder ebenfalls über eine Nahrungsergänzung sinnvoll sind:

Vitamin B12 100µg
Vitamin B6 50mg
Kupfer 2mg
Mangan 1-2mg

Magnesium

Magnesium ist an einer Vielzahl von Prozessen im Körper beteiligt. Besonders im Hinblick auf die Energieversorgung der Zellen durch die Kraftwerke der Zellen (Mitochondrien) spielt die Versorgung mit Magnesium eine große Rolle.

Spermien brauchen eine große Menge Energie in Form von ATP (Adenosintriphosphat) bei der Reifeteilung (ähnlich wie bei den Eizellen - siehe auch das Eizellen-Power-Programm). Damit die Versorgung mit ATP ohne Probleme abläuft, wird ausreichend Magnesium benötigt. In einer Studie konnte gezeigt werden, dass bei Männern mit einer schlechten Spermienqualität eine tägliche Gabe von 1000mg Magnesium die Spermienparameter verbessern konnte.

Calcium

Calcium spielt eine Schlüsselrolle, wenn es um eine gute Spermienmotilität geht. Insbesondere im Rahmen der Befruchtung der Eizelle benötigt das Spermium Calcium, um sich mit der Eizelle zu verbinden. Um die Hülle der Eizelle zu durchdringen nutzt das Spermium einen Zustand der Hyperaktivität, auch hierbei ist eine gute Ausstattung mit Calcium relevant.

Zink

Zink ist ein sehr wichtiges Spurenelement für die männliche Fertilität. Man findet es in hohen Konzentrationen in den Hoden und in den Spermien selbst.

Eine Studie belegt, dass bei der Spermatogenese (Reifung der Spermien) der Gehalt an Zink in den Hoden steigt. Des Weiteren wurde gezeigt, dass eine Unterversorgung mit Zink zu einer schlechteren Spermienmotilität führte. Männer mit schlechtem Spermiogramm haben geringere Konzentrationen von Zink im Seminalplasma (neben den Spermien Hauptbestandteil des Ejakulats). Auch wenn noch nicht alle Mechanismen untersucht sind, bei denen Zink einen Einfluss auf die männliche Fertilität nimmt, geht man davon aus, dass eine gute Versorgung mit Zink einen Vorteil für die Fruchtbarkeit des Mannes darstellt.

Folsäure

Eine Studie aus dem Jahr 2002 zeigt, dass die Einnahme von 5mg Folsäure und 66mg Zink bei den Studienteilnehmern zu einer durchschnittlichen Zunahme der Spermienkonzentration von 60% führte. Eine isolierte Einnahme von Zink oder Folsäure führte nicht zu einer Verbesserung.

Vitamin C

Vitamin C ist eines der wichtigsten Antioxidantien für den Menschen. Es wirkt durch die Neutralisation von freien Radikalen zellschützend und kann so z.B. das genetische Material in den Spermien vor Beschädigungen bewahren.

Eine 2006 veröffentlichte Studie zeigte, dass eine Nahrungsergänzung mit 1000mg Vitamin C täglich (Einnahme für 2 Monate) zu einer deutlichen Verbesserung aller Spermien-Parameter führte.

Vitamin E

Ebenso wie Vitamin C ist Vitamin E ein wichtiges Antioxidans und schützt somit sensible Zellmembranen, wie man sie beim Spermium findet.

Der schützende Effekt wurde in mehreren Studien belegt. Positive Auswirkungen zeigten sich auf die Fähigkeit der Spermien eine Eizelle zu befruchten, auf die Spermienmotilität und auf den Anteil normal geformter Spermien.

Selen/Glutathion

Selen und Gluthation haben ebenfalls eine schützende, antioxidative Wirkung und werden zusammen insbesondere bei der Erstellung der Mitochondrien der Spermien benötigt (Mitochondrien versorgen die Spermien mit Energie). Selen spielt eine wichtige Rolle bei der Herstellung von Glutathion im Körper, daher werden die beiden hier zusammen genannt.

Vitamin D

In den männlichen Geschlechtsorganen finden sich neben Vitamin D Rezeptoren auch Enzyme, die mit der Verarbeitung von Vitamin D zusammenhängen. Daher liegt es nahe, dass Vitamin D eine wichtige Aufgabe bei der Funktion der Geschlechtsorgane übernimmt. Es wurde in Studien belegt, dass Vitamin D einen Effekt auf die Herstellung von Testosteron und auf die Reifung der Spermien hat.

Omega-3-Fettsäuren

Omega-3-Fettsäuren spielen insbesondere beim Aufbau der Zellmembran der Spermien eine wichtige Rolle. Auch die Fähigkeit der Spermien eine Eizelle zu befruchten, wird von der ausreichenden Versorgung mit Omega-3-Fettsäuren beeinflusst. In einer Studie führte eine zusätzliche Einnahme von 1000mg Omega-3-Fettsäuren zu einer deutlichen Verbesserung der Ergebnisse einer IVF Behandlung. Die Befruchtungsrate lag bei 76% im Gegensatz zu 50,6% ohne zusätzliche Einnahme von Omega-3-Fettsäuren. Auch die Anzahl guter Embryonen war in der Studie höher und es kam zu mehr Schwangerschaften.

Als Quellen für Omega-3-Fettsäuren gibt es Fisch und Algen (hier kommen insbesondere die langkettigen DHA und EPA Fettsäuren vor). In Leinöl findet man die Alpha-Linolensäure (ALA), die für den Körper als Ausgangsstoff zur Synthese von Docosahexaensäure (DHA) und Eicosapentaensäure (EPA) dient. Es ist neben Fischöl also auch möglich ein Nahrungsergänzungsmittel auf pflanzlicher Basis (Leinöl oder Algenöl) zu nehmen.

L-Carnitin

L-Carnitin spielt eine Rolle bei der Verarbeitung von Omega-3-Fettsäuren in den Mitochondrien. Es ist also entscheidend an der Erzeugung von Energie in den Spermien beteiligt. L-Carnitin hat darüber hinaus einen Effekt auf die Motilität und die Spermienkonzentration im Ejakulat.

L-Arginin

L-Arginin konnte in Studien die Anzahl der Spermien und ihre Motilität signifikant verbessern.

Coenzym Q10

Coenzym Q10 wirkt ebenfalls als Antioxidans und schützt die Zellen vor der Beschädigung durch freie Radikale. Außerdem finden sich hohe Konzentrationen in den Mitochondrien der Spermien, wo es an der Energiegewinnung beteiligt ist.

Lycopin

Neben den klassischen Nahrungsergänzungsmitteln gibt es aber auch Stoffe in einfachen Nahrungsmitteln, die schon in normalen Mengen eine positive Wirkung auf die Spermien ausüben. Einer dieser Stoffe ist Lycopin.

In einer Metaanalyse von 12 Studien, die sich mit dem Einfluss von Lycopin (roter Pflanzenfarbstoff) auf die Fruchtbarkeit beschäftigten, fand man folgendes heraus:

Schon relativ geringe Lycopin-Mengen konnten die Qualität der Spermien verbessern. Dabei geht man davon aus, dass die schützende, antioxidative Wirkung des Lycopin dazu führt, dass die Spermien länger überleben und generell eine verbesserte Beweglichkeit und weniger Schäden des genetischen Materials zeigen (weniger DNA-Fragmentation). Um diesen Effekt zu erzielen, reichen schon relativ geringe Mengen, wie z.B. 150g Tomaten oder 80g Wassermelone aus. Lycopin hat dabei eine Besonderheit: es lässt sich in bereits erhitzten Produkten, wie Tomatensoße oder Ketchup, in höheren Konzentrationen finden, als in rohem Obst und Gemüse.

Die Dosierung

Die Dosierung der einzelnen Nährstoffe ist den Studien zu diesen Nährstoffen entnommen und wurde dort auf ihre Wirksamkeit und Unbedenklichkeit getestet. Gibt es Vorerkrankungen oder Bedenken zur Dosierung, sollte man diese auf jeden Fall mit dem behandelnden Arzt besprechen.

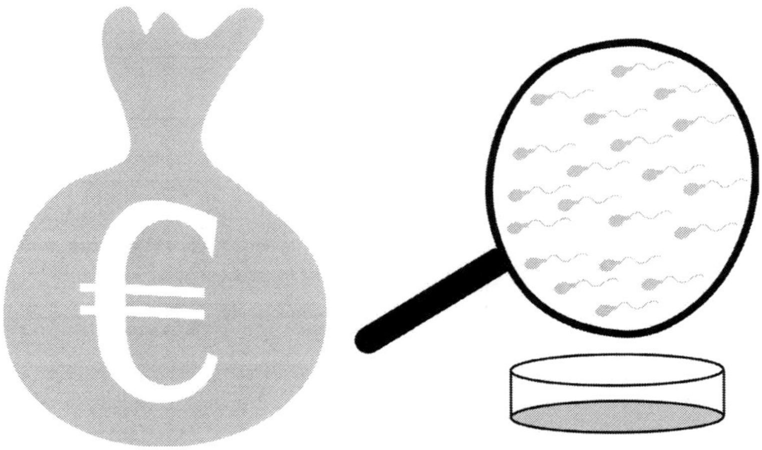

Kostenübernahme des Spermiogramms?

Über die Frage, ob die Krankenkasse die Kosten des Spermiogramms trägt, bin ich eines Tages in einer der Kinderwunsch-Facebook-Gruppen gestolpert. Ich habe mich erstmal gewundert, dass es überhaupt die Situation gibt, dass Spermiogramm-Kosten anscheinend nicht übernommen wurden.

Das Spermiogramm ist für mich eine der Untersuchungen, die häufig viel zu spät veranlasst werden, obwohl es sich eigentlich um eine sehr simple Prozedur handelt. Zusätzlich ist das Spermiogramm zumindest in ungefähr 40% der Fälle von ungewollter Kinderlosigkeit der Grund, warum es nicht klappt. Bis eine wirklich aussagekräftige Diagnose steht, dauert es meistens etwa 3 Monate, da ein einzelnes Spermiogramm noch keine klare Aussage zulässt.

Das Spermiogramm ist also ein einfacher und wichtiger Teil der Anamnese (Befunderhebung) bei unerfülltem Kinderwunsch und die Kosten der Anamnese/Diagnostik wird zum Glück nach wie vor von den Krankenkassen bezahlt. Dass die Krankenkassen die Kosten für Spermiogramme nicht übernehmen, konnte ich mir daher nicht vorstellen. Insbesondere da die Kosten mit 60-100€ im Bereich der Kinderwunschdiagnostik eher günstig sind.

Fakt ist aber: Viele Paare haben die Kosten für die Spermiogramme, im Rahmen einer Kinderwunschbehandlung, aus der eigenen Tasche bezahlt. Eine Umfrage in einer größeren Facebook-Gruppe ergab ein komplett uneinheitliches Bild. Selbst bei der gleichen Krankenkasse schien sehr unterschiedlich entschieden zu werden. Mal wurden die Kosten übernommen, mal nicht. Manchmal nur bei der Kinderwunsch-Klinik, manchmal auch beim Urologen oder Andrologen… manchmal umgekehrt.

Was sagen die Krankenkassen dazu?

Da ich mir nicht erklären konnte, warum die Krankenkassen hier anscheinend so unterschiedlich entscheiden, habe ich folgende Krankenkassen um eine Stellungnahme gebeten:
Die Barmer, die Techniker Krankenkasse, die DAK, die SBK und die AOK.

Und hier gab es dann zumindest einen Hinweis darauf, warum die Erfahrungen von Kinderwunsch-Paaren so unterschiedlich sind. Die Barmer schrieb mir schon nach wenigen Stunden als erste Kasse zurück:

> „Hallo Katharina,
>
> bei Verdacht auf Sterilität gehört die Untersuchung (das Spermiogramm) zur Krankenbehandlung und die Leistung kann direkt über die Gesundheitskarte mit uns abgerechnet werden. Ein Antrag ist in diesem Fall nicht notwendig.
>
> Die Entscheidung darüber trifft der behandelnde Arzt im Rahmen seiner Therapiehoheit. Solltest du eine Privatrechnung erhalten, muss der Arzt im Vorfeld umfassend informieren und darüber aufklären.
>
> Ein Gespräch und Austausch mit dem Arzt ist immer ratsam.
>
> Viele Grüße,
>
> Das Barmer-Team"

Diese erste Rückmeldung brachte also schon etwas Licht ins Dunkel. Der Arzt entscheidet also im Rahmen seiner „Therapiehoheit" ob ein Spermiogramm notwendig ist oder nicht. Nun frage ich mich natürlich, welcher Arzt in einer Kinderwunschklinik ernsthaft der Meinung sein könnte, dass ein Spermiogramm bei einer Kinderwunschbehandlung nicht notwendig ist? Eine zweite Antwort bekam ich von der Techniker Krankenkasse:

„Guten Tag Frau Jozefak, vielen Dank für Ihre E-Mail.

Die Kostenübernahme der künstlichen Befruchtung ist in den dazugehörigen Richtlinien geregelt (https://www.g-ba.de/informationen/richtlinien/1/).

Für die Untersuchung des Spermas (vor einer künstlichen Befruchtung) kann die EBM-Position 32190[1] abgerechnet werden. Im Zusammenhang mit einer künstlichen Befruchtung die EBM-Position 08540.[2] Grundsätzlich liegt es in der Entscheidung des Arztes, welche Maßnahmen erforderlich sind und durchgeführt werden. Können wir sonst noch etwas für Sie tun? Wir sind gern für Sie da.

Freundliche Grüße,

die Techniker Krankenkasse“

Hier also ein ähnliches Fazit. Der Arzt entscheidet.
Die Antwort von der DAK-Gesundheit lautete wie folgt:

„Liebe Katharina, wir haben heute folgende Antwort aus unserer Fachabteilung bekommen:

Die andrologische Diagnostik, oder auch Fruchtbarkeits-Check, bedarf einem Krankheitsnachweis. Die Kosten einer andrologischen Diagnostik ohne Hinweis auf Vorliegen einer Sterilität oder nach Sterilisation werden von den gesetzlichen Krankenkassen nicht übernommen. Bei Verdacht auf Sterilität ist die Untersuchung auf Zeugungsfähigkeit eine Kassenleistung im Sinne des SGB V (§ 27). Im Rahmen einer künstlichen Be-

1 http://www.kbv.de/tools/ebm/html/32190_2903670050000962248000.html

2 http://www.kbv.de/tools/ebm/html/08540_2901739395224702424960.html

fruchtung gibt es genau definierte medizinische Gründe, die für die jeweilige Behandlungsart zugelassen sind. Nur wenn diese Indikationen vorliegen, wird die Krankenkasse die Behandlung finanzieren. Die neuen Richtlinien des Bundesausschusses betreffen nun ganz speziell die ICSI und damit die männliche Fertilität. Neben den für beide Partner geltenden Voraussetzungen, die in dem unveränderten Teil der Richtlinien zur künstlichen Befruchtung hier vorgegeben sind, müssen ab dem 02. Juni 2017 folgende Voraussetzungen für eine ICSI Behandlung und die Übernahme der ICSI Kosten erfüllt sein:

- Es muss eine schwere männliche Fertilitätsstörung vorliegen. Es werden keine Grenzwerte für die Beurteilung des Spermiogramms genannt.

- Es müssen 2 Spermiogramme auf der Grundlage des Handbuchs der WHO vorgelegt werden. Der bisher notwendige zeitliche Abstand von 12 Wochen zwischen 2 Spermiogrammen wurde gestrichen.

Eine Untersuchung durch einen Arzt mit der Zusatzbezeichnung Andrologie ist vor Erstellung des Kostenplans notwendig.

Wir wünschen dir einen schönen Tag.

Liebe Grüße,

von der DAK-Gesundheit."

Diese Antwort weist im Grunde auch darauf hin, dass der Arzt entscheidet ob die Untersuchung notwendig ist oder nicht. Toll fand ich auch, dass die DAK in diesem Zusammenhang auch gleich noch über die Voraussetzungen für eine ICSI-Indikation aufgeklärt hat.

Die SBK und die AOK schreiben mir ebenfalls, dass der Arzt, im Falle einer Privatrechnung, diese Entscheidung selbst getroffen hat. Die AOK weist noch darauf hin, dass im Fall einer vorherigen Sterilisation des Mannes, die Kosten eines Spermiogramms nicht übernommen werden.

Es wird also deutlich, dass wenn die Kinderwunschklinik oder der niedergelassene Arzt verlangt, dass die Kosten für ein Spermiogramm über eine Privatrechnung abgerechnet werden, diese Entscheidung auf jeden Fall hinterfragt werden kann. Falls die Abrechnung über die Krankenkarte auch dann nicht akzeptiert wird, kann man den Kontakt mit der Krankenversicherung suchen oder sich eventuell auch über einen Klinikwechsel/Arztwechsel Gedanken machen. Leider kann man davon ausgehen, dass wenn es schon im Fall des Spermiogramms darum geht möglichst maximalen Profit aus der Behandlung zu ziehen (im Fall einer Privatrechnung kann der 3,5 fache Satz abgerechnet werden), dass sich dieser Mindset dann auch in den anderen Bereichen der Behandlung fortsetzt.

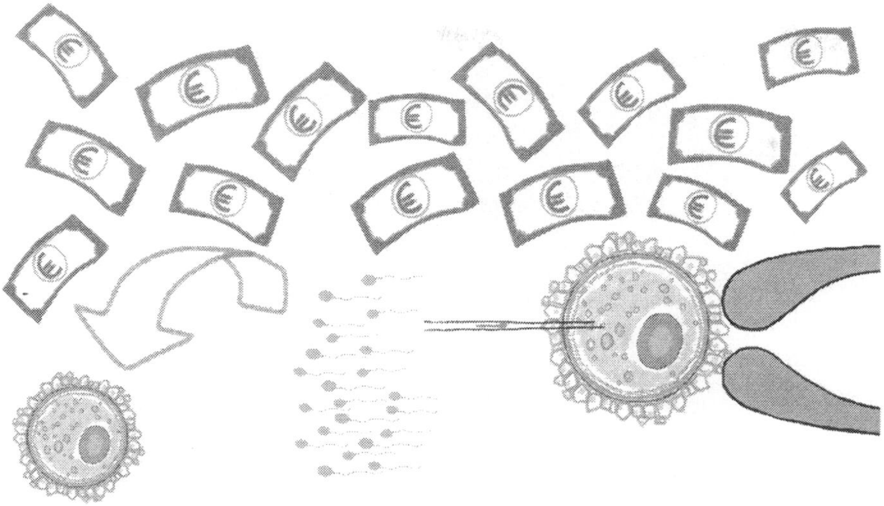

Kostenübernahme der Kinderwunschkosten

Kostenübernahme der gesetzlichen Krankenversicherung

Seit dem Jahr 2004 wurden die Leistungen der gesetzlichen Krankenversicherung im Bereich der künstlichen Befruchtung stark eingeschränkt. Mit dem „Gesetz zur Modernisierung der gesetzlichen Krankenversicherung (GMG)" sollten die Kosten für Maßnahmen der künstlichen Befruchtung gesenkt werden. Mit dem Hinweis darauf, dass es sich bei einer Unfruchtbarkeit nicht um eine Krankheit handelt, wurde die Kostenübernahme auf 50% der Behandlungskosten begrenzt. Gegen diese Regelungen wurde schon mehrfach geklagt, leider bisher ohne Erfolg.

Bedingungen für die Kostenübernahme

Folgende Bedingungen müssen gemäß § 27a Sozialgesetzbuch und den Regelungen des Gemeinsamen Bundesausschusses der Ärzte und Krankenkassen erfüllt sein, damit die Kosten einer Kinderwunschbehandlung anteilig übernommen werden:

- Das Paar muss verheiratet sein.
- Es dürfen ausschließlich Eizellen und Spermien des Ehepaares verwendet werden.
- Die Altersgrenze der Frau liegt zwischen 25 und 40 Jahren, der Ehemann darf maximal 50 Jahre alt sein.
- Der Krankenkasse muss vor dem Beginn einer Behandlung ein Behandlungsplan vorgelegt werden.
- Es muss eine ausreichende Erfolgsaussicht einer Behandlung bestehen.
- Bei keinem der Ehepartner darf vorher eine Sterilisation durchgeführt worden sein (Ausnahmen müssen durch die KK genehmigt werden).
- Es muss ein negativer HIV-Test nachgewiesen werden.
- Falls es zu einem Wechsel der Kinderwunschklinik kommt, muss in der neuen Klinik ein neuer Behandlungsplan aufgestellt werden und dieser muss der Krankenkasse vorgelegt werden.

Anzahl der Behandlungsversuche

Die Kostenübernahme ist darüber hinaus auf die folgende Anzahl der Behandlungszyklen begrenzt:

- 8 Inseminationen im Spontanzyklus oder
- 3 Inseminationen nach hormoneller Stimulation,
- 3 In-vitro-Fertilisationen (IVF) oder

- 3 Intracytoplasmatische Spermieninjektionen (ICSI)

(Alle Informationen zu den Behandlungen gibt es in den jeweiligen Kapiteln)

Bei einer klinischen Schwangerschaft wird der Versuch wieder gutgeschrieben

Ein IVF oder ICSI-Behandlungsversuch wird als ein Versuch gewertet, wenn dieser vollständig durchgeführt wurde, ohne dass eine klinisch nachgewiesene Schwangerschaft eingetreten ist. Sofern es zu einer klinischen Schwangerschaft (mindestens eine Fruchthöhle im Ultraschall) kommt, ohne dass es nachfolgend zur Geburt eines Kindes kommt, wird dieser Behandlungsversuch wieder gutgeschrieben. Nach der Geburt eines Kindes stehen für ein Geschwisterchen wieder die gleiche Anzahl Behandlungsversuche zur Verfügung.

ICSI-Indikation - nun ist ein Androloge Pflicht!

Bei einer geplanten ICSI-Behandlung gibt es seit dem 02.06.2017 eine neue Regelung. Die bisher vorgeschriebene Zeitspanne von 6 Wochen zwischen zwei Spermiogrammen wurde gestrichen. Allerdings ist es nun notwendig, dass die Spermiogramme von einem Andrologen (Spezialist für männliche Fruchtbarkeit) angefertigt werden. Hier sollte man sich möglichst schnell Termine für die zwei notwendigen Spermiogramme geben lassen, da die Wartezeiten teilweise enorm sein können und der Behandlungsplan ohne die Vorlage der Spermiogramme nicht genehmigt wird.

Ungerechtigkeiten bei der Kostenübernahme

Die Kostenübernahme im Bereich des Kinderwunsches birgt leider so einige Ungerechtigkeiten, die bisher von der Politik einfach ignoriert werden:

- Nur verheiratete Paare bekommen einen Zuschuss zu einer Kinderwunschbehandlung.

- Eine Behandlung mit Spendersamen oder gespendeten Eizellen (in Deutschland bisher auch verboten) wird generell nicht unterstützt.

Dieser Punkt diskriminiert auf den ersten Blick besonders Paare, die mit einer besonders schweren Form der männlichen Unfruchtbarkeit kämpfen: Gibt es z.B. gar keine Spermien im Ejakulat und auch im Rahmen einer TESE oder MESA können keine befruchtungsfähigen Spermien gefunden werden, muss das Paar zwangsweise auf Spendersamen ausweichen.

Dies alleine führt schon zu einer großen psychischen Belastung und ist schlimm genug. Durch die momentane gesetzliche Lage müssen die Paare dann aber auch noch alle Kosten, die mit der Behandlung auf sie zukommen, selbst zahlen. Man wird in diesem Fall also gleich doppelt bestraft.

Zusätzlich werden hier aber auch alle homosexuellen Paare von der Kostenübernahme ausgeschlossen, da hier natürlich immer Eizellen oder Spermien eines Spenders oder einer Spenderin notwendig sind.

Kostenübernahme der privaten Krankenversicherung

Entgegen der Regelungen in der gesetzlichen Krankenversicherung, ist die Kostenübernahme in der privaten Krankenversicherung deutlich großzügiger. Dies liegt daran, dass Privatpatienten einen Anspruch aus ihrem Versicherungsvertrag haben (Vorsicht! Es gibt bereits private Krankenversicherungen, die die künstliche Befruchtung in ihren Verträgen ausschließen).

Wann übernimmt die private Krankenversicherung die Kosten?

Wann die private Krankenversicherung die Kosten einer künstlichen Befruchtung übernimmt, ist durch ihre Musterbedingungen festgelegt. Danach kommt es zu einem Versicherungsfall, wenn eine „medizinisch notwendige Heilbehandlung einer versicherten Person wegen Krankheit oder Unfallfolgen erfolgt".

Eine Krankheit im Sinne der Bedingungen ist dann anzunehmen, wenn ein „objektiv nach ärztlichem Urteil bestehender anormaler, regelwidriger Körper- oder Geisteszustand vorliegt". Im Rahmen der privaten Krankenversicherung hat die Rechtsprechung Unfruchtbarkeit als einen solchen „regelwidrigen" Zustand bestätigt.

Unfruchtbarkeit ist eine Krankheit!

Hier besteht leider ganz klar eine große Ungerechtigkeit, da das gleiche Krankheitsbild bei der privaten Krankenversicherung als Krankheit anerkannt wird, bei der gesetzlichen Krankenversicherung aber keine Krankheit ist.

Bisher hatten leider alle gerichtlichen und außergerichtlichen Aktionen (z.B. Petitionen) keinen Einfluss auf diese Ungleichbehandlung. Ich hoffe aber, dass der Druck auf die Politik in den nächsten Jahren weiter wächst und dadurch die Regelungen wieder geändert werden (bis 2004 war Unfruchtbarkeit auch in der gesetzlichen Krankenversicherung als Krankheit anerkannt).

Anzahl der Versuche

Anders als in der gesetzlichen Krankenversicherung gibt es bei der privaten Krankenversicherung keine Höchstgrenze für die Anzahl der Behandlungsversuche. Entscheidend für eine Kostenübernahme ist, dass mindestens eine Erfolgsaussicht von 15% dafür besteht, dass der Behandlungsversuch zu einer Schwangerschaft führt.

Individuelle Faktoren hierfür können sein:

- ob eine IVF/ICSI-Behandlung bei dem Paar bereits früher erfolgreich war oder

- wie die Zahl und Qualität der gefundenen Spermien, Eizellen und übertragenen Embryonen beim letzten Behandlungsversuch gewesen ist.

Für den Nachweis muss ein ärztliches Gutachten erstellt werden.

Altersgrenze

Viele Krankenversicherungen lehnen ab einem Alter von über 40 Jahren eine Kostenübernahme ab. Ob eine Leistungsverweigerung berechtigt ist, muss allerdings nach den oben stehenden Kriterien bewertet werden. Ergibt sich hier eine Erfolgswahrscheinlichkeit von mehr als 15%, muss die private Krankenversicherung weitere Behandlungszyklen zahlen.

Es gibt also keine festen Altersgrenzen bei der privaten Krankenversicherung.

Was ist mit einem Geschwisterchen?

Auch in der privaten Krankenversicherung können für ein zweites oder drittes Kind wieder neue Behandlungszyklen in Anspruch genommen werden.

Eizellbegrenzung bei IVF/ ICSI-Behandlung unzulässig

Die private Krankenversicherung ist verpflichtet, bei einer IVF oder ICSI-Behandlung die Kosten für die Befruchtung sämtlicher Eizellen zu tragen. In einem Fall vor dem Oberlandesgericht Köln, ging das Gericht von einer notwendigen Behandlung der 21 gewonnenen Eizellen aus und lehnte die Begrenzung der Versicherung auf die Behandlung von 6 Eizellen vor dem Hintergrund ab, dass es aus ärztlicher Sicht keinen Sinn macht, die gewonnenen reifen Eizellen zu verwerfen.

Mischfälle - das Problem mit dem Körper- und dem Verursacherprinzip

Gesetzliche Krankenversicherung und das Körperprinzip

In der gesetzlichen Krankenversicherung werden die Kosten nach dem sogenannten Körperprinzip erstattet, d.h. es werden grundsätzlich nur die Kosten erstattet, die durch die Behandlung des Körpers der versicherten Person anfallen. Die Kosten des Ehepartners müssen dann von seiner Versicherung getragen werden.

Private Krankenversicherung und das Verursacherprinzip

In der privaten Krankenversicherung werden die Kosten der künstlichen Befruchtung nach dem Verursacherprinzip erstattet. Das bedeutet, dass neben den Kosten des Versicherten auch die Kosten des gesunden Partners übernommen werden.

Ist der Mann Verursacher und privat versichert, werden die gesamten Kosten der ICSI-Behandlung von seiner Versicherung getragen.

Die Lücke in der Kostenübernahme

In manchen Fällen kommt es aber durch die unterschiedlichen Erstattungsprinzipien zu großen Lücken in der Kostenübernahme: Ist der Mann Verursacher und gesetzlich versichert und die Frau privat versichert, werden von der gesetzlichen Krankenversicherung des Mannes nur die Kosten getragen, die am Körper des Mannes entstehen (was natürlich nur ein sehr, sehr kleiner Betrag ist). Die private Krankenversicherung der Frau zahlt gar keine Kosten, da die Frau nicht Verursacherin ist.

Dies führt also dazu, dass das Paar fast die gesamten Kosten der Behandlung selbst tragen muss.

Weitere Diagnostik kann sich lohnen!

Hier lohnt es sich bei der Diagnostik auf weitere Untersuchungen der Frau zu bestehen, denn häufig liegen die Gründe für die Sterilität eines Paares bei beiden Partnern, dies ist aber oft nicht sofort zu sehen.
Mein Mann und ich sind da ein gutes Beispiel:

Sehr lange wurde davon ausgegangen, dass es nur an meinem Mann liegt und ich gesund bin. Erst später wurde herausgefunden, dass ich eine Gerinnungsstörung und ein Problem mit dem Immunsystem habe, was eine erfolgreiche Schwangerschaft verhindert hat.

Gesetzliche Krankenversicherungen mit „Mehrwert"

Normalerweise übernehmen gesetzliche Krankenkassen nur 50% der Kosten für eine künstliche Befruchtung. Seit 2012 ist es gesetzlichen Krankenversicherungen aber erlaubt selbst zu entscheiden, ob sie ihren Mitgliedern darüber hinaus noch eine erweiterte Kostenübernahme gewähren.

Seitdem gibt es zumindest einige gesetzliche Krankenversicherungen, die 100% der Kosten für eine künstliche Befruchtung (IVF oder ICSI) übernehmen. Bei manchen gesetzlichen Krankenkassen wurden auch andere Faktoren der Behandlung wie z.B. die Altersgrenzen oder die Anzahl der Versuche ausgeweitet. Allerdings gibt es einen großen Haken an der momentanen Regelung. Die Satzungen der Krankenkassen können sich ständig ändern und es gibt keine verlässliche Quelle, bei der man sich im Hinblick auf alle verfügbaren Krankenkassen erkundigen kann.

Der Behandlungsplan zählt

Achtung, hier muss man aufpassen!
Welche Leistungen eine Krankenversicherung übernimmt, kann man aus der Satzung der Versicherung entnehmen.

Hier sollte man sich nicht auf die Aussagen von Sachbearbeitern verlassen, sondern sich die Richtlinien aushändigen lassen, damit man einen schriftlichen Nachweis hat. Leider sind die Leistungen einer gesetzlichen Krankenkasse keine Garantieleistungen, das heißt die Krankenkasse kann ihre Leistungen jederzeit auch wieder auf 50% kürzen.

Einzig ein bewilligter Behandlungsplan garantiert, dass die Kosten auch in bewilligtem Umfang übernommen werden.

Knappschaft und DAK

Die Knappschaft, die lange 100% der Kosten der künstlichen Befruchtung übernommen hat, hat davon Abstand genommen und zahlt nur noch einen kleinen Zuschuss.

Die DAK zahlt zwar 100% bei IVF und ICSI, allerdings zählt sie auch Inseminationen (IUI) als künstliche Befruchtung.
Hat man also 3 IUI durchführen lassen und möchte dann auf IVF/ICSI umsteigen, werden nur noch 50% der wirklich teuren künstlichen Befruchtungen gezahlt.
Hier bietet es sich an, die IUI entweder selbst zu bezahlen oder auf eine Insemination ganz zu verzichten. So oder so sollte man sich gut informieren (auch hier mit Aushändigung der Satzungen), damit man wirklich Bescheid weiß, unter welchen Umständen die Krankenkasse 100% der Kosten übernimmt.

Landeszuschuss

Gibt es im Bundesland in dem der eigene Wohnort liegt einen Landeszuschuss zur künstlichen Befruchtung (normalerweise 25%), müßte man auch mit einer Krankenkasse, die „nur" 75% der Kosten übernimmt, auf eine 100%ige Kostenübernahme kommen (also 75% Krankenkasse und 25% Landeszuschuss). Hier kann man sich bei der Krankenkasse erkundigen, ob die Kombination von Krankenkasse und Landeszuschuss zu bekommen ist.

Liste der Krankenkassen

Und hier nun die Liste der Krankenkassen, die mindestens 75% der Kosten für eine künstliche Befruchtung übernehmen:

Art der Krankenkasse	% der Kostenübernahme und Voraussetzungen	Regionale Einschränkungen
Allgemeine Ortskrankenkassen (AOK)		
AOK Bremen und Bremerhaven	100% für Versuche 1-3	Nur Bremen und Bremerhaven
AOK Hessen	100% für Versuche 1-3	nur Hessen
AOK Nordost	100% für Versuche 1-3, abzüglich der Kosten, die von den Ländern übernommen werden	Berlin, Brandenburg und Meck.-Pom.
AOK Rheinland-Hamburg	75% für Versuche 1-3	Region Rheinland und Hamburg
AOK Rheinland-Pfalz-Saarland	75% für Versuche 1-3	Rheinland-Pfalz und Saarland
Ersatzkassen		

Art der Krankenkasse	% der Kostenübernahme und Voraussetzungen	Regionale Einschränkungen
DAK Gesundheit	100% für Versuche 1-3. Die DAK zählt hierbei auch Inseminationen als künstliche Befruchtung. 3x IUI 100% und man bekommt für die evtl. folgende IVF nur noch 50% erstattet.	bundesweit
Betriebskrankenkassen (BKK) - keine geschlossenen BKK		
Atlas BKK Ahlman	75% für Versuche 1-3	HB, HH, Niedersachsen, NRW, Schleswig-Holstein
Bahn BKK	100% für Versuche 1-3, 75% wenn nur ein Partner bei der Bahn BKK versichert ist	bundesweit
BKK Pfaff	75% für Versuche 1-3	Rheinland-Pfalz
BKK Schwarzwald-Baar-Heuberg	75% für Versuche 1-3	Baden-Württemberg
BKK VBU	75% für Versuche 1-3, für den bei der BKK versicherten Ehepartner	bundesweit
BKK WMF	100% für Versuche 1-3	bundesweit
Innungskrankenkassen (IKK)		
IKK Brandenburg & Berlin	100% für Versuche 1-3, 75%, wenn nur ein Partner bei der IKK versichert ist. Kann ein Partner aus gesetzlichen Gründen nicht wechseln (z. B. Beamter in PKV/ Beihilfe), gibt es auch 100%.	bundesweit
IKK Südwest	100% für Versuche 1-3	Hessen, Rheinland-Pfalz, Saarland

Diese Liste habe ich im November 2018 zusammengestellt, da sich die Situation ständig verändert, kann ich leider keine Gewähr für die Angaben übernehmen.

Ressourcen für aktuelle Informationen zur Kostenübernahme der gesetzlichen Krankenkassen gibt es im Quellenverzeichnis.

Kapitel 3

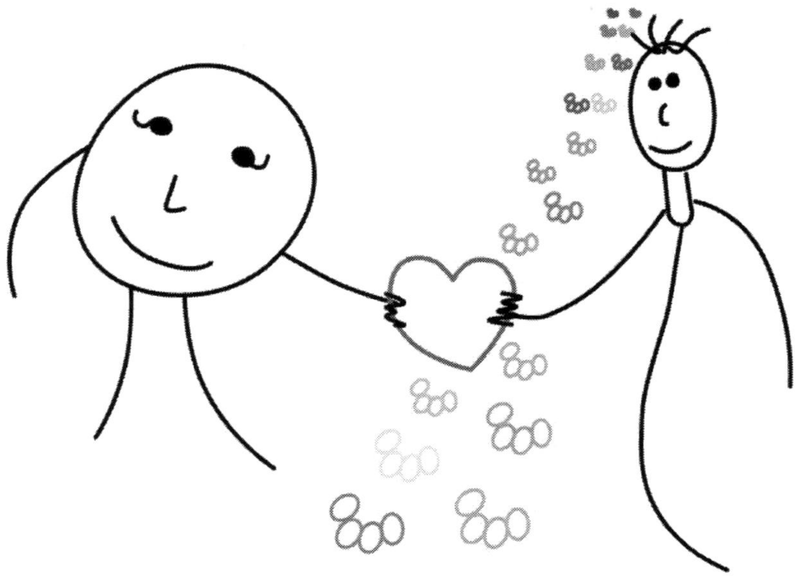

Unsere erste Pause vom Kinderwunsch

Nach einem Jahr aktiven Kinderwunsches bin ich also das erste Mal richtig am Ende. Ich habe das Gefühl, ich kann nicht mehr….

Die letzten Monate des immer wieder Hoffens, des Sex nach Plan und der dann folgenden Enttäuschung, wenn die Regel mal wieder pünktlich vor der Tür steht, haben mich Stück für Stück immer mehr frustriert. Das schlechte Spermiogramm und die Diskussionen darüber, ob es nun wirklich so schlecht ist, oder ob nur ich glaube, es wäre so schlecht, haben noch weiter Energie gekostet und das obwohl wir mit der „echten" Kinderwunschbehandlung noch gar nicht angefangen haben.

Es geht mir schlecht, sehr schlecht und ich merke wie es mir immer schwerer fällt, mich aus dem monatlichen Loch, in das ich falle, wieder herauszuziehen. Aus meiner Jugend habe ich Erfahrungen mit Depressionen und nun bin ich an dem Punkt, wo ich weiß, dass ich einen Strich machen muss, um nicht noch weiter in diesen negativen Strudel gezogen zu werden. Wenn die Tage immer dunkler werden, auch wenn die Sonne scheint, dann weiß ich… ich muss aktiv werden.

Ein Klischee... aber es hilft!

Ich muss mich also bewegen, ich muss raus aus dem Hamsterrad und ich brauche einen neuen Fokus, der nichts damit zu tun hat, ob es im nächsten Monat zwei Striche auf einem Schwangerschaftstest gibt.

Ich bin 34 Jahre alt und auch wenn das nicht mehr jung ist, habe ich doch das Gefühl, dass noch etwas Zeit ist. Zeit für eine Pause, um einfach wieder Luft zu holen und um dem Herz ein bisschen Ruhe zu gönnen. Und trotzdem ist da so viel Liebe, die raus will. So viel Liebe, die auf dieses kleine Wesen wartet, das nun einfach nicht kommt.

Ich weiß nicht mehr, wie es dazu kam, und irgendwie ist es so ein Klischee, dass es fast schon peinlich ist… aber wir haben dann beschlossen, dass wir mit einem Hund das Elternsein schon einmal üben könnten.Und es fühlte sich von Anfang an total richtig an. Es war wie ein positiver Magnet, der alle dunklen Gedanken und Gefühle an sich riss und sie einfach neutralisierte. Ab der Entscheidung, meine Aufmerksamkeit erstmal auf etwas Neues zu richten, ging es mir besser. Wir fanden schnell unser zukünftiges Familienmitglied auf vier Pfoten und nach ein paar Wochen, die wir noch warten mussten, zog dieses kleine wuselige Etwas bei uns ein und wir hatten erstmal alle Hände voll zu tun. Endlich hatte all die Liebe ein neues Zuhause und wir konnten den Kopf wirklich frei bekommen. Natürlich war da im Hinterkopf immer noch die Hoffnung, dass der Androloge vielleicht recht behielt und wir auch auf normalem Wege schwanger werden könnten… aber diese leise Hoffnung, die sich gerade in der hintersten Ecke verkrochen hatte, wurde von all dem neuen Leben überlagert.

Ein weiteres Projekt war dann unsere Hochzeit, denn bis dahin lebten wir einfach nur zusammen. Es gab also eine Menge zu tun und es vergingen einige Monate, bis wir den Blick wieder zurück auf unseren Kinderwunsch richteten.

Regelmäßige Pausen sind ein Muss!

Ein unerfüllter Kinderwunsch ist besonders für die Beziehung eine schwierige Zeit. Schnell konzentriert sich alle Energie auf das Ziel „Wunschkind“ und die Beziehung gerät damit oft ins Abseits.

Damit aus einer schwierigen Zeit keine handfeste Krise wird, sollte man sich selbst und auch der Partnerschaft immer wieder kleine Pausen gönnen. Eine

Zeit, in der man einmal versucht, den Kinderwunsch nicht in den Fokus zu nehmen. Vielleicht ein Wochenende am Meer oder in den Bergen. Am besten ohne Internetanschluss (auch wenn das heute selten geworden ist) - ein paar Tage ohne Instagram, Facebook und einschlägige Foren tut einfach auch einmal gut. Kleine Unternehmungen, ein Kinoabend oder ein gemeinsamer Wellness-Vormittag geben der Beziehung wieder mehr Raum und schöne Erinnerungen in dieser schwierigen Zeit. Manchmal hilft auch der Fokus auf das Schöne im Moment, um sich nicht total im Kinderwunsch zu verlieren.

Nach so einer kleinen oder großen Pause kann man die nächste Herausforderung wieder mit mehr Energie und besseren Nerven angehen.

Kapitel 4

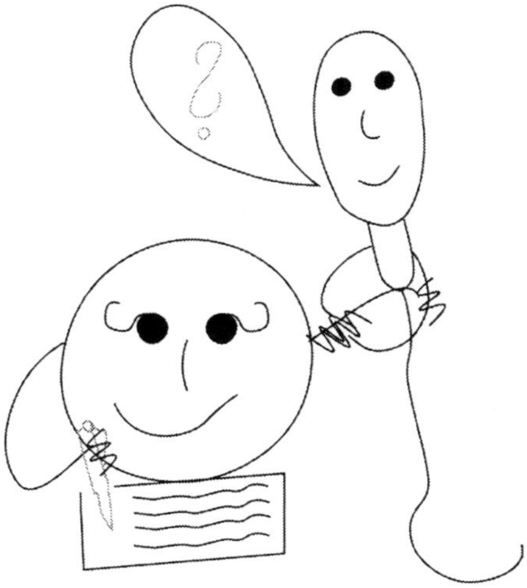

Start in der Kinderwunschklinik

Wir haben uns etwa 6 Monate Zeit gelassen, bis wir entschieden haben, dass wir den nächsten SchritStart in der Kinderwunschklinikt gehen wollen. Den ersten Termin in der Kinderwunschklinik. Es hat mich einige Überwindung gekostet mich für den Info-Abend anzumelden, obwohl dies eigentlich keine große Sache ist, wird unser Problem damit „echt".

Es ist also, wie so oft beim Kinderwunsch, ein Wechselbad der Gefühle. Einerseits fühlt man sich irgendwie unwohl, weil man nun diesen Schritt gehen muss, andererseits hofft man, dass man damit dem Ziel vom eigenen Kind endlich ein großes Stück näher kommt.

Je nachdem, welche Art Fruchtbarkeits-Problem man hat, wird in der Kinderwunsch-Klinik ein Behandlungsplan erstellt. Dabei muss es erstmal gar nicht unbedingt auf eine künstliche Befruchtung herauslaufen. Es gibt so viele unterschiedliche Gründe, weshalb das Schwangerwerden noch nicht geklappt hat.

Probleme und Behandlungsansätze könnten z.B. so aussehen:

Problem	Behandlungsansatz
Das Spermiogramm ist nicht gut, aber auch nicht wahnsinnig schlecht.	Hier wird wahrscheinlich versucht mit einer Insemination die Spermien näher zur Eizelle zu bringen. (Siehe auch Kapitel Intrauterine Insemination)
Die Eileiter sind verschlossen.	In diesem Fall wäre eine In-Vitro-Fertilisation (IVF) oder eine Rekonstruktion der Eileiter denkbar.
Es gibt nur einen unregelmäßigen Zyklus und daher wenige oder keine Eisprünge.	Es wird geschaut, ob es vielleicht am PCO-Syndrom liegt oder es einen anderen Grund für den unregelmäßigen Zyklus gibt. Anschließend versucht man die Grundproblematik(z.B. zu viele männliche Hormone) zu behandeln oder man gibt Medikamente, die den Zyklus normalisieren sollen.
Die zweite Zyklushälfte ist zu kurz und dadurch wird eine Einnistung erschwert.	Auch hier werden erstmal die Ursachen untersucht und man versucht das Problem, ohne den Weg über eine künstliche Befruchtung, zu lösen.
Das Spermiogramm ist sehr schlecht.	Hier wird sehr wahrscheinlich gleich zu einer ICSI (Intra-Cytoplasmatische-Spermien-Injektion) geraten.

Das Alter ist ein wichtiger Parameter

Es gibt also ganz verschiedene Probleme und dazu passende Behandlungsansätze und der Schritt in eine Kinderwunschklinik erschließt auf jeden Fall die Chance, den Grund für die Unfruchtbarkeit diagnostizieren zu lassen.

Ein wichtiger Punkt, der bei der Wahl einer geeigneten Methode entscheidend ist, ist besonders das Alter der Frau. Ab einem Alter von 35 Jahren hat man nicht mehr viel Zeit zu verlieren und es wird sicherlich deutlich schneller zu einer künstlichen Befruchtung geraten, da die Chancen auf eine schnelle Schwangerschaft so am höchsten sind. Ist die Zeit aber erstmal kein Problem (z.B. bei einem Alter unter 30), kann man auch versuchen, dem Körper erstmal etwas auf die Sprünge zu helfen und vielleicht kommt man auch so zum Ziel.

Wenn „Schwanger-Bleiben" das Problem ist

Manchmal ist es für ein Paar gar kein Problem schwanger zu werden, aber die Schwangerschaften enden immer wieder in frühen Fehlgeburten oder biochemischen Schwangerschaften. Von einer biochemischen Schwangerschaft spricht man, wenn die Schwangerschaft nur im Labor, durch einen Bluttest oder durch einen Schwangerschafts-Frühtest, nachgewiesen werden kann, der Embryo sich dann aber nicht mehr weiter entwickelt.

In beiden Fällen sollte man sich spätestens nach 2 gescheiterten Schwangerschaften eine professionelle Meinung in einer Kinderwunschklinik einholen. In diesem Fall sollte man auch darauf achten, dass die Klinik sich mit der Diagnostik im Bereich der Blutgerinnung und der Immunologie auskennt. Besonders der Bereich der Immunologie, also der Einfluss des Immunsystems auf die Entwicklung einer Schwangerschaft, wird heute noch kontrovers diskutiert und von vielen Kliniken nicht überprüft. Gerade bei frühen Fehlgeburten vor der 10. Schwangerschaftswoche (SSW) und biochemischen Schwangerschaften spielt aber das Immunsystem häufig eine Rolle.

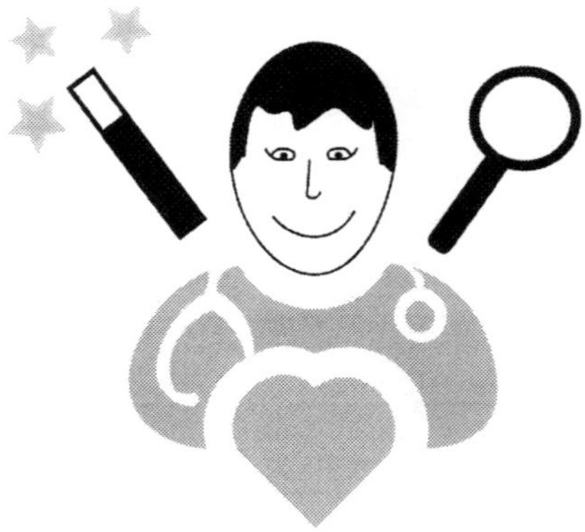

Die richtige Klinik - der richtige Arzt

Hat man sich einmal für den Start in die Kinderwunschbehandlung entschieden, dann ist dies die erste große Frage, die man sich stellt: „Wie finde ich die richtige Klinik und den richtigen Arzt?"

Diese beiden Aspekte sind sehr wichtig, denn die Art und Weise wie Kliniken und Ärzte behandeln, unterscheidet sich oft erheblich. Natürlich gibt es bestimmte Standards in Bezug auf den Ablauf einer IVF oder ICSI-Behandlung, trotzdem spielt es eine große Rolle, welches Mindset eine Klinik z.B. in Bezug auf Diagnostik und Beratung hat.

Wie erkenne ich die „Schema-F-Klinik"?

Es gibt Kliniken, die haben ihr Schema-F-Konzept, wie sie die Behandlung ihrer Patienten angehen. Egal was passiert, es gibt im Grunde immer den gleichen Plan. Wenn überhaupt, wird nur auf massiven Druck hin weitere Diagnostik gemacht.

Mit dem Argument: „Es muss einfach nur der richtige Embryo sein, dann klappt es auch!", wird immer wieder die gleiche Strategie (also Stimulation, Diagnostik, Zusatzbehandlung) empfohlen.

Dies hat für die Klinik einige Vorteile:

- Die Beratungstermine sind meistens klar strukturiert und der Arzt weiß ganz genau, worüber er die Patienten aufklären muss. Besonders bei einem ersten Informationsgespräch wird eigentlich immer der gleiche Gesprächsfaden abgespult. Dies führt einerseits dazu, dass der Arzt auf den Patienten einen sehr kompetenten Eindruck macht und andererseits ist diese Art Beratungsgespräch meistens auch schnell erledigt. Die vielen Informationen führen beim Patienten dazu, dass er gar nicht mehr weiß, welche seiner Fragen nun schon beantwortet wurden und welche nicht.

- Die Ärzte müssen sich nicht mit aktuellen Entwicklungen in Wissenschaft und Forschung auseinandersetzen, da diese sowieso erstmal nicht relevant sind. Neuerungen müssen nur dann in das eigene Repertoire aufgenommen werden, wenn auch alle anderen Kinderwunschkliniken ihre Arbeit umstellen (sonst käme es natürlich früher oder später zu einem Wettbewerbsnachteil).

- Da die Behandlung standardisiert ist, laufen alle Dinge, die damit zu tun haben, schnell und effizient ab. Hat man alles schon 100mal gemacht, gibt es weder Unsicherheiten, noch muss man etwas Neues lernen. Die Abläufe sind also klar und das gesamte Klinikpersonal weiß, was zu tun ist.

Für das Patientenpaar gibt es dementsprechend Nachteile:

- Die Beratung ist hier meistens kurz und knapp. Natürlich kann der Arzt oder die Ärztin alles gut darlegen, denn das hat er oder sie schon hunderte Male so gemacht. Aber über das Normale hinaus gibt es wenig Informationen. Nach so einem Beratungsgespräch denkt man hinterher: „Das war ein kompetentes Gespräch… aber irgendwie bin ich gar nicht dazu gekommen, meine Fragen zu stellen?!?"

- Über weitere Diagnostik wird so lange wie möglich nicht gesprochen. Verlassen sich der Patient und die Patientin auf den Arzt, wird Diagnostik wahrscheinlich sehr lange keine Rolle spielen. In diesen Kliniken wird dann auch manchmal das Argument gebracht: „Weitere Diagnostik wird von den Krankenkassen erst nach der zweiten fehlgeschlagenen Behandlung (IVF/ICSI) bezahlt." Dies ist schlichtweg falsch, denn die Krankenkassen bezahlen die Diagnostik, die der Arzt zur Anamnese (Befunderhebung) für notwendig hält. Im Rahmen seiner Therapiehoheit kann der Arzt entscheiden, welche diagnostischen Ergebnisse er benötigt.

- Zusatzleistungen der Klinik spielen häufig eine untergeordnete Rolle. Wobei besonders teure Zusatzleistungen wie z.B. die Polkörperdiagnostik sicher eine Ausnahme darstellen und hierüber dann durchaus informiert wird.

Warum verhalten sich manche Kliniken so?

Man sollte doch denken, dass die Kliniken ein Interesse daran haben, ihre Zusatzleistungen zu verkaufen. Meine Erfahrung ist, dass zu den zahlreichen Zu-

satzleistungen eigentlich kaum beraten wird. Denn viele der Zusatzleistungen sind in der Relation zur gesamten Behandlung sehr günstig (im Schnitt liegen die Preise für besondere Kulturmedien oder Ähnliches bei um die 100€ oder sogar darunter). Eine Beratung würde hier einfach mehr kosten (da die Zeit des Arztes kostbar ist), als der Verkauf der Leistung einbringen würde. In manchen Kliniken wird hier ganz genau gerechnet:
Wie sieht die Arbeitszeit eines Arztes für eine IVF/ICSI aus?

Tätigkeit	Zeit
Beratungsgespräch beim 1. Versuch	30 Minuten
Beim 2./3. Versuch	15 Minuten
Ultraschalluntersuchungen	30 Minuten
Punktion	30 Minuten
Transfer	30 Minuten
Dokumentation	
Gesamtzeit	2 Stunden und 45 Minuten oder weniger beim 2. oder 3. Versuch

Wieviel Umsatz generiert der Arzt in dieser Zeit für seine Klinik?

Durchschnittlich liegt der Umsatz (also der Preis für eine IVF/ICSI - ohne Medikamente) zwischen 2000-4000€. Der Wert einer „Arztstunde" beträgt für die Klinik also etwa 1000€.

Und nun versteht man auch, warum es eine große Rolle spielt, wenn hier und da 10-20 Minuten Beratungszeit eingespart werden. Wenn der Arzt sich eine Stunde Zeit nehmen wollte, um seinen Patienten alle Zusatzleistungen zu erklären, würde er von Seiten seiner Klinik wahrscheinlich ziemlich schnell Druck bekommen. Ich bin mir sicher, dass man den Ärzten vielfach gar keinen Vorwurf machen kann. Wir leben in einer Welt, in der Vieles leider von einem wirtschaftlichen Standpunkt aus beurteilt wird. Dies wird noch dadurch verstärkt, wenn Kliniken nicht mehr eigenständig sind, sondern zu großen Klinikkonzernen gehören. Je größer die Strukturen, desto weniger zählt das einzelne Schicksal eines Patientenpaares. Zwischen Jahresabschlussberichten, Statistiken und Aktionärsinteressen kann das eigentliche Ziel, Paaren zu einem Leben als Familie zu verhelfen, schon einmal verschwimmen.
Nun denkt man vielleicht:

Aber das muss doch Auswirkungen haben?

Ja, ABER… auch in dieser Klinik werden natürlich viele Paare schwanger. Denn auch mit dem Schema-F-Konzept kann man Paaren zu einem Kind verhelfen. Dies klappt besonders gut bei den Paaren, bei denen auch die Problematik eher im normalen Bereich liegt. Hier kann man mit dieser Klinik erfolgreich und zufrieden sein.
Es gibt aber eine Ausnahme:

Bei einer komplexen Problemlage des einzelnen Paares (und das weiß man leider immer erst hinterher) bringt einen diese Klinik wahrscheinlich nicht weiter. Besonders in komplizierten medizinischen Bereichen, wie der Blutgerinnungsdiagnostik oder der Überprüfung des Immunsystems (Immunologie), wird hier eher nicht weiter geforscht. Dies hat zur Folge, dass die Behandlung wie bei mir abläuft und auch nach 5 Fehlgeburten von Seiten der Klinik keine weitere Diagnostik angeboten wird.

Wie findet man einen „Sherlock Holmes" der Reproduktionsmedizin?

Der Arzt, den ich mir immer gewünscht habe, ist so etwas wie ein „Sherlock Holmes" der Reproduktionsmedizin.

Jemand, der immer nach neuen, hoffnungsvollen Entwicklungen in Wissenschaft und Forschung sucht. Der seine Art zu behandeln regelmäßig hinterfragt und grundsätzlich seine berufliche Mission darin sieht, für seine Patienten die bestmögliche Kinderwunschbehandlung zu finden. Das bezieht sich für mich auch nicht nur auf die Entwicklungen im medizinischen Bereich, sondern ich würde auch hoffen, dass dieser Idealtyp eines Arztes sich ganzheitlich mit dem Bereich des unerfüllten Kinderwunsches auseinandersetzt. Dieser Arzt sieht sich selbst als Problemlöser, ganz egal welches Problem ein Paar im Bereich des Kinderwunsches hat, würde er zumindest versuchen, eine Lösung zu finden. Natürlich ist mir klar, dass kein Arzt zaubern kann, aber er sollte zumindest den Ehrgeiz haben, alles herauszufinden, was seinen Patienten helfen könnte.

Wie finde ich aber einen Arzt, der dieses Mindset vertritt?

Ich denke es hilft schon, wenn man von Anfang an die richtigen Fragen stellt und sich darüber im Klaren ist, wie kostbar die Zeit des Arztes ist. Das möchte ich an dieser Stelle nochmal betonen. Ich möchte hier weder die Kliniken und besonders nicht die Ärzte und Ärztinnen verurteilen. Ich bin mir sicher, es ist sehr schwer im Bereich der Reproduktionsmedizin alle Seiten zufriedenzustellen. Aber Arzt und Patient können zukünftig eine bessere Ebene der „Zusammenarbeit" erreichen, wenn beide Seiten bereit sind, ihren Teil dazu beizutragen.

Tipps für den Start in einer Kinderwunschklinik

Daher empfehle ich folgendes Vorgehen, um aus den Beratungsgesprächen in der Kinderwunsch-Klinik den maximalen Nutzen, zu ziehen:

Selbst schlau machen

Als Kinderwunsch-Paar sollte man sich schon vor dem ersten Beratungsgespräch über alle normalen Schritte im Rahmen der Kinderwunschbehandlung schlau machen. Es ist heute ohne Weiteres möglich, den Ablauf einer IUI, IVF oder ICSI Behandlung zu recherchieren. Auch die regelmäßig stattfindenden Info-Abende kann man nutzen, um Arzt und Thematik schon einmal kennenzulernen.

Befunde schon vorher bereitstellen

Alle bereits vorliegenden Befunde sollten dem Arzt schon mindestens ein paar Tage vor dem Gespräch zur Verfügung gestellt werden. Am besten mit dem klaren Hinweis, dass man dies tut, damit mit der Auswertung der Befunde während des Gesprächstermins keine Zeit verloren geht.

Auch wenn es sich vielleicht etwas komisch anfühlt, von diesem Vorgehen haben beide Seiten nur Vorteile. Der Arzt kann sich in Ruhe auf das Gespräch vorbereiten (wer ist schon in der Lage, eine Reihe komplexer, diagnostischer Unterlagen aufzunehmen, wenn gleichzeitig vier Augen eines Patientenpaares gespannt auf einen gerichtet sind). Als Paar kann man sich so hoffentlich sicher sein, dass die Zeit des Beratungsgesprächs wirklich für die Beratung genutzt werden kann und der Arzt oder die Ärztin schon über alle Einzelheiten Bescheid weiß.

Fragen aufschreiben und sortieren

Alle wichtigen Fragen sollte man sich vor dem Gespräch aufschreiben. Allerdings reicht es nicht, sich die Fragen nur aufzuschreiben. Man sollte sie auch so sortieren, dass man genau weiss, welches die wichtigsten Fragen sind, die man auf jeden Fall stellen will.

Am besten macht man sich eine Liste und sortiert diese nach ihrer Priorität. Diese Liste sollten beide Partner vor sich haben, damit auch beide darauf achten können, dass man die wichtigen Fragen stellt. Denn besonders beim ersten Gespräch ist man häufig sehr aufgeregt und hinterher merkt man, dass man irgendwie von seinen wichtigen Fragen abgekommen ist, oder sich nicht mehr an die genaue Antwort erinnern kann. Hier kommt der nächste Punkt ins Spiel:

Beide Partner machen Notizen

Beide Partner sollten sich Notizen zu den Antworten machen. So viel Zeit sollte man sich nehmen. Ich habe häufig Situationen gehabt, wo ich mich gewundert habe, an wie wenig ich mich nach einem Gespräch noch erinnern konnte. Häufig wird direkt nach dem ersten Beratungsgespräch noch ein Ultraschall gemacht und Blut abgenommen und diese Eindrücke führen dazu, dass das Besprochene schon wieder in den Hintergrund getreten ist.

Die Beratungszeit effektiv nutzen

Will man sicherstellen, dass der Arzt sich ebenfalls ideal auf das Gespräch vorbereiten kann, dann macht es Sinn, in einer E-Mail bereits darzulegen, welche Infos man sich von dem Gespräch erhofft. Dies kann man einfach in der gleichen E-Mail tun, in der man dem Arzt auch die bisherigen Befunde zusendet.

In vielen Kliniken ist es möglich direkten Kontakt per E-Mail mit dem Arzt aufzunehmen. Wenn dies nicht gewünscht ist, dann kann man zumindest den Weg über die Sprechstundenhilfen probieren.

In dieser E-Mail kann man dem Arzt auch schon mitteilen, dass man zum normalen Ablauf der Behandlung bereits informiert ist und es hier keiner weiteren Erklärungen bedarf. Stattdessen kann man dem Arzt schon einmal die wichtigsten 3 oder 4 Fragen schicken (hier sollte man auf keinen Fall einen riesigen Fragenkatalog senden, sondern nur so viele Fragen, wie der Arzt auch in etwa 20-30 Minuten beantworten kann. Sonst könnte dieses Vorgehen schon vor dem Erstgespräch zu einer angespannten Atmosphäre führen).

Weiter kann man in dieser E-Mail auch ruhig schreiben, dass einem bewusst ist, wie kostbar die Zeit des Arztes ist und man diese Zeit eben nicht unnötig verschwenden möchte.

In manchen Kinderwunschkliniken gibt es vor dem ersten Beratungsgespräch schon eine Standarddiagnostik, um erste Befunde zu erheben. In diesem Fall sollte man sich diese Ergebnisse aushändigen lassen (z.B. die Blutergebnisse). Dies gibt einem die Möglichkeit die Ergebnisse schon einmal in Augenschein zu nehmen (z.B. AMH-Wert etc.) und auch zu diesen neuen Ergebnissen Fragen zu stellen.

Und was sind nun konkrete Fragen, die man stellen könnte?

Die erste Frage, die ich empfehlen würde, ist sehr einfach, aber ich bin während meiner ganzen Zeit der Kinderwunschbehandlung nie darauf gekommen, sie zu stellen:

Wie lange haben wir für das Gespräch Zeit?

Diese Frage ist so simpel, wie sie wichtig ist. Denn wenn man weiß, wie viel Zeit man hat, dann kann man diese Zeit auch vollständig nutzen. Häufig ist es so, dass man durch das flotte Vorgehen des Arztes oder der Ärztin so überrumpelt ist, dass man komplett vergisst, welche weiteren Fragen es noch gab.

Wenn der erste Versuch nicht klappt, was würde man beim zweiten Versuch anders machen? Welche Diagnostik könnte dann hilfreich sein?

Mit der Antwort auf diese Frage wird besonders deutlich, in welcher Art Klinik das Gespräch gerade stattfindet. Kommt hier nun der Hinweis, dass man erstmal mindestens 2 IVF/ICSI-Zyklen (inkl. Kryo-Zyklen) beim gleichen Vorgehen bleibt, ist Vorsicht angesagt, denn dies könnte dann eine klassische „Schema-F-Klinik" sein.

Was ist, wenn es trotz guter Embryonen, zu keiner Einnistung kommt?

Was ist, wenn wir mehrfach schwanger werden und es aber zu biochemischen Schwangerschaften oder Fehlgeburten kommt?

Heißt es auch auf diese Fragen, dass erstmal alles beim Alten bleibt, würde ich schon hier über einen Klinikwechsel nachdenken (oder diese Klinik nicht wählen). Leider hat man als gesetzlich versichertes Paar nur 3 ganz oder teilweise bezahlte IVF/ICSI-Versuche. Wenn erst nach dem 2. abgeschlossenen Versuch etwas an der Behandlung verändert werden könnte, bleibt nur noch ein Versuch übrig und die Chancen werden dadurch deutlich schlechter.

Die Klinik sollte unbedingt bereit sein, ihr Vorgehen schon nach einer erfolglosen Behandlung auf den Prüfstand zu stellen. Das bedeutet nicht, dass Stimulation oder Medikamente unbedingt verändert werden müssen. Aber es sollte auf jeden Fall, basierend auf den Erfahrungen aus dem ersten Versuch, ein Gespräch und neue Empfehlungen zu Diagnostik, Zusatzleistungen oder auch Stimulation geben.

Welche Zusatzleistungen empfehlen Sie uns in unserer Situation?

Es gibt eine ganze Reihe Zusatzleistungen, die in verschiedenen Studien eindeutig zu einer Verbesserung der Erfolgschancen geführt haben.

Allerdings wird darüber, wie bereits oben beschrieben, wenig bis gar nicht aufgeklärt. Ich würde heute, schon vor dem ersten Beratungsgespräch eine Liste mit den angebotenen Zusatzleistungen inkl. Preisen einholen. Die angebotenen Leistungen unterscheiden sich manchmal deutlich zwischen den Kliniken und die Informationen auf den Internetseiten sind oftmals nicht aktuell oder manchmal auch schwer zu finden. Wenn man schon vor dem ersten Beratungsgespräch eine Liste mit Preisen vorliegen hat, kann man sich informieren und sich Gedanken darüber machen, welche Zusatzleistungen in Frage kommen.

Leider werden Zusatzleistungen generell nicht von den Krankenkassen übernommen, auch wenn ihr Nutzen durch Studien belegt ist. Also ist man gezwungen abzuwägen, welche Leistungen für die eigene Situation in Relation zu den Kosten, den größten Nutzen haben. Hier kann die Einschätzung des Arztes weiterhelfen, obwohl ich auch hier empfehlen würde, immer auch auf den eigenen Menschenverstand zu hören.

Im Abschnitt Zusatzleistungen für IVF und ICSI habe ich die gängigsten Zusatzleistungen und wie diese in Studien abgeschnitten haben zusammengestellt.

Gibt es Expertentipps, die Sie uns zum Start oder zur Weiterführung unserer Behandlung geben können?

Gibt es etwas, das Sie in Bezug auf Nahrungsergänzungsmittel, Lebensführung oder auch weitere alternative Therapien (wie z.B. Traditionell Chinesische Medizin oder Naturheilkunde) empfehlen können?

Dies sind natürlich nur Vorschläge für Fragen, die man dem zukünftigen Arzt stellen könnte (diese Fragen eignen sich auch, wenn es sich nicht um ein Erstgespräch, sondern um einen Klinikwechsel handelt). Sicherlich sollte man für sich überlegen, welche Informationen für einen guten Start in die erste Behandlung oder für einen Klinikwechsel für einen selbst von Bedeutung sind.

Der Fokus sollte auf den Chancen liegen!

Ganz allgemein denke ich, dass der Fokus von Ärzten und Kliniken deutlich mehr auf den Chancen und Möglichkeiten liegen sollte, die heutige Wissenschaft und Forschung hervorbringen. Manche Therapien werden nicht angeboten, weil es noch keine 100%ig idealen, doppelblind placebokontrollierten Studien mit einer ausreichenden Anzahl von optimalen Teilnehmern gibt. Teilweise werden erfolgsversprechende Optionen nicht bereitgestellt, weil es hierbei Nebenwirkungen wie Kopfschmerzen, Juckreiz oder ein bisschen Fieber gibt. Hier frage ich mich dann manchmal, ob den Kliniken oder den Ärzten nicht klar ist, dass ein Paar mit jahrelangem Kinderwunsch und vielen erfolglosen Versuchen ein Kind zu bekommen, ganz andere Probleme hat, als ein bisschen Fieber oder eine juckende Einstichstelle. Die Nebenwirkungen der Hormone und Medikamente, die man ja sowieso schon nimmt, übersteigen die Nebenwirkungen von neuen Therapien (z.B. im Bereich der Immunologie) oftmals deutlich.

Also warum wird hier von Seiten der Ärzte oftmals blockiert? Ich weiss es nicht...

Ich bin mir aber sicher, dass Ärzte und Kliniken ihren generellen Behandlungsansatz verbessern werden, wenn die Patienten und Patientinnen besser informiert sind und damit auch eher eine bestimmte Behandlung und Vorgehensweise der Ärzte verlangen. Meine Hoffnung ist, dass sich dann auch die Erfolgsraten der Kinderwunschbehandlung verbessern. Heute bekommen gerade einmal 50% der Kinderwunschpaare nach 3 IVF oder ICSI Versuchen ein Kind. Nach 6 Versuchen liegt die Zahl der erfolgreichen Paare dann bei 70-80%. Das zeigt eindrücklich, dass man die eigene Behandlung so optimal wie möglich ausrichten sollte, um die eigene Chance hoffentlich nutzen zu können.

Von Klinik zu Klinik gibt es unterschiedliche Schwerpunkte

Das ist ein Punkt, der die Klinikwahl heute zusätzlich erschwert, denn wo der Schwerpunkt bei einer bestimmten Klinik liegt, ist oftmals für den Patienten nicht zu erkennen.

Allerdings gibt es zumindest Hinweise, auf die man achten kann, wenn man nach einer bestimmten Art Klinik sucht:
Werden z.B. viele unterschiedliche Zusatzleistungen für den Bereich Genetik angeboten (ERA-Test, Polkörperdiagnostik, Spermien SDI-Test etc.), dann hat diese Klinik ihren Schwerpunkt wahrscheinlich auf der Diagnostik im Bereich der Genetik.
Hier sehe ich verschiedene Probleme:

- Wird besonders im Bereich der Genetik nach Gründen für das Scheitern einer Behandlung gesucht, muss dies immer von den Patienten privat bezahlt werden, denn diese Zusatzleistungen werden generell nicht von der Krankenkasse übernommen. Dies führt dazu, dass die Klinik einen deutlich größeren Anreiz hat, diese Leistungen zu „verkaufen".

- Die Preise der Zusatzleistungen im Bereich der Genetik liegen (bis auf den SDI-Test) durchweg im hohen Bereich.
- Ob zusätzliche Untersuchungen wie die Polkörperdiagnostik und der ERA-Test überhaupt sinnvoll sind, wird sehr kontrovers diskutiert. Die Polkörperdiagnostik scheint einzig Sinn zu machen, wenn die Mutter selbst eine Chromosomenanomalie hat. In allen anderen Fällen raten renommierte Experten auf dem Gebiet der Reproduktionsmedizin davon ab. In den Literaturquellen verlinke ich ein Video zu diesem Thema.
- Liegt der Schwerpunkt der Klinik im Bereich der Genetik, werden oftmals andere entscheidende Bereiche, wie die Blutgerinnung und die Immunologie häufig ignoriert. Untersuchungen werden dann häufig nur auf expliziten Wunsch des Patienten z.B. bei der Blutgerinnung durchgeführt. Der Bereich der Immunolgie wird mit dem Hinweis, dass man daran nicht „glauben" würde, gleich ganz außen vor gelassen.

Informiert eine Klinik schon auf ihrer Homepage zu Blutgerinnungsstörungen und immunologischen Problemen, wird die Klinik diese Bereiche auch unter die Lupe nehmen. Das Problem ist, dass Kliniken mit den Schwerpunkten nicht offen umgehen und der Patient sozusagen „Detektivarbeit" leisten muss, um herauszufinden, ob die Klinik den richtigen Schwerpunkt hat. Dass eine Klinik für alle diagnostischen Ansätze offen ist, ist doch eher selten. Also muss der Patient auch hier Fragen stellen und anschließend selbst wählen.

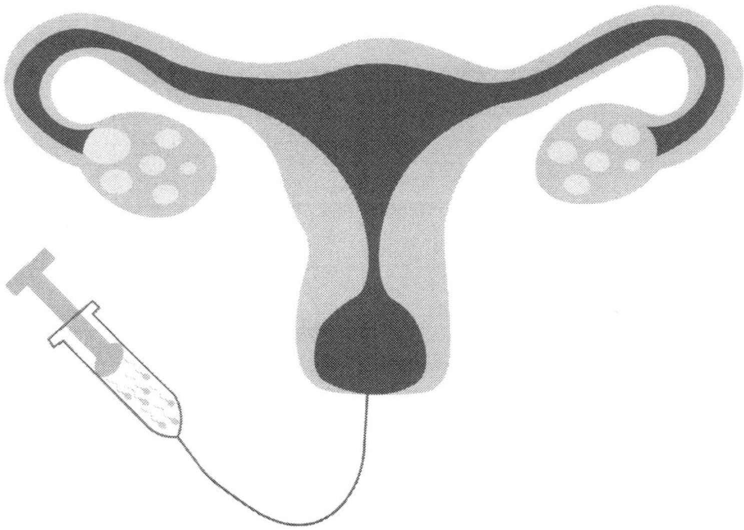

IUI - Intrauterine Insemination

Eine intrauterine Insemination (IUI) kommt bevorzugt dann zur Anwendung, wenn das Spermiogramm des Mannes leicht eingeschränkt ist oder wenn die Frau nur einen unregelmäßigen Zyklus hat und man mit einer leichten Stimulation einen Eisprung erreichen möchte. Mit einer IUI kann man dann, z.B. im Gegensatz zum Geschlechtsverkehr nach Plan (GVnP), eine Erhöhung der Erfolgschancen erreichen.

Ablauf einer IUI

Bei der intrauterinen Insemination werden die Spermien des Mannes mit Hilfe eines Katheters (kleiner, flexibler Schlauch) in die Gebärmutter gespritzt. Sie müssen somit nur noch den Weg in den Eileiter selbstständig zurücklegen, in dem dann die Befruchtung der Eizelle stattfindet.

Karenzzeit vor einer IUI

Die Dauer der Karenzzeit (kein Samenerguss) vor einer IUI wird immer wieder unterschiedlich angegeben. Lange ist man davon ausgegangen, dass mit einer abstinenten Zeit von 3-4 Tagen die besten Ergebnisse erzielt werden können.
Heute neigt man dazu, dass eine kürzere Abstinenzdauer von 3 oder sogar nur 2 Tagen zu besseren Schwangerschaftsraten führt, dies ist wahrscheinlich auf eine bessere Vorwärtsbeweglichkeit „frischer" Spermien zurückzuführen. Bei

längerer Abstinenzdauer (z.B. von 4 oder sogar 5 Tagen) konnte zwar eine höhere Spermiendichte im Ejakulat festgestellt werden, die Beweglichkeit der Spermien nahm aber gleichzeitig deutlich ab.

Reinigung der Spermien

Bevor die Spermien in die Gebärmutter eingebracht werden, werden sie vom Seminalplasma (die Flüssigkeit des Ejakulats) getrennt.

Das Seminalplasma enthält Prostaglandine, die zu Gebärmutterkontraktionen (Anspannung der Gebärmuttermuskulatur) führen könnten. Die Anspannung der Gebärmuttermuskulatur ist besonders für die Einnistung der Eizelle nicht förderlich. Bringt man nur die Spermien (in einem speziellen Medium) in die Gebärmutter ein, ist auch die Wahrscheinlichkeit von Entzündungen der Eileiter und des kleinen Beckens niedriger.

Einbringen der Spermien in die Gebärmutterhöhle

Die eigentliche Insemination wird ohne Betäubung durchgeführt und sollte normalerweise keine Schmerzen verursachen.

Die Scheide wird mit einem Spekulum (wie z.B. auch bei der Untersuchung beim Gynäkologen) soweit geöffnet, dass der Muttermund erreichbar ist. Dann werden der Scheidenraum und der Muttermund mit einem Schleimhautdesinfektionsmittel desinfiziert. Anschließend können die aufbereiteten Spermien dann mit Hilfe des Katheters in die Gebärmutterhöhle gespritzt werden. Man versucht die Spermien dabei so nah wie möglich zu den Eileitern zu bringen. Die eigentliche Befruchtung der Eizelle findet dann im Eileiter statt. Mit Hilfe der Insemination erleichtert man den Spermien also den Weg zur Eizelle.

IUI - mit oder ohne Stimulation

Die Durchführung einer IUI ist entweder im natürlichen Zyklus oder mit Hilfe einer hormonellen Stimulation (mit einem Clomifen- oder Gonadotropinpräparat) möglich.

Dabei sind die Schwangerschaftsraten mit einer vorherigen Stimulation deutlich besser. Die gesetzlichen Krankenkassen zahlen 8 IUI-Zyklen ohne Stimulation oder einer leichten Stimulation mit Clomifen. Bei einer Stimulation mit einem Gonadotropinpräparat (FSH, z.B.: Gonal F oder Puregon) werden auf Grund der höheren Kosten nur 3 IUI-Zyklen übernommen.

IUI im natürlichen Zyklus

Bei einer IUI im natürlichen Zyklus muss das Wachstum eines (oder 2) Leitfollikel im Ultraschall beobachtet werden. Bei einer Größe der Follikel von 18-20mm kann dann der Eisprung mit HCG (Humanes Chorion Gonadotropin z.B. Brevactid) ausgelöst werden. Eine weitere Möglichkeit, ohne die Verwendung eines HCG-Präparats, ist die regelmäßige Messung der LH-Konzentration im Blut. Nach erfolgtem LH-Anstieg kann dann nach 24 Stunden die Insemination stattfinden. Die zweite Variante ist zwar dem natürlichen Zyklus am nächsten, es ist hier aber deutlich schwieriger den richtigen Zeitpunkt für die Insemination abzupassen und die Behandlung ist mit einem deutlich höheren Terminaufwand verbunden.

IUI mit Clomifen-Stimulation

Liegt eine Follikelreifestörung vor, wäre die Stimulation mit Clomifen eine erste Therapieoption, mit der man die Ausbildung eines Follikels unterstützen kann.

Da Clomifen günstig ist und meistens gut vertragen wird, macht es Sinn dieser Behandlung eine Chance zu geben. Normalerweise wird dann versucht mit einer Dosis von 50mg Clomifen ein Follikelwachstum zu erreichen. Kommt es bei dieser Dosis zu keinem Follikelwachstum, wird die Dosis auf 100mg und dann maximal auf 150mg Clomifen erhöht. Wird auch dann kein Follikelwachstum ausgelöst, spricht man von einer Clomifenresistenz und eine weitere Behandlung mit Clomifen macht keinen Sinn. In diesem Fall sollte man auf eine Stimulation mit Gonadotropinen (FSH) umstellen.

Die Entwicklung der Follikel sollte per Ultraschall überwacht werden, so dass man einerseits eine Überreaktion der Eierstöcke (also ein Wachstum von mehr als 2 Follikeln) aber auch eine Clomifenresistenz rechtzeitig erkennen kann.

IUI mit FSH-Stimulation

Bei der Stimulation mit dem Gonadotropin FSH (Follikel Stimulierendes Hormon) wird versucht, mit einer geringen Dosis von anfangs z.B. 50IE FSH, ein Wachstum von einem oder zwei Follikeln zu erreichen.

Beim „Step-Up"-Protokoll wird ab dem 2. Zyklustag für 14 Tage 50IE FSH gegeben. Das Follikelwachstum wird über diesen Zeitraum regelmäßig per Ultraschall überprüft. Kommt es bis zum 14. Zyklustag zu keinem Follikelwachstum, wird die FSH-Dosis um 25IE auf 75IE/Tag erhöht. Diese Dosis wird dann für 7 Tage beibehalten und eine Reaktion der Eierstöcke weiter beobachtet. Falls es wieder zu keiner Reaktion der Eierstöcke kommt, kann die Dosis wieder geringfügig (z.B. um weitere 25IE) erhöht werden. Wegen dieser langsam ansteigenden

FSH-Dosis wird dieses Protokoll „Step-Up", also „aufsteigendes", Protokoll genannt. Wenn es zu einer Reaktion der Eierstöcke kommt und die Follikel auf eine Größe von 9-10mm angewachsen sind, soll mit der jeweiligen Dosis so lange weiter stimuliert werden, bis die Follikel auf 18-20mm angewachsen sind und dann der Eisprung mit HCG ausgelöst werden kann. Etwa 32-36 Stunden nach dem Auslösen des Eisprungs wird dann die Insemination durchgeführt.

Wann macht eine IUI Sinn?

Die Indikation für eine IUI ist ein eingeschränktes Spermiogramm, allerdings sollte die Anzahl vorwärtsbeweglicher Spermien nach Aufbereitung (TMSC - total motil sperm count) nicht unter 5 Mio liegen. Bei einer Spermienanzahl von unter 1 Mio soll generell von der Durchführung einer IUI abgeraten werden.

Vor einer IUI sollte auf jeden Fall die Durchlässigkeit der Eileiter z.B. mit Hilfe einer Hystero-Salpingo-Sonographie (HSSG) überprüft werden. Alle Informationen zum Ablauf einer solchen Eileiterdurchlässigkeitsprüfung gibt es im gleichnamigen Kapitel.

Auch bei Zyklusunregelmäßigkeiten oder fehlenden Eisprüngen (die dann über eine Stimulation ausgelöst werden) kann eine IUI Sinn machen, um die Chancen auf eine Schwangerschaft (im Gegensatz zu GnVP) zu verbessern.

Erfolgswahrscheinlichkeit einer IUI

Ob eine IUI im normalen Zyklus durchgeführt werden soll oder mit einer leichten Stimulation verbunden wird, wird oftmals kontrovers diskutiert. Bei der IUI mit Stimulation sind die Erfolgsraten signifikant höher, allerdings gibt es auch die Gefahr, dass der Zyklus bei mehr als 2 wachsenden Follikeln abgebrochen werden muss (Gefahr einer Drillings- oder Vierlingsschwangerschaft).

Die Schwangerschaftsrate einer IUI wird mit etwa 12-15% pro Zyklus angegeben. Die IUI ist also eine Behandlung, bei der man grundsätzlich noch mehr Geduld haben muss, als z.B. bei einer IVF oder ICSI. Ab einem gewissen Alter (etwa um 35 Jahre der Frau) sollte man nicht zu viel Zeit mit einer Inseminationstherapie verbringen. In einer Studie mit 893 Paaren wurde nach 2,8 IUI-Zyklen eine Geburtenrate von 27,2% erreicht.

Kosten einer IUI

Eine IUI, die im Spontanzyklus durchgeführt wird, kostet etwa 200€. Eine IUI mit vorheriger hormoneller Stimulation kann bis zu 1000€ kosten, je nachdem wie lange und wie hoch dosiert Stimulationsmedikamente gegeben werden müssen.

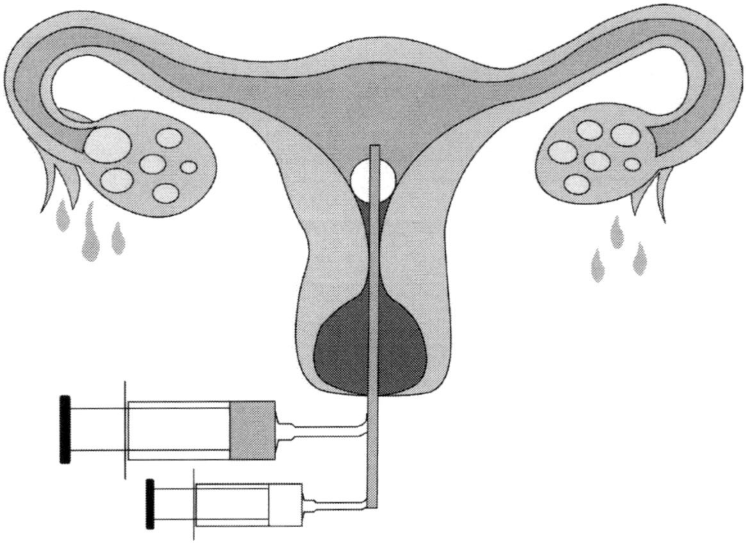

Die Eileiterdurchlässigkeitsprüfung

Die Überprüfung der Eileiterdurchlässigkeit wird nicht immer als Standarduntersuchung bei einer künstlichen Befruchtung durchgeführt. Findet die Befruchtung der Eizelle sowieso außerhalb des Körper statt (z.B.: bei IVF und ICSI) ist eine Überprüfung der Eileiterdurchlässigkeit erstmal nicht notwendig.
Startet die Kinderwunschbehandlung aber mit einer Insemination, da z.B. die Werte des Spermiogramms zwar eingeschränkt sind, nicht aber so schlecht, dass sofort eine ICSI notwendig ist, dann macht es Sinn, schon bevor man mit der ersten Insemination startet, die Durchlässigkeit der Eileiter überprüfen zu lassen.

Echovist® Untersuchung (HSSG - Hystero-Salpingo-Sonographie)

Wird die Durchlässigkeit der Eileiter beim Start in eine Kinderwunschbehandlung überprüft, wählt man normalerweise erstmal den Weg, der für die Patientin am einfachsten ist.
Heute gibt es die Möglichkeit mit Hilfe der Echovist® Untersuchung (HSSG - Hystero-Salpingo-Sonographie) die Durchlässigkeit der Eileiter mit Hilfe des Ultraschalls und eines Kontrastmittels zu überprüfen. Diese Untersuchung kann

ohne Probleme beim normalen Gynäkologen durchgeführt werden, da dazu keine Narkose notwendig ist. Die Untersuchung wird zwar teilweise als unangenehm empfunden, sollte aber weitestgehend schmerzfrei sein.

Ablauf der Eileiterdurchlässigkeitsprüfung

Nach einer Desinfektion des Muttermundes, wird ein kleiner Plastikschlauch (Katheter) in die Gebärmutter eingeführt. Anschließend wird eine Zuckerlösung in die Gebärmutterhöhle gespritzt, die dann über die Eileiter ablaufen kann. Im Ultraschall wird das Abfließen der Zuckerlösung dann sichtbar und man kann meist sehr deutlich erkennen, ob die Eileiter durchgängig sind.

Natürlich kann es auch bei dieser Untersuchung unklare Ergebnisse geben, doch bei etwa 90% der Patientinnen kann eine Diagnose gestellt werden. Bevor man 3-6 Monate in die Durchführung von Inseminationen investiert, macht es auf jeden Fall Sinn die Eileiter überprüfen zu lassen. Leider werden auch häufig Inseminationen ohne eine vorherige Überprüfung der Eileiter durchgeführt. Sollte also eine Insemination geplant werden und die Eileiterdurchlässigkeit ist unklar, sollte man zuerst auf eine Überprüfung bestehen.

Wird bei der Eileiterdurchlässigkeitsprüfung herausgefunden, dass die Eileiter nur schwer oder gar nicht durchlässig sind, gibt es neben der Möglichkeit einer IVF auch die Option die Verklebungen der Eileiter zu lösen oder die Eileiter zu rekonstruieren. Zum Thema Eileiterrekonstruktion kann man sich z.B. bei der Medizinischen Hochschule Hannover informieren.

Bauchspiegelung und Gebärmutterspiegelung

Im Rahmen einer Bauchspiegelung wird meistens auch eine Gebärmutterspiegelung durchgeführt. Hier ist es möglich mit Hilfe einer gefärbten Lösung die Durchgängigkeit der Eileiter direkt zu beobachten (Chromopertubation).

Die Überprüfung der Eileiterdurchlässigkeit, im Rahmen einer Bauchspiegelung, gibt einem sicher die genaueste Diagnose. Allerdings ist eine Bauchspiegelung eine richtige Operation mit Vollnarkose und Co., die erst in Anspruch genommen werden sollte, wenn es z.B. weitere Hinweise auf mögliche Probleme (wie z.B. Endometriose oder Verwachsungen in der Gebärmutter) gibt. Nur für die Eileiterdurchlässigkeit ist eine Bauchspiegelung (mit Gebärmutterspiegelung) erstmal nicht notwendig.

Kosten der Eileiterdurchlässigkeitsprüfung

Die Kosten der Eileiterdurchlässigkeitsprüfung werden als Teil der Diagnostik von der Krankenkasse übernommen.

Egal ob dies im Rahmen einer Bauchspiegelung oder mit Hilfe einer HSSG (Ultraschall und Kontrastmittel) geprüft wird. Allerdings gibt es immer wieder eine ähnliche Situation wie beim Spermiogramm, bei der Kliniken und Praxen die Untersuchung (insbesondere die ambulante Untersuchung mittels Ultraschall und Kontrastmittel) als Privatleistung abrechnen. Die Kosten liegen dann etwa bei 350€, da bei einer Privatrechnung der 3,5fache Satz der Kosten für die gesetzliche Krankenkasse abgerechnet werden kann (diese würden bei etwa 100€ liegen).

Falls man in eine solche Situation gerät, sollte man ganz genau nachfragen und darauf hinweisen, dass es sich um einen Teil der Diagnostik und daher um eine Kassenleistung handelt. Hier findet man zur Untermauerung der Argumentation auch die Abrechnungsziffer der gesetzlichen Krankenkassen.[1]

Ähnlich wie beim Spermiogramm habe ich auch in diesem Fall die größten Krankenkassen angeschrieben und habe durchweg die gleiche Information bekommen: Die Eileiterdurchlässigkeitsprüfung kann einfach über die Krankenkarte abgerechnet werden.

Allerdings ist es für eine Praxis natürlich deutlich rentabler, wenn der Patient die Untersuchung privat bezahlt, denn die Krankenkasse zahlt für die Untersuchung nur etwa 100€.

1 http://www.kbv.de/html/13259.php?srt=relevance&stp=fulltext&q=08341&s=Suchen

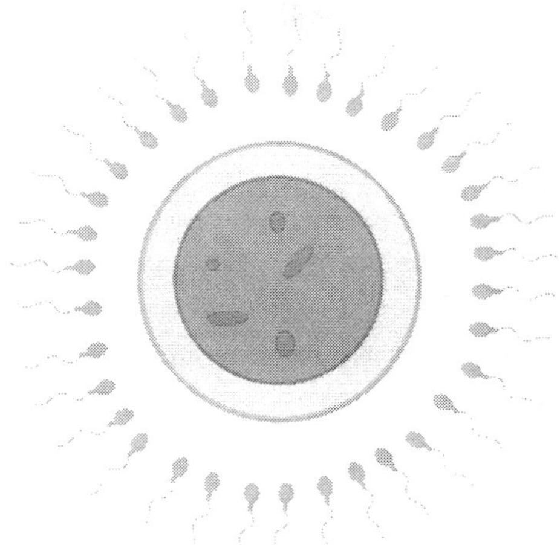

IVF - In-vitro-Fertilisation

Die In-vitro-Fertilisation (IVF) entspricht eigentlich dem normalen Befruchtungsvorgang im Körper, nur dass die Befruchtung eben nicht im Eileiter, sondern in einer Petrischale stattfindet.

Ablauf einer IVF

Der Ablauf einer IVF folgt dabei einem genauen Zeitplan:

- Im Rahmen der Stimulation werden die Eierstöcke durch eine regelmäßige FSH-Gabe so angeregt, dass möglichst zwischen 5 und 15 Follikel entstehen.
- 36 Stunden vor der Follikelpunktion wird der Eisprung z.B. durch eine Injektion Brevactid (5000-10.000 IE HCG - Humanes Chorion Gonadotropin - Schwangerschaftshormon) ausgelöst.
- Die Follikel werden dann bei der Punktion abgesaugt. In der Follikelflüssigkeit sind die Eizellen in einem Cumulus-Eizell-Komplex (übliche Abkürzung COC für Cumulus-Oocyte-Complex) enthalten. Die Follikelflüssigkeit darf dann möglichst nicht abkühlen, da die Cumuls-Eizell-Komplexe sehr temperaturempfindlich sind.
- Anhand der Struktur der Corona Radiata und der Cumuluszellen wird dann der Reifegrad der Eizellen eingeschätzt.
- Etwa 2-3 Stunden nach der Punktion werden die Eizell-Komplexe in einer Petrischale mit dem Sperma des Mannes zusammengebracht.

Aufbereitung der Spermien

Bevor dies geschieht, wird das Ejakulat des Mannes aufbereitet. Das ist notwendig, damit möglichst eine hohe Konzentration an gut beweglichen Spermien, pro Milliliter aufbereitetem Ejakulat, für die Befruchtung der Eizellen zur Verfügung steht.

Als häufigste Aufbereitungsmethode wird das „Swim-Up"-Verfahren für die Vorbereitung des Ejakulats genutzt. Bei dieser Technik gibt es verschiedene Wege, die gut beweglichen Spermien von den toten und unbeweglichen Spermien und eventuellen anderen Verunreinigungen des Ejakulats zu trennen. Bei dem normalen „Swim-Up"-Verfahren wird das Ejakulat nach seiner Verflüssigungszeit mit einem Kulturmedium verdünnt und zentrifugiert. Dabei sinken alle festen Bestandteile des Ejakulats auf den Boden des Reagenzglases. Nun wird die Flüssigkeit abgeschöpft und vorsichtig mit neuem Kulturmedium aufgefüllt. Anschließend schwimmen die beweglichen Spermien in den oberen Bereich des Reagenzglases und können dort dann abgeschöpft werden.

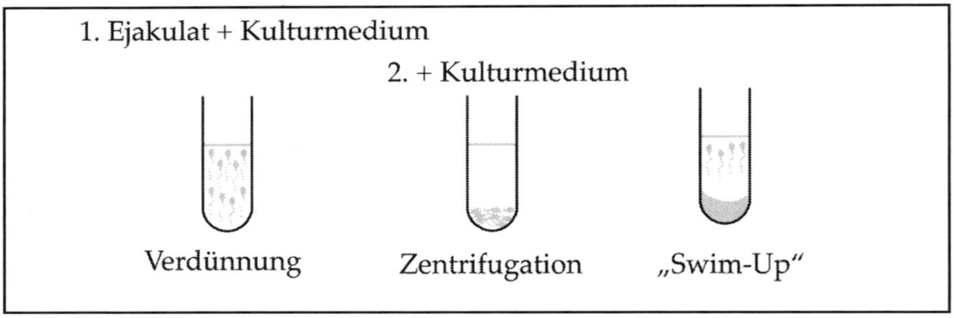

Swim-Up-Verfahren - schematische Darstellung

Dieses Verfahren bietet zwar eine effiziente Trennung von beweglichen und unbeweglichen Spermien und Fremdanteilen, allerdings ist unklar, ob die Zentrifugation möglicherweise zu Chromosomenbrüchen in den Spermien führen kann und somit die Qualität der Spermien verschlechtert.

Eine schonendere Möglichkeit ist das Hinzugeben eines Kulturmediums nach Verflüssigung des Ejakulats, wobei das Kulturmedium im oberen Bereich des Reagenzglases verbleibt, ohne sich mit dem Ejakulat zu vermischen. Bewegliche Spermien schwimmen dann innerhalb von 60 Minuten in den Bereich des Kulturmediums und können so zusammen mit dem Medium abgeschöpft werden.

Bei beiden Techniken versucht man eine möglichst große Konzentration an guten, beweglichen Spermien für die nachfolgende Behandlung zu erhalten.

Befruchtung der Eizellen

Nachdem die Spermien so aufbereitet sind, werden die Cumulus-Eizell-Komplexe mit der Spermienflüssigkeit zusammengebracht. Dabei hofft man, dass zumindest eine Endkonzentration von 50-150.000 Spermien nach Aufbereitung pro Milliliter übrig bleibt, um eine Befruchtung der Eizellen zu erreichen.

Anschließend können sich die Eizellen im Inkubator bei idealer Temperatur und Luftfeuchtigkeit bis zum nächsten Morgen weiter entwickeln. Am nächsten Morgen wird dann ein Teil der Cumuluszellen um die Eizelle entfernt, damit man erkennen kann, ob sich zwei Vorkerne bzw. zwei Polkörper gebildet haben. So kann man dann beurteilen, ob eine Befruchtung stattgefunden hat.

Die befruchteten Eizellen werden dann 2-5 Tage in einem Inkubator (ideale Temperatur und Sauerstoffkonzentration für die Eizellen) kultiviert, um den oder die besten Embryonen für den Embryotransfer zu erhalten. Da nur etwa 30-40% der Embryonen das Blastozystenstadium erreichen, ist es heute gängige Praxis („Deutscher Mittelweg"), dass auch mehr als 3 Embryonen für 5 Tage kultiviert werden können. Ziel ist es, genau so viele gute Blastozysten zu erhalten, wie das Paar im Rahmen des Embryotransfers zurückübertragen bekommen möchte.

Falls sich doch mehr Embryonen zu Blastozysten entwickeln, müssen die überzähligen Embryonen kryokonserviert, also eingefroren werden, da das Verwerfen von überzähligen Embryonen nach dem deutschen Embryonenschutzgesetz (ESchG 1990) nicht zulässig ist. Aus diesem Grund ist es in Deutschland auch nicht möglich, generell alle Eizellen bis zum Blastozystenstadium zu kultivieren und die besten Blastozysten auszuwählen (Embryonenselektion).

Erfolgschancen einer IVF

Die Erfolgschancen einer IVF-Behandlung werden etwa mit einer Schwangerschaftsrate von 25-30% angegeben.

Wobei man aber bedenken muss, dass die Erfolgsraten, abhängig vom Alter des Paares und den Gründen der Unfruchtbarkeit, sehr unterschiedlich sein können. Besonders bei der IVF-Behandlung muss man berücksichtigen, dass das Risiko einer Nullbefruchtung (Risiko, dass keine der Eizellen befruchtet werden konnte) mit 5-10% angegeben wird und damit dann ein kompletter Zyklus abgeschrieben werden muss. Dieses Problem sollte man schon im voraus mit dem behandelnden Arzt besprechen, damit die Gefahr einer Nullbefruchtung möglichst gering gehalten werden kann.

IVF oder ICSI?

Wann ist eine IVF möglich und ab welchen Werten des Spermiogramms sollte man doch zur ICSI greifen?

Diese Frage ist vor der Punktion und der Spermaabgabe des Mannes an diesem Tag eigentlich nicht sicher zu beantworten.

Man geht davon aus, dass eine IVF möglich ist, wenn die Spermiogrammparameter an diesem Tag den Referenzwerten der WHO entsprechen.

Folgende Werte werden dort aufgeführt:

Spermienanzahl im Ejakulat	min. 15 Mio pro ml oder 39 Mio im gesamten Ejakulat
Beweglichkeit der Spermien (Motitlität)	min. 40% beweglich und min 32% mit Vorwärtsbeweglichkeit
Aussehen der Spermien (Morphologie)	min. 4% der Spermien haben ein normales Aussehen

Allerdings wird auch darauf hingewiesen, dass eine seriöse Einschätzung der Befruchtungschancen bei einer IVF erst nach Aufbereitung des Ejakulats vorgenommen werden kann. Bei einer IVF liegen die normalen Befruchtungsraten[2] bei etwa 60%.

Strategien um eine Nullbefruchtung zu vermeiden

Gibt es noch keine Erfahrungswerte, wie z.B. bei einer ersten IVF, sollte man sich überlegen, ob nicht generell ein Teil der Eizellen mit einer ICSI behandelt werden sollte.

Kommt es dann bei den per IVF behandelten Eizellen zu einer guten Befruchtungsrate, kann man in einem weiteren Zyklus zu einer reinen IVF übergehen. Möchte man die Gefahr einer Nullbefruchtung generell niedrig halten, bietet es sich an, grundsätzlich auf eine Kombination von IVF und ICSI zu setzen. Allerdings muss man dieses Vorgehen mit dem Arzt besprechen. Im Behandlungsplan muss eine Kombination aus IVF und ICSI vom Arzt begründet werden, damit die Krankenkasse eine Kostenübernahme bestätigt.

2 Reproduktionsmedizin, Diedrich S.222

Calcium-Ionophor

Weiter kann man die Befruchtungsraten z.B. durch die Zugabe eines Eizellaktivators (Calcium-Ionophor) verbessern.

Nach besonders schlechten Befruchtungsergebnissen im Vorzyklus wurde durch die Zugabe von Calcium-Ionophor eine Befruchtungsrate von bis zu 50% erreicht. Da es als Zusatzleistung auch relativ günstig ist, würde ich die Verwendung bei einer IVF oder ICSI generell empfehlen (mehr Informationen gibt es im Kapitel Zusatzleistungen).

Kosten einer IVF

Die Kosten einer IVF inkl. Medikamente und Narkose liegen bei etwa 3300€, obwohl man insbesondere für den Bereich der Medikamente immer auf den einzelnen Fall schauen muss.

Wie hoch die Medikamentenkosten sind hängt z.B. vom Stimulationsprotokoll und vom Ansprechen der Eierstöcke auf die Medikamentengabe ab. Hier kann es schnell zu deutlich höheren Kosten kommen, da die Medikamente zur Stimulation sehr teuer sind (ein Spritzenpen mit 450 IE FSH kostet etwa 250€).

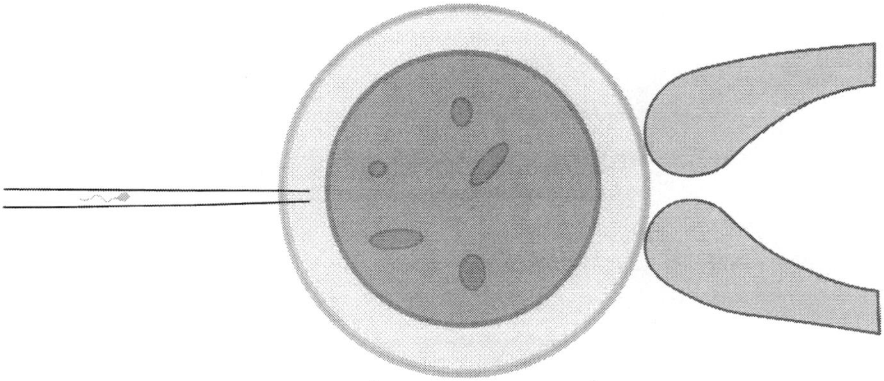

ICSI - Intracytoplasmatische Spermieninjektion

Die Intracytoplasmatische Spermieninjektion ist die einzige Behandlungsalternative im Bereich der Kinderwunschbehandlungen, die den Namen „künstliche Befruchtung“ wirklich verdient.

Ablauf der ICSI

Der Ablauf der ICSI (Stimulation, Punktion, Embryotransfer) unterscheidet sich nicht vom Ablauf einer In-Vitro-Fertilisation (IVF). Alleine im Labor werden die Spermien und die Eizellen anders behandelt.
Gründe für eine ICSI

Eine ICSI wird dann durchgeführt, wenn die Qualität der Spermien des Mannes für eine IVF nicht ausreichend ist und man sonst möglicherweise mit einer schlechten Befruchtungsrate rechnen müsste. Um dies zu verhindern, werden die Spermien bei der ICSI direkt in die Eizelle injiziert. Vorher versucht man die besten Spermien für die ICSI Behandlung auszuwählen. Hierfür stehen verschiedene Möglichkeiten zur Verfügung, wie z.B.: der Hyaluronbindungstest (P-ICSI) oder die IMSI. Nähere Informationen zu diesen Verfahren bekommst du im Kapitel über die Zusatzleistungen im Rahmen von IVF und ICSI.

Vorbereitung einer ICSI

Bevor es aber zu einer Befruchtung der Eizelle kommt, werden die Spermien und auch die Eizelle auf die ICSI vorbereitet.

Vorbehandlung der Spermien

Die Aufarbeitung der Spermien wird, wie bei einer IUI oder IVF, z.B. mit dem „Swim-Up"-Verfahren erreicht. Wenn man dann die besten Spermien aus der Ejakulatprobe gewonnen hat, gibt es bei einer ICSI noch eine spezielle Herausforderung. Da nur ein einzelnes Spermium in die Eizelle injiziert werden darf, muss der Biologe im Labor genau dieses eine Spermium nach morphologischen Kriterien auswählen. Er schaut also, welches Spermium von seinem Aussehen und seiner Aktivität (z.B. schnelle Vorwärtsbeweglichkeit) die besten Voraussetzungen für eine Befruchtung mitbringt. Damit eine solche Beurteilung möglich ist, müssen die Spermien in ein Medium gebracht werden, das die Bewegungen der Spermien verlangsamt. Ein solches Medium ist das auf Hyaluron basierende „Sperm-Slow".

Bei einer p-ICSI (physiologische ICSI) wird genau dieses Medium verwendet, da das Hyaluron auch eine Beurteilung des Reifegrades der Spermien ermöglicht. Reife Spermien haben Hyaluronrezeptoren an ihrem Kopf und binden sich somit an das Hyaluron des Mediums. Durch diese Eigenschaft können die reifen Spermien von den unreifen Spermien unterschieden werden. Bei einer Verwendung dieser Technik wurden deutlich weniger genetische Auffälligkeiten in den Spermien gefunden und die Entwicklung der Embryonen, die mit Hilfe einer p-ICSI entstanden sind, waren besser als ohne den Hyaluronbindungtest.

Ein weiterer Vorteil von Medien auf Hyaluronbasis ist, dass die Hülle der Eizelle sowieso Hyaluron enthält und das Hyaluron dadurch nicht zu Beeinträchtigungen der Eizelle führt (bei der Injektion des Spermiums erreichen immer auch sehr geringe Mengen des Kulturmediums das Innere der Eizelle).

Vorbehandlung der Eizellen

Neben den Spermien müssen auch die Eizellen auf die ICSI-Behandlung vorbereitet werden. Direkt nach der Punktion schwimmen die Eizellen als Cumulus-Eizell-Komplex in der Follikelflüssigkeit, die aus dem Eierstock abgesaugt wurde.

Für die Injektion des Spermiums muss die Eizelle nun von den Cumuluszellen befreit werden. Die Cumuluszellen würden sonst das Festhalten der Eizelle mit Hilfe einer Pipette erschweren und es könnte durch die umgebende Zellschicht auch dazu kommen, dass Fremd-DNA bei der Injektion des Spermiums mit in die Eizelle gebracht wird.

Die Cumuluszellen werden also in mehreren Schritten - einmal durch bestimmte Enzyme, aber teilweise auch durch ein mechanisches Abtragen, z.B. mit Hilfe einer Pipette, von der Eizelle getrennt. Dieser Arbeitsschritt muss mit großer Vorsicht durchgeführt werden, da es hier schnell zu Beschädigungen der Eizelle kommen kann. Wenn Teile der Cumulusmatrix sich nicht abtragen lassen, wird empfohlen, lieber einige Cumuluszellen an der Eizelle zu belassen, als die Eizelle möglicherweise zu beschädigen.

Befruchtung der Eizelle

Anschließend kann die Eizelle unter dem Mikroskop mit Hilfe einer Pipette fixiert werden und ein Spermium wird in die Eizelle injiziert. Die Befruchtungsrate[3] einer ICSI sollte bei einem guten Verlauf aller Schritte bei etwa 80% liegen.

Erfolgschancen einer ICSI

Die Schwangerschaftsrate nach einer ICSI-Behandlung liegt bei 25-30%. Obwohl es bei einer ICSI meistens stärkere Einschränkungen bei der Fruchtbarkeit eines Paares gibt, sind die Erfolgsaussichten mit denen einer IVF-Behandlung vergleichbar. Teilweise sind sie sogar höher, da das Risiko einer Nullbefruchtung bei einer IVF deutlich größer ist.

3 Reproduktionsmedizin, Diedrich S.222

Kosten einer ICSI

Die Kosten einer ICSI inkl. Medikamente und Narkose liegen bei etwa 3800€. Wie schon bei den IVF-Kosten erläutert, können die Kosten für die Medikamente sehr unterschiedlich und im ungünstigen Fall deutlich höher ausfallen.

Wie viele IVF-oder ICSI-Zyklen sind notwendig?

Das Schaubild zeigt die Geburtenrate nach mehreren IVF-, ICSI-, oder Kryozyklen. Da die Schwangerschaftsraten bei IVF und ICSI nur ein ungenaues Bild der Chancen auf das eigene Wunschkind bieten (da z.B. einige der Schwangerschaften leider wieder in Fehlgeburten enden), ist besonders die kumulative (also aufaddierte) Geburtenrate nach mehreren Zyklen ein wichtiges Kriterium, das einen realistischen Blick auf die Erfolgschancen von IVF und ICSI ermöglicht.

Leider werden die kumulativen Geburtenraten in den aktuellen Ausgaben des IVF-Registers nicht mehr aufgeführt, weshalb hier auf die Statistik aus dem Jahr 2011 zurückgegriffen werden muss. Die Erhebung bezieht sich auf 14.248 Behandlungszyklen, die in der Zeit von 2000-2004 durchgeführt wurden. In diesem Zeitraum lag die Geburtenrate nach 3 IVF-, ICSI- oder Kryozyklen bei etwas über 50 Prozent. Es ist also leider nicht so, dass man die Schwangerschaftsraten für 3 Therapiezyklen aufaddieren kann und so nach 3 Versuchen theoretisch das ersehnte Wunschkind in den Armen hält.

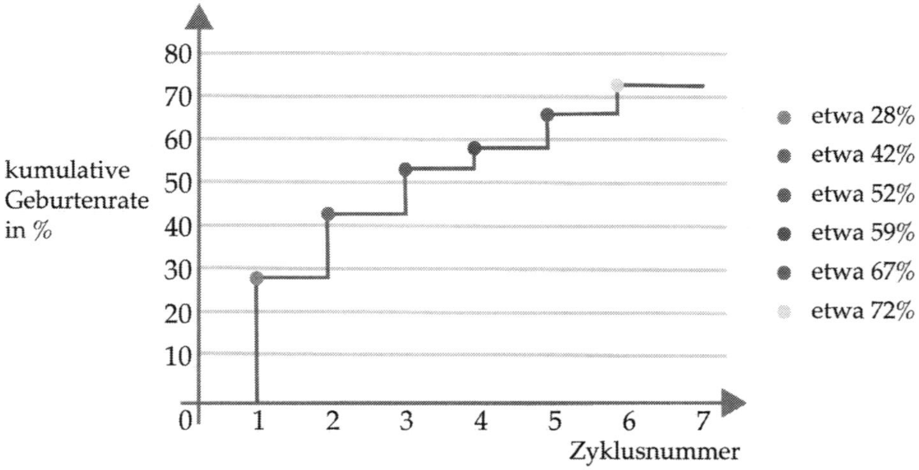

Bei den Chancen einer Kinderwunschbehandlung spielt auch immer das Alter des Paares und die Gründe für die Unfruchtbarkeit eine Rolle. So konnte bei Frauen unter 35 Jahren nach 6 Behandlungszyklen eine Geburtenrate von 86% erreicht werden.

Für alle Frauen zusammengenommen, lag die Wahrscheinlichkeit einer Lebendgeburt nach 6 Zyklen bei 72%. Hier sieht man also, dass der Weg zum Wunschkind in vielen Fällen wahrscheinlich steiniger ist, als es einem von Seiten der Kliniken dargestellt wird.
Natürlich kann man auch das Glück haben, dass es schon im ersten ICSI- oder IVF-Zyklus mit dem kleinen Wunder klappt (das ist in etwa einem Drittel der Paare der Fall). Allerdings macht es Sinn, sich schon beim Start darauf einzustellen, dass es vielleicht doch ein längerer Prozess wird.

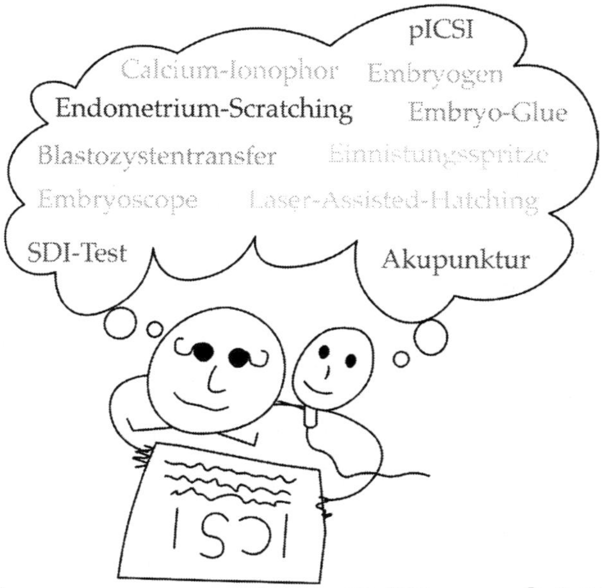

Zusatzleistungen bei IVF und ICSI

Blastozystenkultur

Mit der Blastozystenkultur ist eine 5tägige Kulturdauer der befruchteten Eizellen in einem Inkubator (Brutkasten) gemeint.

Dabei kann man heute sogar mit Hilfe des Time-Lapse-Verfahrens beobachten, wie sich die Embryonen entwickeln. Nur etwa 40% der Embryonen entwickeln sich bis zum Tag 5 weiter. Die meisten Embryonen bleiben dabei an Tag 3 und 4 in ihrer Entwicklung stehen. Daher bietet die Blastozystenkultur ein gutes Mittel, Embryonen auszuwählen, die eine größere Einnistungswahrscheinlichkeit besitzen.

Weitere Vorteile einer Blastozystenkultur sind:

- Der Embryo würde auch im Rahmen der natürlichen Befruchtung und Entwicklung erst an Tag 5 in die Gebärmutter wandern.
- Der Embryo ist im Entwicklungsstadium der Blastozyste schon so groß, dass die Wahrscheinlichkeit einer Eileiterschwangerschaft geringer ist.

Die Erfolgsaussichten einer IVF- oder ICSI-Behandlung sind bei einem Blastozystentransfer sicher größer, allerdings kann es trotzdem sinnvoll sein, Embryonen schon an Tag 2 oder Tag 3 nach der Befruchtung zu transferieren. Dies ist z.B. der Fall, wenn sowieso nur wenige Embryonen zur Verfügung stehen. Hierbei steht der Gedanke im Vordergrund, dass sich die Embryonen in der Gebärmutter der Frau immer noch am besten entwickeln.

Time-Lapse-Beobachtung

Bei der Time-Lapse-Beobachtung (z.B.: EmbryoScope®) werden die befruchteten Eizellen in einem Inkubator gelagert, der durch eine Infrarotkamera eine ständige Beobachtung der Embryonen ermöglicht, ohne dass diese aus dem Inkubator genommen werden müssen.

Man geht davon aus, dass alleine die Luft- und Temperaturveränderungen bei der täglichen Überprüfung der Embryonen einen schädlichen Einfluss auf diese haben könnten. Zusätzlich ist es mit der Time-Lapse-Technologie möglich, die Entwicklung der Embryonen genau auszuwerten und so zu versuchen, den Embryo mit den besten Implantationschancen auszuwählen.

Akupunktur

Eine Studie aus dem Jahr 2006 untersuchte die Wirksamkeit von Akupunktur als Unterstützung einer ICSI- oder IVF-Behandlung. Dabei wurden zwei Patientengruppen 30 Minuten nach dem Transfer und 3 Tage später mit einer unterstützenden Akupunktur behandelt. Allerdings wurde nur bei der ersten Gruppe eine professionelle Akupunktur nach der Traditionell Chinesischen Medizin (TCM) angewendet. Die zweite Gruppe bekam eine wirkungslose „Placebo-Akupunktur".

Die Ergebnisse waren eindeutig: In der ersten Gruppe kam es zu 33,6% zu einer Schwangerschaft, bei 28,4% kam es zu einer Geburt des Kindes. In der Placebo-Gruppe waren es nur 15,6% Schwangerschaften und es wurden in 13,8% Kinder geboren. Auch in einem 2. und 3. ICSI-Versuch (bei den Paaren, die im ersten Versuch nicht schwanger wurden), waren die Schwangerschaftsraten bei der Gruppe mit echter Akupunktur signifikant höher.

Endometrium Scratching

Beim Endometrium Scratching wird mit einem 3mm dicken Katheter die Gebärmutterschleimhaut leicht angeritzt. Der Katheter wird dabei über den Muttermund in die Gebärmutter eingeführt und durch Drehen und Auf- und Ab-Bewegungen wird versucht, die Gebärmutterschleimhaut minimal zu verletzen.

Studien zeigen, dass bei einem Endometrium-Scatching, im Vorzyklus einer IVF- oder ICSI-Behandlung, die Schwangerschaftschancen und die Chancen einer Geburt des Kindes höher liegen (ohne Endometrium-Scratching 26% mit Scratching zwischen 28% und 48%).

Dabei ist es wichtig, dass das Scratching im Vorzyklus des Behandlungszyklus stattfindet, da bei einem Scratching im gleichen Zyklus schlechtere Schwangerschaftschancen beobachtet wurden. Da es beim Endometrium Scratching keine Narkose gibt, kann man 1-2 Stunden vor dem Eingriff ein leichtes Schmerzmittel einnehmen.

pICSI oder die physiologische ICSI

Bei der physiologischen ICSI wird die Auswahl der Spermien über einen Hyaluron-Bindungstest unterstützt. Dabei werden die Spermien in ein Hyaluron-Medium gegeben und anhand ihrer Fähigkeit, Hyaluron an sich zu binden, ausgewählt. Dieser Bindungstest weist darauf hin, dass es sich um reife Spermien handelt, da unreife Spermien noch keine Hyaluron-Rezeptoren aufweisen. Klinische Tests mit Spermien, die mit Hilfe des Hyaluron-Bindungstests selektiert wurden, konnten zeigen, dass diese Spermien weniger DNA-Schäden aufwiesen.

Studien konnten zeigen, dass die Schwangerschaftsraten mit Hilfe von pICSI deutlich höher waren. Die Rate an Embryonen der höchsten Qualität, war bei den mit Hilfe von pICSI befruchteten Eizellen mit 35,2% deutlich höher als mit der normalen ICSI-Technik 22,3%, und es kam mit 17,1% (verglichen mit 10,3%) ebenfalls deutlich häufiger zu einer Einnistung. Die Schwangerschaftsraten weisen mit 32,8% im Gegensatz zu 21,6% auf eine Wirksamkeit dieser Möglichkeit hin.

IMSI - Intrazytoplasmatische morphologisch selektierte Spermieninjektion

Bei der IMSI wird im Gegensatz zur normalen ICSI eine Auswahl der Spermien mit einem besonders hochauflösenden Mikroskop (9000 fache Vergrößerung) durchgeführt. Bei der normalen ICSI werden die Spermien mit einer 400fachen Vergrößerung ausgewählt.

Die Theorie hinter der IMSI ist folgende: Bei einer so großen Vergrößerung der Spermien ist es möglich Unregelmäßigkeiten im Kopf der Spermien zu erkennen. Man glaubte nun, dass diese Unregelmäßigkeiten (Vakuolen genannt) einen Hinweis auf die genetische Verfassung der Spermien geben könnte. Eine Auswahl von Spermien ohne Vakuolen sollte dann zu einer besseren Einnistungsrate und zu weniger Aborten führen. Leider wurde in mehreren Studien kein positiver Effekt einer IMSI gefunden. Da es sich auch noch um eine eher teure Zusatzleistung handelt (etwa 300-350€), kann man die IMSI heute nicht mehr unbedingt empfehlen.

Embryo-Glue-Medium

Embryo-Glue ist ein spezielles Medium, das beim Transfer der Embryonen Anwendung findet. Dabei soll durch Inhaltsstoffe wie Hyaluron und rekombinantes Albumin erreicht werden, dass sich der Embryo besser mit der Gebärmutterschleimhaut verbindet.

Empfohlen wird Embryo-Glue bei einem Alter über 35 Jahren oder generell bei einer schlechten Embryonenqualität. Studien zeigen, dass durch einen Einsatz von Embryo-Glue signifikant bessere Implantationsraten (30,4% statt 18,8%) und Schwangerschaftsraten (48,8% statt 34,2%) erreicht werden können.

Embryo-Gen (GM-CSV-Medium)

Embryo-Gen ist ein Kulturmedium, das einen Wachstumsfaktor enthält (zytokiner Wachstumsfaktor - Granulocyten Macrophagen – Colonie Stimulations Faktor (GM-CSF)) und damit dem Embryo zu einer besseren Fähigkeit zur Einnistung verhelfen soll.

Insbesondere bei Patientinnen, die schon mehrfache Fehlgeburten hatten, soll dieses Medium weiterhelfen. In Studien wurde eine Verbesserung bei der Einnistungsrate (24,5% statt 17%) und bei der Rate der Lebendgeburten (pro Embryo 22,3% statt 17,4% und pro ICSI-Zyklus 29,6% statt 23,1%) beobachtet. Bei Embryo-Glue, bzw. Embryo-Gen muss man sich für den Einsatz eines der Medien entscheiden (die Anwendung beider Medien im Rahmen eines Versuches ist nicht möglich).

Calcium-Ionophor

Calcium-Ionophor ist ein Medium, in das die Eizellen direkt nach ihrer Befruchtung gesetzt werden. Dadurch wird die Calcium-Konzentration in der Eizelle erhöht und die Eizellaktivierung unterstützt.

Normalerweise erhöht sich die Calcium-Konzentration durch das Eindringen des Spermiums in die Eizelle. Allerdings kann es sein, dass das Spermium dazu nicht in der Lage ist. Dieser Umstand lässt sich bei der Auswahl der Spermien nicht erkennen, es kann also auch sein, dass optisch ideale Spermien nicht in der Lage sind die Eizelle zu befruchten. Geeignet ist die Behandlung mit Calcium-Ionophor besonders für Paare, die eine sehr schlechte Befruchtungsrate hatten (zwischen 0-20%). Nullbefruchtungen kommen heute in etwa 4% der ICSI-Zyklen vor, bei weiteren 4% liegt die Befruchtungsrate unter 20%. Bei IVF-Behandlungen kommen Nullbefruchtungen in 5-10% der Behandlungszyklen vor.

In Studien wurde die Wirksamkeit von Calcium-Ionophor unterschiedlich beurteilt. Es konnten zwar mehr Eizellen befruchtet werden, die Schwangerschaftsraten haben sich dabei aber nicht unbedingt erhöht. Es gibt aber einige Hinweise, dass die Behandlung mit Calcium-Ionophor Vorteile bringen kann. Sicherlich ist es eine Möglichkeit, die man ausprobieren kann, denn mit etwa 30€ ist Calcium-Ionophor eine der günstigsten Zusatzleistungen.

Laser Assisted Hatching

Beim Laser Assisted Hatching wird mit Hilfe eines Lasers eine kleine „Sollbruchstelle" in die Hülle der Eizelle geschnitten.

Dadurch soll es dem Embryo leichter fallen, aus der Eizelle zu schlüpfen. Besonders wenn es mehrfach keine Einnistung gibt, und bei Frauen mit einem Alter über 35 Jahren (die Eizellhülle wird mit dem Alter der Frau dicker), kann diese Behandlung sinnvoll sein.

In Studien konnte eine Wirksamkeit des Laser Assisted Hatching nachgewiesen werden. Dabei kam es bei einem Einsatz des Assisted Hatching in 50% der Behandlungen zu einer klinischen Schwangerschaft. Ohne Assisted Hatching lag die Rate der Schwangerschaften nur bei 30,69%.

Einnistungsspritze

Als Einnistungsspritze werden zwei unterschiedliche Maßnahmen bezeichnet:

HCG-Gabe

Häufig bezeichnet man eine HCG-Gabe nach dem Embryotransfer als Einnistungsspritze.

Das HCG stellt während der Einnistungsphase eines der ersten Signale dar, mit dem der Embryo in Kontakt mit seiner Mutter tritt. Der Körper der Mutter erkennt den Embryo also daran, dass HCG vorhanden ist. In diesem Moment fängt die Gebärmutterschleimhaut an, sich auf die Implantation des Embryos vorzubereiten. Das HCG hat auch einen direkten Einfluss auf die Entwicklung des Gelbkörpers, der für die Ausschüttung von Progesteron verantwortlich ist. Man versucht also mit einer zusätzlichen Gabe von HCG diese Vorbereitung des mütterlichen Körpers zu unterstützen.

Gabe eines GnRH-Agonisten, z.B.: Decapeptyl

Eine zweite Form der Einnistungsspritze ist die Gabe eines GnRH-Agonisten nach dem Embryotransfer.

2006 wurde diese Art der Einnistungsspritze in einer Studie untersucht: Von 600 Studienteilnehmerinnen bekamen 300 eine Gabe Decapeptyl (0,1mg Triptorelin) am 6. Tag nach der Punktion, also bereits nach dem Embryotransfer. Die anderen 300 Studienteilnehmerinnen bekamen ein Placebo. Unabhängig vom Stimulationsprotokoll (langes oder kurzes Protokoll) wurden die Implantations- und die Geburtenraten durch die Decapeptyl-Gabe verbessert.

Ergebnisse	Placebo-Gruppe	Studiengruppe mit Gabe von Decapeptyl
Einnistung	17,4%	27,1%
Geburtenrate	14,6%	25,2%

Es wird vermutet, dass die Gabe des GnRH-Agonisten dazu führt, dass die Hypophyse kurzzeitig vermehrt LH und FSH ausschüttet und es dadurch einen positiven Effekt auf den Gelbkörper gibt, der anschließend mehr Progesteron produziert. Auch in einer 2015 durchgeführten Studie konnten die positiven Ergebnisse bestätigt werden.

Spermien-DNA-Integritätstest (SDI-Test)

Durch den SDI-Test ist es möglich den Anteil der Spermien mit DNA-Brüchen im Ejakulat zu identifizieren. Das Erbmaterial der Spermien wird dabei auf Brüche untersucht, die man Fragmentationen nennt. Ein großer Anteil von DNA-Brüchen in den Spermien weist auf eine schlechte Schwangerschaftschance hin.

Leider ist es nicht möglich mit dieser Methode ein bestimmtes Spermium mit einwandfreier DNA zu identifizieren, das man dann z.B. im Rahmen einer ICSI verwenden könnte, da die Spermien bei der Untersuchung beschädigt werden und dann anschließend nicht mehr verwendet werden können.

Außerdem weisen Kritiker der Methode darauf hin, dass der Anteil an DNA-Fragmentationen stark schwanken kann. Zum Beispiel könnte ein fieberhafter Infekt, durch die erhöhte Körpertemperatur, zu einem schlechten Ergebnis führen. Sind die DNA-Fragmentationen im Ejakulat aber generell sehr hoch, kann die Gewinnung von Spermien aus dem Nebenhoden (siehe auch MESA) helfen, da die Spermien hier meist in einem deutlich besseren Zustand sind.

Vermutet man, dass viele der Spermien geschädigt sein könnten, kann man als ersten Schritt eine physiologische-ICSI ins Auge fassen. Lässt sich auch dadurch kein besseres Ergebnis erreichen, bietet möglicherweise wirklich eine MESA eine bessere Chance auf eine erfolgreiche ICSI-Behandlung.

Kryokonservierung von Spermien und Eizellen

Das Einfrieren von Eizellen (und z.B. nach einer TESE von Spermien) zählt ebenfalls zu den Zusatzleistungen. Da jede Eizelle eine Chance für eine Schwangerschaft ist, macht es auf jeden Fall Sinn, alle überzähligen Eizellen und Embryonen einfrieren zu lassen. Die Verfahren der Kryokonservierung sind heute so gut, dass die Schwangerschaftschancen mit vorher kryokonservierten Eizellen oder Embryonen nicht geringer sind als im Frischversuch.

Die Kosten der Kryokonservierung und des Kryoversuchs werden leider nicht von den gesetzlichen Krankenversicherungen bezuschusst. Die privaten Krankenversicherungen tragen die Kosten, allerdings erst, wenn der Kryoversuch auch wirklich durchgeführt wird. Bis dahin müssen die Kosten für Kryokonservierung und Lagerung selbst getragen werden.

Preise Zusatzleistungen

Die Preise für die unterschiedlichen Zusatzleistungen liegen etwa in diesem Bereich:

Blastozystenkultur	400-450€
Embryonen- oder Blastozystenkultur unter Time-Lapse-Beobachtung	
für einen Transfer an Tag 3	280€
für einen Transfer an Tag 5	520€
Akupunktur	Etwa 70€ pro Sitzung
Endometrium Scratching	80€
P-ICSI (SpermSlow, Hyaluronat-Selektion)	30-50€
IMSI	300-350€
Embryo-Glue Medium	100€
EmbryoGen	250€
Calcium-Ionophor	30€
Laser Assisted Hatching	200€
Einnistungsspritze (Decapeptyl)	20€
Spermien-DNA-Integritätstest (SDI-Test)	250€
Kryokonservierung von befruchteten Eizellen	400-450€
Kryokonservierung von Sperma	350€
Kryotransferzyklus	600-800€
Miete für einen Lagerbehälter für 6 Monate	170-200€

Kapitel 5

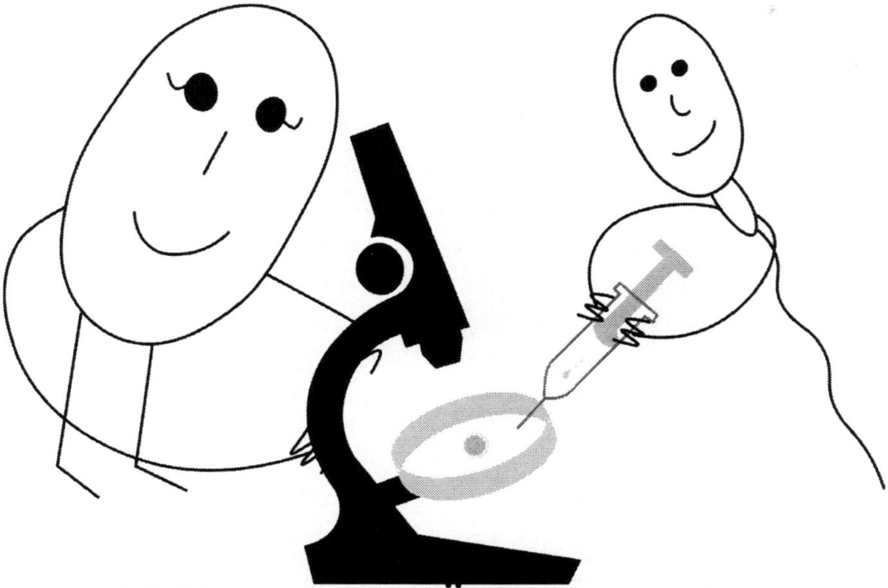

Die 1. ICSI und der Ärger mit dem "Deutschen Mittelweg"

Wir schaffen es gerade noch pünktlich in den Seminarraum einer großen Hamburger Kinderwunschklinik.

Der Raum ist gut gefüllt und wir haben Glück, dass wir überhaupt noch zwei Plätze nebeneinander finden. Wir sind bei unserem ersten Info-Abend in der Kinderwunschklinik und erhoffen uns einen Eindruck von der Ärztin, die wir uns für unsere Behandlung ausgesucht haben.

Bis zu diesem Zeitpunkt hatte ich mein ganzes Leben immer nur weibliche Frauenärztinnen gehabt und ich wollte das möglichst auch weiterhin so beibehalten. Die Ärztin, die nun die Infoveranstaltung durchführte, war eine der wenigen Ärztinnen, die es in Hamburg zu diesem Zeitpunkt in einer Kinderwunsch-Klinik gab, also haben wir uns erstmal für diese Klinik entschieden.

Der Abend war informativ, die Ärztin erschien soweit nett und so machten wir einen Termin für ein Erstgespräch aus.

Das erste Beratungsgespräch

Ich hatte mir einige Fragen aufgeschrieben und die Ergebnisse der Voruntersuchungen lagen alle in einer Mappe auf meinem Schoß.

Allerdings ging im Gespräch alles so schnell, dass ich nur einen Teil der Fragen wirklich stellen konnte. Das Wichtigste war für uns sowieso erstmal, welche Art von Behandlung notwendig sein würde.

Das Problem war, dass das Spermiogramm meines Mannes vom Arzt so eingestuft wurde, dass wir damit auch auf normalem Weg schwanger werden könnten. Ich war dagegen der Meinung, dass wir mit dem Spermiogramm wahrscheinlich eine ICSI brauchen würden. So hoffte mein Mann wohl zumindest darauf, dass die Ärztin uns Chancen auf eine IVF einräumen könnte.

Nach einem Blick auf die Unterlagen sprach sie sich aber auch für eine ICSI aus, denn bei einer IVF wäre die Möglichkeit einer Nullbefruchtung aus ihrer Sicht zu hoch. Auch wenn wir uns sicher eher eine IVF gewünscht hätten, war ich froh, dass wir nun zumindest einen Plan hatten und dass es endlich wieder Hoffnung darauf gab, dass wir unser Wunschkind bekommen würden. Nach dem Gespräch gab es noch einen schnellen Ultraschall und dann wurden wir auch schon zur Blutentnahme entlassen.

Als ich hinterher noch einen kurzen Spaziergang durch die Hamburger Innenstadt machte, war ich so zuversichtlich wie schon lange nicht mehr. Endlich wußten wir, was wir tun müssten. In diesem Moment fühlte es sich so an, als wäre ich schon schwanger.

Die erste ICSI

Bevor es mit der 1. ICSI richtig losging, hatten wir noch einen Urlaub auf Kreta geplant und wir nutzten diese Zeit zum Ausspannen und Genießen. Trotzdem habe ich auch dort sehr viel Zeit damit verbracht, mich über die Behandlung zu informieren.

Ich hätte nicht für möglich gehalten, wie viele unterschiedliche Zusatzoptionen es bei einer künstlichen Befruchtung gibt. Bei den meisten Namen konnte ich mir nicht im Ansatz etwas darunter vorstellen.

Also verbrachte ich viel Zeit damit herauszufinden, welche Zusatzmaßnahmen sinnvoll wären und ob diese von unserer Klinik überhaupt angeboten werden. Komischerweise hatten wir über diese Dinge so gut wie keine Informationen im Vorfeld erhalten und unsere Ärztin beantwortete meine Fragen, die ich ihr per E-Mail schickte, auch eher zögerlich und mit deutlich genervtem Unterton.

Die Stimulation

Und dann ging es endlich los.

Ein komisches Gefühl, wenn man sich zum ersten Mal selbst eine Spritze geben muss. Mich hat es auf jeden Fall einige Überwindung gekostet. Zum Glück startete die Stimulation mit einem Spritzen-Pen, der eine wirklich sehr dünne Nadel hatte und schon nach ein paar Tagen hatte ich mich an den kleinen Picks gewöhnt. Zum Ende der Stimulation wurde das Spritzen dann doch nochmal zur Herausforderung, denn das Medikament, das den Eisprung unterdrücken soll, hatte eine deutlich dickere Nadel und die war auch noch irgendwie stumpf. Ok, irgendwie hab ich es dann trotzdem geschafft, die Nadel in der Bauchfalte zu platzieren. Doch manchmal hätte ich mir gewünscht, der Hersteller würde seine stumpfe Spritze doch bitte mal selbst ausprobieren.

So spritzt man sich also tapfer mal das eine und mal das andere Medikament. Die genauen Zusammenhänge waren für mich damals noch total undurchsichtig und ich war nur froh, wenn ich keines der Medikamente vergaß.

Follikel-TV

Alle paar Tage ging es dann während der Stimulationsphase zum sogenannten „Follikel-TV", bei dem im Ultraschall geschaut wird, wie viele Follikel sich in den Eierstöcken gebildet haben.

Am Anfang habe ich noch sehr wenig gemerkt, aber je näher der Punktionstermin kam, desto mehr zwickte und zwackte es in den Eierstöcken. Man fühlt dann schon, dass da nicht nur eine kleine Eizelle heranreift, sondern 7-10 Eizellen. Alles in allem ging es mir aber erstaunlich gut. Von den Medikamenten hatte ich keine besonderen Nebenwirkungen und ich freute mich, dass es nun endlich voran ging.

Eine Frage beschäftigte mich aber sehr: Wie viele der Eizellen würden nach der Punktion weiter kultiviert werden und wann kann ich die Eizellen zurück bekommen?

Meine favorisierte Option war der Blastozystentransfer. Dabei werden die Embryonen erst am fünften Tag nach der Punktion zurück in die Gebärmutter gesetzt. Zu diesem Zeitpunkt sollten sie das Stadium der Blastozyste erreicht haben. Blastozysten sind schon so weit entwickelt, dass sie sich schon 24-48 Stunden nach dem Transfer in die Gebärmutter einnisten.

Warum ein Blastozystentransfer?

Für einen Blastozystentransfer gibt es unterschiedliche Gründe:

- nur etwa 30-40% der Embryonen entwickeln sich zu Blastozysten, daher ist die Wahrscheinlichkeit, dass es sich bei einer Blastozyste um einen gesunden Embryo handelt, größer als bei einem Mehrzeller.

- Blastozysten sind schon so groß, dass eine Eileiterschwangerschaft eher unwahrscheinlich ist, da eine Blastozyste nicht mehr zurück in den Eileiter passt und sich auch schnell nach dem Transfer in die Gebärmutter einnistet.

Leider ist das Embyonenschutzgesetz in Deutschland eines der strengsten der Welt und schon seit 1990 in Kraft, als die Reproduktionsmedizin noch in den Kinderschuhen steckte.

Laut Embryonenschutzgesetz (ESchG) dürfen maximal 3 Eizellen weiterkultiviert werden. Alle anderen Eizellen müssen schon im Vorkernstadium eingefroren werden.

Der „Deutsche Mittelweg"

Allerdings gibt es neben dieser strengen Auslegung des Embryonenschutzgesetzes auch eine flexiblere Auslegung, den „Deutschen Mittelweg".

Im Hinblick darauf, dass sich nur 20-30% der Embryonen zu einer intakten Schwangerschaft entwickeln können, ist es nach dem „Deutschen Mittelweg" möglich, mehr als 3 Embryonen weiter zu kultivieren. Ziel ist, dass an Tag 5 so viele Embryonen für einen Embryotransfer bereitstehen, wie die Patienten sich gewünscht haben (max. 3 Embryonen). Danach wäre es also möglich bis zu 12 Embryonen weiter zu kultivieren. Alle Embryonen, die nicht übertragen werden, werden dann eingefroren und stehen für einen zweiten (Kryo-)Versuch zur Verfügung.

Der „Deutsche Mittelweg" hörte sich für mich vernünftig an, doch leider beharrt meine Ärztin darauf, dass in der Klinik nicht nach dem „Deutschen Mittelweg"" behandelt werden würde, da es sich dabei um eine gesetzliche Grauzone handelt. Wir wollten dann wenigstens, dass alle Embryonen bis zum 3. Tag nach der Punktion kultiviert werden und darauf ließ sie sich dann ein.

Andere Ärzte - andere Meinungen

Die beiden Ultraschalluntersuchungen vor der Punktion wurden dann von einem anderen Arzt durchgeführt, da meine Ärztin im Urlaub war. Meine Strategie, mich auch weiterhin nur von Frauenärztinnen behandeln zu lassen, war damit natürlich hinfällig. Zu meinem Glück war es aber ein sehr netter Arzt und so hatte ich die Scheu vor männlichen Gynäkologen dann auch schnell abgelegt.

Dieser Arzt klärte uns darüber auf, dass es durchaus möglich ist, in der Klinik nach dem „Deutschen Mittelweg" zu behandeln. Ich ließ dann notieren, dass ich unbedingt eine solche Behandlung möchte und schrieb auch meiner Ärztin nochmal eine E-Mail, auf die ich aber keine Antwort erhielt.

Die Follikelpunktion

Und dann näherte sich auch schon der Tag der Follikelpunktion.

Natürlich ist eine Vollnarkose nie angenehm, und meine letzte Vollnarkose hatte ich vor ewigen Zeiten zum Entfernen der Weisheitszähne bekommen.

Doch der Anästhesist und das Klinikpersonal kümmerten sich sehr liebevoll um die Patientinnen und es lief alles reibungslos. Da es sich nur um eine sehr kurze und leichte Vollnarkose handelt (etwa 15 Minuten ist man nicht bei Bewusstsein), habe ich mich schnell wieder gut gefühlt und wartete im Zimmer auf das Ergebnis der Punktion. Wenig später bekamen wir die Nachricht, dass 13 Eizellen gewonnen werden konnten.

Das war mehr als wir erwartet hatten und wir freuten uns riesig.

Die Befruchtungsrate

Am Tag nach der Follikelpunktion bekommt man den ersten wichtigen Anruf, in dem mitgeteilt wird, wie die Befruchtungsrate der Eizellen ausgefallen ist.

Leider kam dabei heraus, dass nur 6 der 13 Eizellen befruchtet wurden. Das alleine war schon ein Rückschlag. Noch viel schlimmer war aber, dass die Ärztin sich nicht an unsere Absprache gehalten hatte und selbst entschieden hat, dass nur 3 der sechs Eizellen weiterkultiviert werden. Die anderen drei wurden sofort nach der Befruchtung, noch im Vorkernstadium, eingefroren.

Ich war sehr enttäuscht, denn ich hatte so sehr gehofft, dass wir vielleicht schon beim ersten Versuch Glück haben würden. Doch der Ärger über die Ärztin und die schlechte Befruchtungsrate nahmen uns schon vor dem Embryotransfer die Zuversicht.

Der Embryotransfer

Schon auf dem Weg zum Embryotransfer hatte ich ein ganz komisches Gefühl. Einerseits war da so viel Vorfreude und Hoffnung darauf, dass wir unserem Ziel jetzt vielleicht schon ganz nah kommen würden, andererseits hatte ich aber auch gar keine Lust, meine Ärztin wieder zu sehen. Ihr ging es anscheinend genauso, denn sie war schon bei der Begrüßung kühl und unnahbar.

Meine Frage nach der Qualität der Embryonen beantwortete die Biologin nur ausweichend: zwei der Embryonen waren wohl soweit in Ordnung und der dritte Embryo hatte sich nicht gut weiter entwickelt und wurde daher „verworfen", wie es im Biologen-Deutsch heißt. Es wurde auf jeden Fall deutlich, dass es nicht wirklich gut aussieht. Das war für mich schon ein großer Schlag und ich musste die ganze Zeit während des Transfers die Tränen zurückhalten.

Die Ärztin machte sich dann daran alles für den Transfer vorzubereiten und dabei bekam ich ganz deutlich zu spüren, dass sie sich über mich geärgert hatte. Ohne jegliche Vorsicht desinfizierte sie den Muttermund und den sonstigen Scheidenraum. Ich hatte zwar keinen Vergleich, aber ich war mir sicher, dass all diese vorbereitenden Arbeiten auch mit mehr Feingefühl machbar gewesen wären.

Als alles vorbereitet war, brachte die Biologin unsere beiden Embryonen in einem Katheter und die Ärztin fing an, den Katheter irgendwie in meinen Muttermund zu fummeln. Auch hier gab sie sich keine große Mühe. Der Ultraschallkopf, mit dem normalerweise überprüft wird, ob der Katheter für den Transfer der Embryonen richtig in der Gebärmutter platziert ist, blieb unangetastet. Sie spritzte die beiden also irgendwo in meine Gebärmutter und wünschte uns noch halbherzig einen schönen Tag.

Nach dem Transfer musste ich erstmal ganz schnell auf die Toilette, denn meine „halbgefüllte" Blase fühlte sich an, als würde sie nun jede Sekunde platzen und die geschwollenen Eierstöcke taten ihr übriges. So war mein erster Transfer leider eine traurige Erfahrung und die Zuversicht, die ich mir in diesem Moment gewünscht hätte, war schon direkt nach dieser Erfahrung gestorben.

Auf dem Weg nach Hause legte ich meine Hand trotzdem auf den Bauch und hoffte einfach, dass eines dieser zwei winzigkleinen Lebewesen doch bei uns bleiben würde. Auch wenn sich alles sehr schlecht angefühlt hat, die Hoffnung, dass es vielleicht trotzdem klappen könnte, war natürlich da. Im Grunde fängt in dem Moment, wo man den Raum des Transfers verlässt, die Warteschleife und damit der Widerstreit zwischen Hoffen und Bangen an.

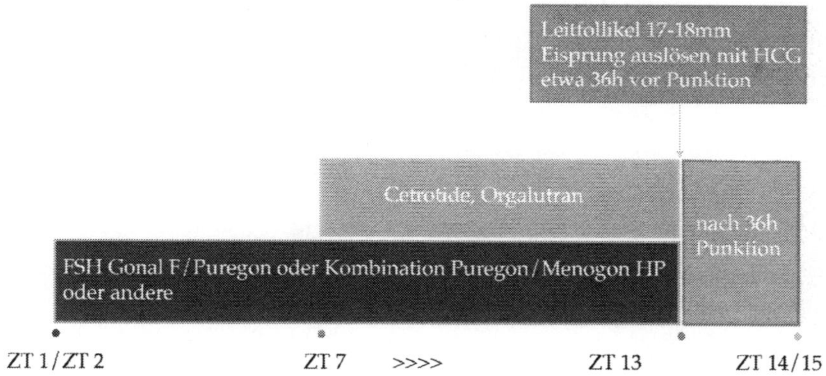

Stimulationsprotokolle: IVF und ICSI

Die Stimulation der Eierstöcke ist die erste Phase der IVF- oder ICSI-Behandlung und kann nach vielen verschiedenen Stimulationsschemata durchgeführt werden.

Normalerweise wird aber auf einen von zwei grundsätzlichen Stimulationsplänen zurückgegriffen, umgangssprachlich wird dann meistens vom „langen" oder „kurzen"-Protokoll gesprochen.

Das grundsätzliche Ziel der Stimulation der Eierstöcke ist ein Wachstum von mehreren, möglichst gleich großen Follikeln.

Die Größe der Follikel gibt Aufschluss darüber, wie weit die Reifung der Eizellen vorangeschritten ist. Dabei sollte die Zahl der heranwachsenden Eizellen idealerweise bei 5-15 Eizellen liegen. In diesem Bereich scheint eine höhere Eizellzahl für die Schwangerschaftschancen von Vorteil zu sein (also besser 12 Eizellen als 5 Eizellen).

Eine Studie mit 400.000 IVF-Zyklen zeigte, dass bei 15 gebildeten Eizellen die Lebendgeburtenrate am höchsten war.[1] Bei der Einschätzung der idealen Eizellanzahl gibt es aber zwischen Ärzten immer wieder unterschiedliche Auffassungen. In einer 2006 durchgeführten Studie wurde aber bestätigt, dass eine Eizellzahl über 15 Eizellen keine weitere Erhöhung der Erfolgschancen einer Behandlung bietet. Die Gefahr eines Überstimulationssyndroms steigt aber deutlich an und die Qualität der Eizellen scheint bei einer hohen Anzahl schlechter zu werden.

---

1 Reproduktionsmedizin Diedrich S. 126

Warum braucht man aber mehr als eine Eizelle?

Leider entwickeln sich nur wenige Eizellen bzw. Embryonen so gut, dass sie nach der Kulturdauer von 2-5 Tagen für einen Transfer zur Verfügung stehen.

Dies ist nicht generell durch die künstlichen Voraussetzungen so, sondern auch bei einer normalen Befruchtung im Körper der Frau entwickeln sich viele Embryonen nicht zu einer Schwangerschaft. Dies ist einer der Hauptgründe, weshalb auch bei idealen Bedingungen eines Paares pro Zyklus nur eine Schwangerschaftswahrscheinlichkeit von etwa 30% besteht.

Dass sich nicht alle Eizellen gut entwickeln, ist also ganz normal und von der Natur sozusagen „eingeplant“. Schaut man zum Beispiel auf Eizellen oder Embryonen mit genetischen Fehlverteilungen, so bleiben diese Embryonen meistens schon früh „stehen“, damit kommt es sozusagen zu einer natürlichen Auslese der Embryonen mit den besten Überlebenschancen.

Der Ablauf einer IVF oder ICSI Behandlung könnte zum Beispiel wie folgt aussehen:

Bei der Stimulation entstehen 15 mittlere und größere Follikel.

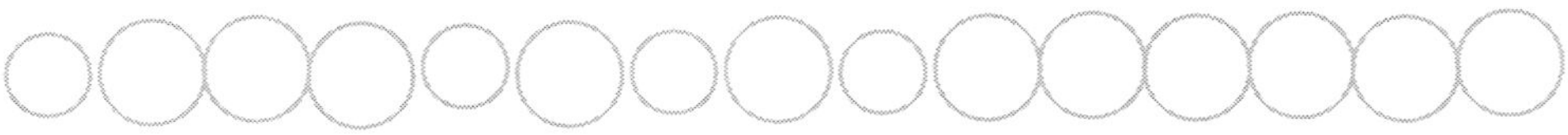

Bei der Punktion können 14 Eizellen punktiert werden, wovon sich 10 Eizellen als reif herausstellen.

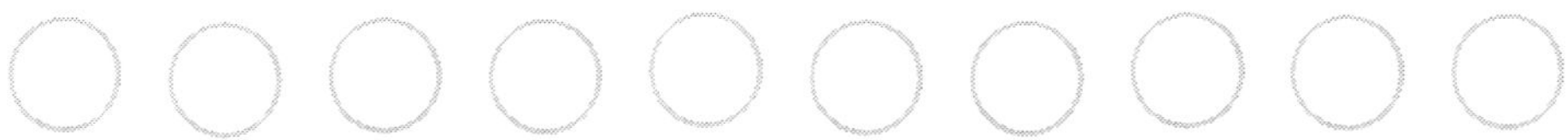

Eine Befruchtung findet bei einer IVF oder ICSI im Schnitt bei 50-70% der Eizellen statt.

Es bleiben von den 10 Eizellen also noch 5-7 befruchtete Eizellen übrig.

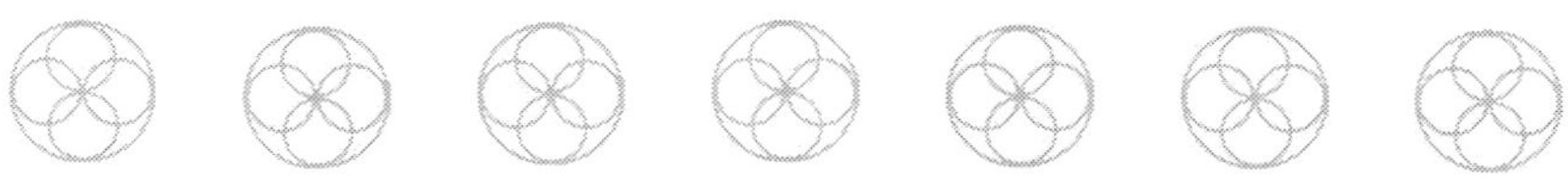

Je nachdem, welche Länge der Kulturdauer man nun wählt, wird sich diese Zahl wahrscheinlich noch weiter reduzieren. Bei einer Blastozystenkultur muss man davon ausgehen, dass es nur 30-40% der Eizellen bis zur Blastozyste schaffen. Für den Transfer sind nun also noch 2-3 Blastozysten übrig.

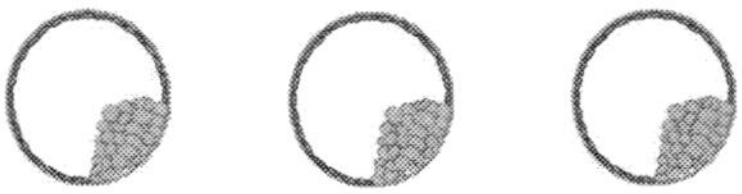

Je nachdem, wie viele Embryonen man in die Gebärmutter einsetzen lassen möchte, kann man hier vielleicht noch 1-2 Embryonen für einen Kryozyklus einfrieren lassen. Bei Blastozysten findet mit einer etwa 50%tigen Chance eine Einnistung statt. In diesem Zyklus hätte man also durchaus eine gute Chance eine Schwangerschaft zu erreichen.

Trotzdem macht dieser doch relativ normale Verlauf einer Behandlung klar, dass am Ende selbst von relativ vielen Eizellen manchmal nicht viel übrig bleibt. Natürlich gibt es auch Zyklen, wo viele Eizellen eingefroren werden können, oder wo sich ein Großteil der Eizellen bis zum Blastozystenstadium weiter entwickelt.

Geht man aber eher von einem normalen Ergebnis aus, ist das obige Szenario realistisch. Natürlich sind das alles nur Durchschnittswerte und die sind leider von Paar zu Paar unterschiedlich. Weiter muss man bedenken, dass sich auch mehrere Blastozysten nicht einnisten können (auch wenn man von einer 50% Chance ausgeht), denn gibt es irgendein anderes Problem (z.B. mit der Gebärmutterschleimhaut, dem Zeitpunkt des Transfers, der Gerinnung oder der Immunologie), kann auch die tollste Blastozyste nicht zu einer Schwangerschaft führen.

Welche Medikamente werden verwendet?

Es gibt drei Hauptbereiche, die durch die Medikamente während der Stimulation gesteuert werden.

Einmal wird das Wachstum der Follikel in den Eierstöcken angeregt. Ein weiteres Medikament ist dann dafür verantwortlich, einen vorzeitigen Eisprung zu verhindern. Mit einem dritten Medikament werden dann kurz vor der Punktion die finale Eizellreifung und der Eisprung ausgelöst. Folgende Medikamente werden während der Stimulation besonders häufig eingesetzt:

Für das Wachstum mehrerer Follikel bzw. Eizellen in den Eierstöcken

Follikel Stimulierendes Hormon (FSH)

Die eigentliche Anregung der Eierstöcke wird durch ein FSH-Präparat übernommen. Je nachdem, wie die Voraussetzungen der Frau sind, kann die FSH-Dosis, die zum Wachstum mehrerer Follikel in den Eierstöcken notwendig ist, variieren.

Präparatnamen (Wirkstoff)	Anwendung
Gonal F (Rekombinantes FSH - Follitropin Alpha)	Spritzenpen[2]
Puregon (Rekombinantes FSH - Follitropin Beta)	Spritzenpen

FSH-LH-Mischpräparate werden ebenfalls zur Stimulation der Eierstöcke verwendet. Ein Vorteil für die Beimischung von 75IE luteiniserendem Hormon (LH) wurde in Studien besonders bei Frauen über 35 Jahren und bei Frauen mit einem schlechten Ansprechen der Eierstöcke („poor Responder") auf die Stimulation gefunden.[3]

Präparatnamen (Wirkstoff)	Anwendung
Menogon HP (hochgereinigtes humanes menopausen Gonadotropin - HMG - entspricht 75IE FSH und 75IE LH)	Pulver und Injektionsflüssigkeit werden gemischt und dann mit einer Spitze gespritzt
Pergoveris (entspricht 150IE rekombinantes FSH und 75IE rekombinantes LH)	Spritzenpen

Zur Unterdrückung des Eisprunges

GnRH-Analoga

Um den Eisprung wirksam zu unterdrücken, werden GnRH-Analoga (ähnlich wie das GnRH wirkende Arzneistoffe) verwendet. GnRH steht für „Gonadotropin Releasing Hormone" und wird im Hypothalamus gebildet.
GnRH steuert die Freisetzung der Sexualhormone FSH und LH in der Hypophyse. Die GnRH-Analoga werden nach der Art ihrer Wirkung an den Rezeptoren der Hypophyse in GnRH-Agonisten und GnRH-Antagonisten unterschieden.

GnRH-Agonisten

GnRH-Agonisten binden sich an den Rezeptor der Hypophyse und blockieren so die Ausschüttung von LH und FSH.

Allerdings führt die Bindung an den Rezeptor erstmal zu einer Entleerung der Hormonspeicher in der Hypophyse, es kommt also zu einer kurzen Ausschüttung von LH und FSH, dies nennt man „Flare-Up-Effekt". Wenn der

2 Fertigspritze mit sehr dünner Nadel, die mehrfach verwendet werden kann.

3 Reproduktionsmedizin Diedrich S.409

GnRH-Agonist dann weiter gegeben wird, kommt es nach etwa 10-14 Tagen zu einer „Abschaltung" der Hypophyse und es wird kein LH oder FSH mehr ausgeschüttet.
Diesen Effekt nennt man im langen Stimulations-Protokoll die „Downregulation". Sie findet normalerweise im Vorzyklus des Behandlungszyklus statt, damit der Körper während des Behandlungszyklus (also bei der Stimulation) vollständig durch Medikamente fremdgesteuert werden kann.

Präparatnamen (Wirkstoff)	Anwendung
Decapeptyl (Triptorelin)	Spritze
Metrelef (Buserelin)	Nasenspray
Synarela (Nafarelin)	Nasenspray

GnRH-Antagonisten

GnRH-Antagonisten binden sich ebenfalls an die Rezeptoren der Hypophyse. Sie führen dort aber nicht zu einer Aktivierung, sondern blockieren den Rezeptor und verhindern so die Ausschüttung von LH und FSH.

Die Wirkung eines GnRH-Antagonisten setzt innerhalb weniger Stunden ein und blockiert die Ausschüttung von LH und FSH dann für einen bestimmten Zeitraum. Wie lange die Ausschüttung blockiert ist, hängt dabei von der GnRH-Antagonisten-Dosis ab. Bei einer einmaligen Dosis von 0,25mg erreicht die Hormonausschüttung der Hypophyse schon nach 24 Stunden wieder ihren Normalzustand. Bei einer Dosis von 1mg wird die Hypophyse für etwa 100 Stunden blockiert.

Präparatnamen (Wirkstoff)	Anwendung
Cetrotide (Cetrorelix)	Spritze
Orgalutran (Ganirelix)	Spritze

Das Auslösen der finalen Eizellreifung und des Eisprungs

Für die Auslösung der finalen Eizellreifung und damit des Eisprungs gibt es zwei unterschiedliche Möglichkeiten.

Üblich ist es, zu diesem Zweck ein HCG-Präparat (Humanes Chorion Gonadotropin - Schwangerschaftshormon) zu verwenden. Normalerweise würde der

Eisprung im Körper durch einen Anstieg des luteinisierenden Hormons (LH) ausgelöst werden. In stimulierten Zyklen wird die LH-Ausschüttung aber z.B. durch einen GnRH-Agonisten oder Antagonisten blockiert. Da das HCG dem LH in seiner Struktur sehr ähnlich ist, wird HCG seit etwa 50 Jahren zur Auslösung des Eisprungs verwendet. Die Dosis des HCG-Präparates ist abhängig vom Körpergewicht und liegt normalerweise zwischen 5000IE und 10.000IE HCG.

Präparatnamen (Wirkstoff)	Anwendung
Brevactid (humanes Choriongonadotropin-HCG)	Pulver und Injektionsflüssigkeit werden gemischt und dann mit einer Spitze gespritzt
Ovitrelle (Coriongonadotropin alfa)	Spritze

Eine zweite Möglichkeit, um den Eisprung auszulösen, ist die Verwendung eines GnRH-Agonisten. Diese Alternative verwendet man aber nur in speziellen Fällen, wenn z.B ein hohes Risiko eines Überstimulationssyndroms besteht.

Mit der Leerung der Hormonspeicher nach einmaliger Gabe des GnRH-Agonisten („Flare-up-Effekt"), können die finale Eizellreifung und der Eisprung angeschoben werden. Allerdings ist das nur möglich, wenn die Unterdrückung des Eisprunges vorher mit einem GnRH-Antagonisten durchgeführt wurde.

Da die Gabe des GnRH-Agonisten zur Auslösung des Eisprungs in Studien aber negative Auswirkungen auf die Schwangerschaftswahrscheinlichkeit gezeigt hat, wird heute empfohlen, in diesem Fall alle Eizellen einzufrieren und in einem neuen Zyklus zu transferieren. Dadurch wird dieses Vorgehen wirklich nur im Falle eines sehr großen Risikos eines schweren Überstimulationssyndroms, sozusagen als „Notlösung", verwendet.[4]

Wie läuft nun die Stimulation ab?

Je nachdem, welches Stimulationsprotokoll zur Anwendung kommt, wird die Medikamentengabe unterschiedlich abgestimmt.

Im Folgenden sind die häufigsten Stimulationsprotokolle schematisch aufgeführt. Die Abkürzung ZT steht jeweils für den Zyklustag und die Balken zeigen an, wann welche Medikamente zum Einsatz kommen. Die Darstellung zeigt natürlich nur ein Schema des jeweiligen Protokolls. Je nachdem, wie der Körper auf die Medikamente reagiert (z.B. wie schnell es zu einem Follikelwachstum kommt), können die Zeiträume auch unterschiedlich lang sein.

4 Reproduktionsmedizin Diedrich S.131

Das lange GnRH Agonisten-Protokoll

Im langen Protokoll wird bereits im Vorzyklus mit der Downregulation durch einen GnRH-Agonisten begonnen.

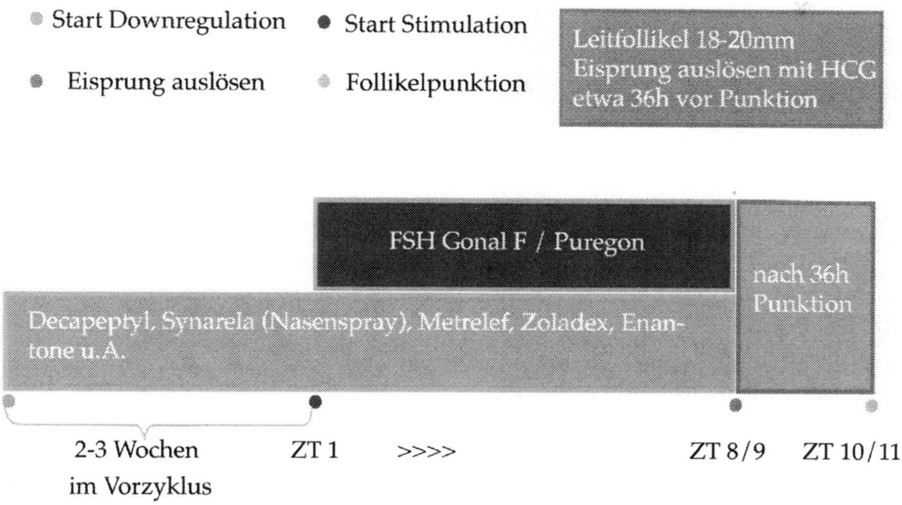

Für den eigentlichen Stimulationszyklus schüttet die Hypophyse dann keine körpereigenen Hormone mehr aus und es ist möglich das Follikelwachstum und den Eisprung vollständig von außen zu steuern. Man kann sich diesen Zustand, der Hypogonadotropie genannt wird, wie eine kurze Phase der Wechseljahre (Menopause) vorstellen. Leider gibt es dementsprechend dann auch „Wechseljahres"-Beschwerden, die als Nebenwirkungen der Behandlung auftreten. Neben diesen Nebenwirkungen gibt es noch weitere Aspekte, die heute eher gegen dieses Protokoll sprechen: Die Behandlungsdauer ist durch den frühzeitigen Start im Vorzyklus verlängert und die Hormoneinnahme durch die lange Behandlungsdauer erhöht. Dadurch liegen auch die Kosten für dieses Protokoll in einem höheren Bereich. Außerdem kommt es beim langen Protokoll statistisch zu einer größeren Zahl behandlungsbedürftiger Überstimulationen. Diese Nachteile nimmt man in Kauf, da man sich von diesem Protokoll eine größere Anzahl Eizellen verspricht.

Vorteile des langen GnRH Agonistenprotokolls
+ höhere Anzahl an Eizellen

Nachteile des langen GnRH Agonistenprotokolls
- mehr Nebenwirkungen
(postmenopausale Bschwerden, Zysten etc.)
- längere Behandlungsdauer
- höhere Menge der Hormonrinnahme
- höhere Fallzahl behandlungsbedürftiger Überstimulationen

Das kurze GnRH Antagonisten-Protokoll

Heute üblicher ist das kurze GnRH Antagonisten-Protokoll.

Für das kurze Protokoll ist keine Downregulation im Vorzyklus notwendig, wodurch sich die Behandlungsdauer deutlich reduziert. Die Stimulation der Eierstöcke findet zyklussynchron statt (der Körper würde also normalerweise sowieso ähnliche Hormone ausschütten) und es wird nur die Konzentration des FSH erhöht, um ein Heranreifen mehrerer Follikel zu erreichen.

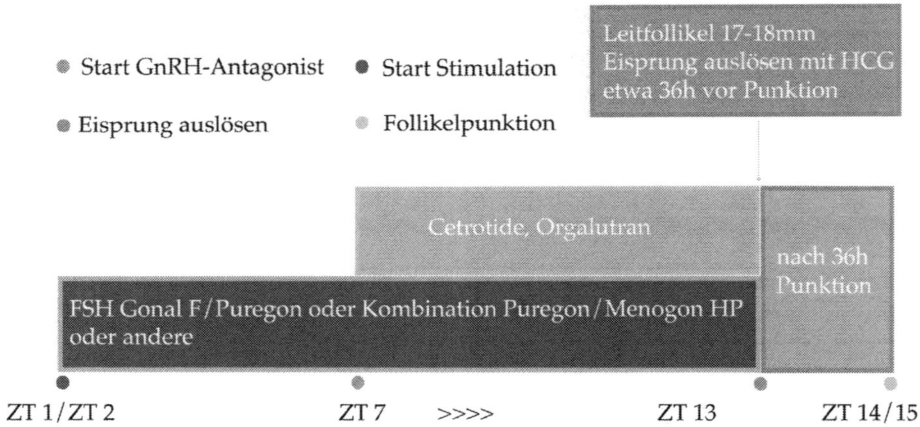

Ab dem 7. ZT wird dann täglich ein GnRH Antagonist mit einer Dosis von 0,25mg zur Unterdrückung des Eisprungs verwendet.

Der Eisprung kann dann entweder mit Brevactid oder mit einem GnRH-Agonisten ausgelöst werden. Insgesamt gibt es im kurzen Protokoll weniger Nebenwirkungen, da die Hormonproduktion des Körpers nur moduliert, nicht aber komplett unterdrückt wird.

Die Kosten des kurzen Protokolls sind geringer, da generell weniger Hormone eingenommen werden und es gibt weniger Fälle eines schweren Überstimulationssyndroms. Im Vergleich zum langen Agonistenprotokoll konnte die Zahl der schweren Überstimulationen mit einem kurzen Antagonisten-Protokoll halbiert werden.

Vorteile des kurzen GnRH Antagonisten-Protokoll
+ zyklussynchron
+ weniger Fälle eines Überstimulationssyndroms
+ kurze Behandlungszeit
+ weniger Hormoneinnahme

Nachteile eines kurzen GnRH Antagonisten-Protokolls
- etwas weniger Eizellen

Kurzes GnRH Antagonisten-Protokoll bei Low-Respondern

Neben der Patientin, die ganz normal auf die Stimulation der Eierstöcke anspricht, gibt es noch die Patientengruppe der „Low-Responder".

Patientinnen, die besonders schlecht auf die Stimulation der Eierstöcke reagieren und bei denen sich nur wenige reife Follikel entwickeln. Dies sind oftmals Frauen über 35 Jahre oder mit einem niedrigen AMH-Wert unter 1,0.

Für diese Patientengruppe haben sich verschiedene zusätzliche Maßnahmen während einer Stimulation bewährt: Die Stimulation mit einem Kombinationspräparat aus FSH und LH hat bei Low-Respondern zu besseren Ergebnissen geführt. Darüber hinaus können eine Gabe von Androgenen (DHEA) bereits 6-8 Wochen vor dem eigentlichen Start der Stimulation oder eine Behandlung mit Wachstumshormonen mit dem Start der Stimulation, zu einer signifikanten Steigerung der Lebendgeburtenrate führen.[5]

5 Reproduktionsmedizin Diedrich 410-412

Low Responder

> 35 Jahre oder ein schlechtes Ansprechen auf die Stimulation
(weniger als 5 Eizellen in vorangegangenden IVF- oder ICSI-Versuchen)

Weitere Therapieoptionen:

Androgengabe:

6-8 Wochen vor dem nächsten Behandlungszyklus mit 75-80mg DHEA

+ 11% Lebendgeburtenrate in Studien

Wachstumshormone, Gabe mit Start der Stimulation

+ 17% Lebendgeburtenrate

Kurzes GnRH Antagonistenprotokoll bei High-Respondern

Neben den „Low-Respondern“ sind auch die „High-Responder“ eine Patientengruppe, bei der besondere Maßnahmen sinnvoll sind.

Bei den „High-Respondern“ ist gerade die übermäßige Reaktion der Eierstöcke und ein damit verbundenes, besonders großes Risiko eines schweren Überstimulationssyndroms, problematisch. Anzeichen für ein besonders massives Ansprechen der Eierstöcke auf die Stimulation und eines dann folgenden schweren Überstimulationssyndroms sind allerdings nicht eindeutig zu identifizieren. Besonders die Einschätzung vor dem Start der Stimulation ist sehr schwierig, da es z.B. keinen AMH-Schwellenwert gibt, bei dem man mit einer überschießenden Reaktion der Eierstöcke rechnen kann.

Momentan gilt eher die Anzahl der sich bildenden Antralfollikel (Follikel, die in den ersten Tagen des Zyklus bzw. der Stimulation beobachtet werden können) als verlässlicher Indikator für die Ausbildung eines OHSS (Überstimulationssyndroms).

Bei mehr als 18 Follikeln mit einer Größe von über 10mm, geht man von einer hohen Wahrscheinlichkeit (80-90%) eines Überstimulationssyndroms aus. Dies ist oftmals bei sehr jungen Patientinnen oder z.B. bei Patientinnen mit PCO der Fall.

Neben dem schweren Überstimulationssyndrom, das oftmals mit einem Krankenhausaufenthalt und eventuell großen gesundheitlichen Risiken verbunden ist, ist auch die große Anzahl Eizellen eher ungünstig. Bei einer Eizellanzahl von mehr als 20 geht man davon aus, dass die Qualität der Eizellen gleichzeitig abnimmt.

Um auf diese Umstände bei „High-Responder“-Patientinnen einzugehen, ist besonders das Antagonisten-Protokoll und eventuell auch eine Auslösung des

Eisprungs mit einer Agonistengabe sinnvoll. Im Fall der Agonistengabe, werden dann alle Eizellen eingefroren und ein Transfer findet im nächsten Zyklus statt. Das Risiko eines OHSS liegt dann selbst für Hochrisikopatientinnen bei 0%.

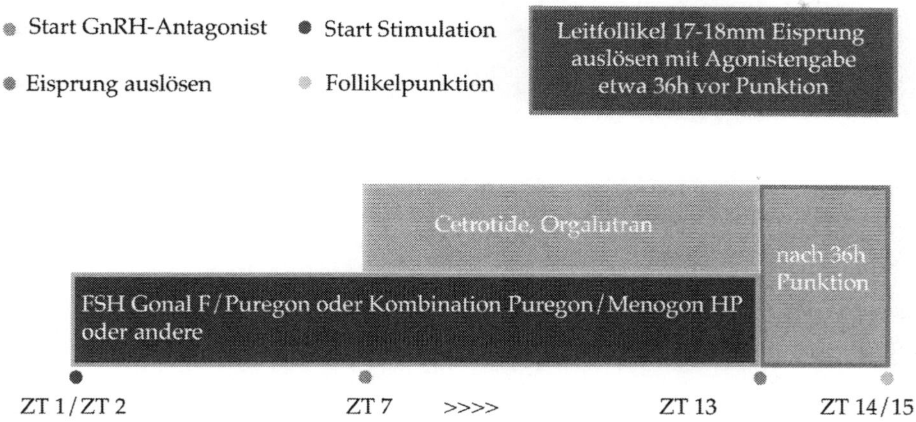

High Responder

> junge Patientinnen oder mehr als 15-20 Eizellen in einem vorangegangen dem IVF- oder ICSI-Versuch

Problem:

Eizellqualität nimmt mit steigender Anzahl von punktierten Eizellen (mehr als 20 Eizellen) ab und das Risiko eines Überstimulationssyndroms mit Krankenhausaufenthalt ist erhöht.

Lösung:

Der Eisprung wird mit einer GnRH-Agonistengabe ausgelöst-. Allerdings müssen dann alle Eizellen eingefroren werden.

Das Risiko eines Überstimulationssyndroms sinkt dann auf 0%.

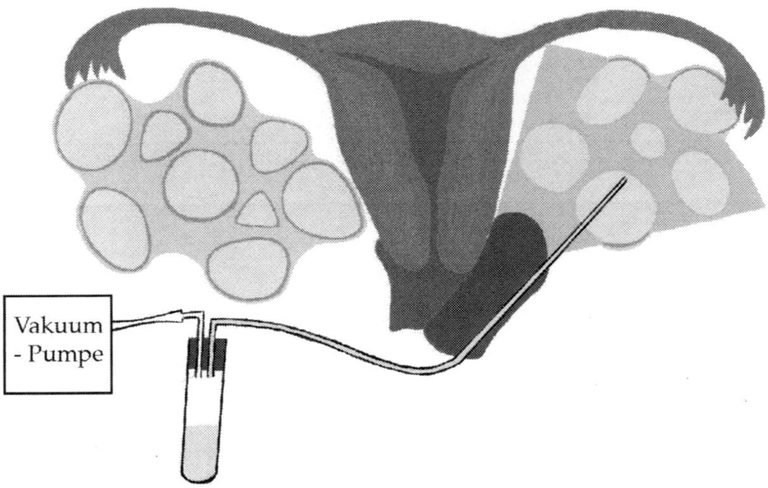

Die Follikelpunktion

Die Follikelpunktion ist ein Standardeingriff, der meist unter leichter Sedierung oder kurzer Vollnarkose durchgeführt wird.
Falls die Patientin es wünscht und nur wenige Follikel punktiert werden sollen, ist aber auch eine Follikelpunktion ohne Narkose denkbar. Meistens wird aber eine Punktion mit Narkose empfohlen. Dies macht Sinn, da die Gefahr von Verletzungen der Eierstöcke bei einer plötzlichen Bewegung der Patientin (z.B. wenn die Schmerzen doch intensiver sind als gedacht) durchaus gegeben ist.

Ablauf einer Follikelpunktion

Bei der Follikelpunktion wird ein Ultraschallgerät mit einem Aufsatz zur Absaugung der Follikel in die Scheide eingeführt. Die Punktion der Follikel ist dann bei Ultraschallsicht mit Hilfe einer Nadel durch die Scheidenwand möglich .

Über eine Vakuumpumpe werden die Follikel dann abgesaugt. Dabei werden die Eizellen, zusammen mit den sie umgebenden Granulosazellen, und die Follikelflüssigkeit aus den Follikeln gewonnen. Der Ultraschallkopf wird bei diesem Prozedere so in der Scheide positioniert, dass ein direkter Kontakt zwischen Ultraschallkopf und Eierstöcken erreicht wird (siehe Bild).

Bei einer Punktion werden alle herangewachsenen Follikel über 10mm Größe punktiert, allerdings enthalten meistens nur die größeren Follikel reife Eizellen, die dann auch für eine Befruchtung zur Verfügung stehen.

Die Anzahl der Eizellen

Um Enttäuschungen in Bezug auf das Punktionsergebnis schon im Vorfeld aus dem Weg zu gehen, kann man sich bei den Ultraschalluntersuchungen (auch Follikel-TV genannt), die im Vorfeld der Punktion stattfinden, schon ein gutes Bild der Situation machen.

Gibt es hier zum Beispiel in jedem Eierstock 4 große und 3 kleinere Follikel, sollte man mit 8 befruchtungsfähigen, reifen Eizellen rechnen. Auch wenn 14 Eizellen punktiert wurden, ist die Wahrscheinlichkeit von reifen Eizellen in den kleineren Follikeln eher gering.

Schmerzen nach der Punktion

Die Schmerzen nach einer Follikelpunktion variieren, je nachdem, wie viele Eizellen punktiert wurden. Sie sind am besten mit leichten bis mäßigen Regelschmerzen vergleichbar und lassen sich normalerweise, falls nötig, mit einem leichten Schmerzmittel behandeln. Die Komplikationsrate einer Follikelpunktion ist sehr gering.

Verhalten nach einer Follikelpunktion

Nach einer Follikelpunktion sollte man sich mindestens einen Tag Ruhe gönnen. Leichte Bewegung schadet auf jeden Fall nichts, aber Sport oder Ähnliches, würde ich an diesem Tag nicht empfehlen.

Hat man für die Punktion eine Vollnarkose bekommen, muss man aus der Klinik abgeholt werden, da man für 24 Stunden kein Auto fahren darf.

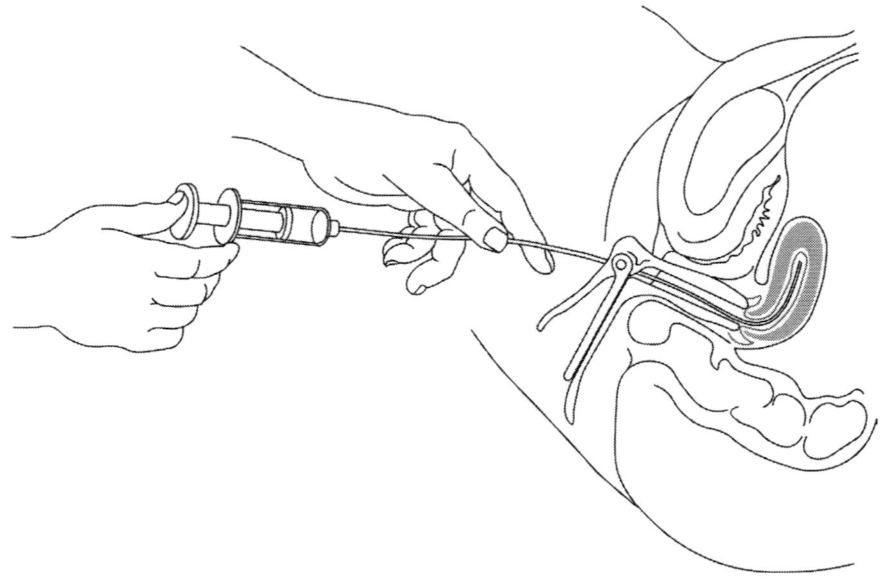

Der Embryotransfer

Der Embryotransfer findet, je nachdem wie lange die Kulturdauer der Embryonen gewählt wurde, zwischen 2 und 5 Tage nach der Follikelpunktion statt. Beide Partner können normalerweise beim Transfer anwesend sein und den „Einzug" des oder der Embryonen miterleben.

Für den Embryotransfer ist keine Betäubung notwendig, da es meistens möglich ist den Transfer ohne nennenswerte Schmerzen durchzuführen.

Normalerweise wird der Embryotransfer unter Ultraschallsicht durchgeführt. Dazu werden weiche Katheter verwendet, die im Ultraschall dargestellt werden können und die Patientin wird gebeten, mit einer halbvollen Blase zum Transfer zu erscheinen. Die halbvolle Blase führt zu einer Abflachung der Gebärmutter und erleichtert so das Einführen des Katheters und damit den Transfer.

Ob die Ultraschallkontrolle wirkliche Vorteile mit sich bringt, wurde in Studien untersucht und man kam zu dem Ergebnis, dass bei Embryonen mit einem Alter von 2-4 Tagen Vorteile gefunden werden können. Wird ein Embryo an Tag 5 transferiert, scheint es keinen Unterschied zu machen, ob dabei eine Ultraschallkontrolle durchgeführt wird oder nicht. Da es aber eher einen Vorteil als einen Nachteil darstellt, würde ich einen Transfer mit Ultraschallkontrolle einem Transfer ohne vorziehen.

Der Ablauf des Embryotransfers

Für den Embryotransfer wird die Scheide mit Hilfe eines Spekulums geweitet, damit eine gute Sicht auf den Muttermund möglich ist.

Anschließend wird der Scheidenraum mit einem Schleimhautdesinfektionsmittel (z.B. Octenisept) gereinigt. Das Zervixsekret wird mit einem Tupfer entfernt, da es sonst möglicherweise zu einem Verschluss der Katheterspitze kommen könnte. Sind die vorbereitenden Arbeiten erledigt, werden die Embryonen in den Katheter eingesaugt und dem Arzt für den Transfer überreicht. Die Katheterspitze wird dann vorsichtig durch den Muttermundkanal (Zervikalkanal) geführt und die Embryonen werden mit einem kleinen Abstand vom höchsten Punkt der Gebärmutter (Gebärmutterkuppe oder Fundus uteri) eingesetzt.

Wie groß der Abstand zur Gebärmutterkuppe gewählt werden sollte, ist bisher nicht gänzlich geklärt. Grundsätzlich sollte der Transfer aber im oberen Drittel der Gebärmutter erfolgen. Nachdem der Katheter wieder entfernt wurde, wird er unter dem Mikroskop ausgespült und es wird überprüft, dass der oder die Embryonen auch wirklich in die Gebärmutter gelangt sind.

Rückenlage nach dem Transfer?

In den meisten Kliniken hat man die Möglichkeit sich nach dem Transfer noch eine Weile (z.B. 30 Minuten) hinzulegen. Einen wirklichen Beweis, dass Bettruhe nach dem Transfer zu höheren Schwangerschaftsraten führt, gibt es nicht.

Für die Tage nach dem Transfer gibt es die Empfehlung, das Leben so normal wie möglich weiter zu führen, wobei man sich so verhalten sollte, als wäre eine Schwangerschaft bereits eingetreten.

Wie viele Embryonen sollte man sich einsetzen lassen?

Die Anzahl der zu transferierenden Embryonen liegt normalerweise zwischen 1 und 2 Embryonen.

Auf Wunsch des Paares können auch 3 Embryonen transferiert werden, obwohl es im Vergleich zwischen dem Transfer von 2 Embryonen und dem Transfer von 3 Embryonen nicht zu einer Steigerung der Schwangerschaftsraten kommt. Allerdings ist die Mehrlingsrate (Zwillinge und Drillinge) bei mehr als 2 Embryonen erhöht. Daher ist bei einer Übertragung von mehr als 2 Embryonen eine besondere Aufklärung über die Risiken von Mehrlingsschwangerschaften durch die Klinik vorgeschrieben.

Die Überstimulation

Wo es eine erfolgreiche Stimulation der Eierstöcke gibt, gibt es oft auch eine Überstimulation. Meistens bleibt es bei einer etwas unangenehmen Vergrößerung der Eierstöcke, einem aufgeblähten Bauch und etwas eingeschränkter Bewegungsfreiheit. Diese milde Form der Überstimulation wird nach ein paar Tagen deutlich besser und bleibt ohne negative Folgen.

Eine erfolgreiche Einnistung und das damit ansteigende HCG kann wieder zu einer stärkeren Ausprägung der Überstimulation führen und kann damit als frühes Anzeichen einer Schwangerschaft vorkommen.

All das sind ganz normale Erscheinungen während einer IVF- oder ICSI-Behandlung und man sollte sich in diesen Fällen keine Sorgen machen. Standardempfehlungen bei einer leichten Überstimulation sind eine Trinkmenge von 2-3 Litern, um den Körper gut mit Wasser zu versorgen und eine erhöhte Eiweissaufnahme, bei der sich aber die Experten streiten, ob dies wirklich einen Einfluss hat. Schaden kann es aber in jedem Fall nicht.

Das ovarielle Überstimulationssyndrom

Ganz anders sieht es aber aus, wenn die Symptome deutlich zunehmen. Kommt es also zu starken Bauchschmerzen, Übelkeit oder Erbrechen, sollte man sofort einen Arzt aufsuchen, der dann entscheidet, wie die Überstimulation behandelt werden muss. Liegt eine sehr schnelle Verschlechterung der Symptome vor, sollte man nicht davor zurückschrecken einen Notarzt zu rufen.

Bei einer mittleren Form einer Überstimulation reicht eine hohe Trinkmenge oft nicht mehr aus und der Körper muss zusätzlich mit Elektrolytinfusionen versorgt werden. Um die Gefahr einer Thrombose (Bildung eines Blutgerinnsels) zu senken, wird hier oft auch schon Heparin gegeben. Ab dieser Form des Überstimulationssyndroms sollte auch der Hämatokritwert überprüft werden um zu entscheiden, ob eine stationäre Aufnahme notwendig ist.

Da ein ovarielles Überstimulationssyndrom durchaus auch lebensbedrohlich werden kann, sollte man eine Verschlimmerung der Symptome auf keinen Fall auf die leichte Schulter nehmen.

Kapitel 6

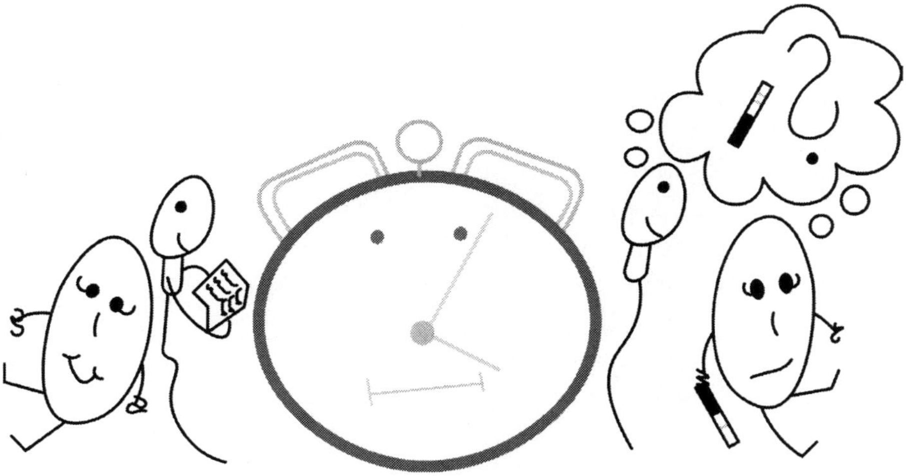

Die 1. ICSI Warteschleife

Nach dem Embryotransfer fing für mich die wirklich schwierige Zeit unserer ersten ICSI an. Durch den Stress mit der Ärztin hatte ich sowieso schon irgendwie ein schlechtes Gefühl.

So ergibt sich ein Gemenge aus so unterschiedlichen Emotionen, es ist ein ständiges Hin und Her…ein ständiges Auf und Ab.

Das Gedankenkarussel

Man sagt sich entweder: „Das hat auf gar keinen Fall geklappt… da ist ja nun so viel schief gegangen… und überhaupt sahen die Embryonen nicht so aus, wie sie sollten…".

Und doch flüstert dann sofort, die leise, aber alles durchdringende Stimme der Hoffnung: „Aber vielleicht doch… vielleicht,… vielleicht haben wir ja doch Glück…". So drehen sich die Gedanken im Kopf und man liest in Foren und Gruppen, wer alles auch, mit nicht zeitgerechten Embryonen, schwanger geworden ist.

Ich war damals Lehrerin an einer Stadtteilschule in Hamburg und auch, wenn das öffentliche Bild vom Lehrer ein anderes ist - das ist ein verdammt stressiger Job. Daher habe ich mich nach dem Transfer krankschreiben lassen. Neben dem Umstand, dass ich für die beiden Kleinen die besten Startchancen haben wollte, kam auch noch die Überstimulation hinzu, die mir nach wie vor zu schaffen machte.

Mich in dieser Situation mit 30 pubertierenden Jugendlichen zwischen 14 und 16 auseinanderzusetzen, kam für mich nicht in Frage und von meiner Klinik bekam ich auch ohne Probleme eine Krankschreibung für eine Woche. Allerdings hatte ich mit meinem stellvertretenden Schulleiter die Situation vorher auch schon besprochen. Da man als Lehrer gar nicht die Möglichkeit hat, sich zur Punktion einen Urlaubstag zu nehmen, oder die Arbeitszeit an die Termine in der Kinderwunsch-Klinik anzupassen, habe ich von Anfang an die Wahrheit gesagt. Natürlich fällt das nicht leicht, für mich war es aber die einzige Möglichkeit meinen Stundenplan und die Termine in der Klinik unter einen Hut zu bekommen.

Arbeiten oder pausieren?

Nun aber zurück zur Warteschleife… und da kann ich nur sagen: Wenn man keinen wirklich stressigen Job hat, und nicht mit einer Überstimulation kämpft, würde ich eher empfehlen auch während der 14-Tage-Warteschleife zur Arbeit zu gehen. Denn diese Zeit raubt einem wirklich den letzten Nerv!

Hat man dann auch noch viel Zeit, wird das Ganze nicht besser. Stundenlang habe ich damit zugebracht unterschiedliche Verhaltensweisen und Empfehlungen im Internet zu recherchieren: Soll man nun möglichst viel Liegen? Oder sollte man sich ganz normal bewegen wie sonst auch? Wäre Fahrradfahren ein Problem… oder doch nicht? Ist dieses Zwicken in der Leistengegend ein gutes oder ein schlechtes Zeichen?

Und das sind nur einige der mindestens 100 weiteren Fragen in diesem Stil, die mir ständig durch den Kopf gingen. Jedes kleinste Zwicken und Zwacken versuchte ich zu interpretieren. Die Tage zogen sich dahin und meine Gefühle schwankten zwischen Zweckoptimismus und totaler Depression.

Nebenwirkungen des Progesteron

Ein weiteres Problem, was diese Phase nicht leichter macht, ist das Progesterongel, dass man nach dem Transfer zusätzlich einnimmt und was einem wirklich jedes erdenkliche Schwangerschaftsanzeichen vorgaukelt, das man sich nur vorstellen kann.

Auch im ganz normalen Zyklus ist die zweite Zyklusphase nicht gerade mein Liebling, denn unter dem Einfluss von Progesteron fühlt man sich so oder so nicht wie das blühende Leben - das prämenstruelle Syndrom lässt grüßen.

Doch nimmt man noch zusätzliches Progesteron, dann wird aus der sonst leicht getrübten Stimmung schnell eine richtig depressive Episode. Schon ohne das nervenaufreibende Warten wäre das eine Herausforderung.

Die ersten Tage nach dem Transfer sind noch ganz gut zu ertragen. Man versucht sich eben nach allen Regeln der Kunst abzulenken und da man sowieso noch nicht viel spüren könnte, da die Embryonen sich höchstens gerade einmal einnisten, braucht man auch noch nicht so sehr auf Anzeichen einer Schwangerschaft zu achten.

Einnistungsblutung?

Doch dann so nach 3 Tagen fängt man langsam an, nach der ominösen Einnistungsblutung zu suchen.

“Ist da vielleicht ein leichter brauner Schatten auf dem Toilettenpapier?“ Oder kommt das vielleicht davon, dass man sich mit diesem unpraktischen Plastikapplikator, mit dem das Crinone Progesteron Gel eingeführt werden soll, irgendwo gekratzt hat und es deswegen blutete? Aber es könnte natürlich auch eine Einnistungsblutung sein!?!

Welche Schwangerschaftsanzeichen kann es überhaupt geben?

Je nachdem, wie alt der Embryo beim Transfer war, wird er sich hoffentlich nach Stunden z.B. bei einer Blastozyste (nach 24-48h) oder nach einigen Tagen, bei einem 4- oder 8-Zeller, in die Gebärmutterschleimhaut einnisten.

Da sich die Blutgefäße mit den Zellen des Embryos verbinden, kann es in diesem Prozess durchaus zu leichten Blutungen kommen. Diese Blutung ist als Nidations- oder Einnistungsblutung bekannt und man bemerkt sie eher als eine bräunliche Schmierblutung, da es sich nicht um frisches Blut handelt, sondern das Blut bereits geronnen ist. Dies wäre also eher ein gutes Zeichen, als dass man sich deshalb Sorgen machen müsste. Manche Frauen können die Einnistung sogar spüren, doch üblich ist das nicht. Einnistungsblutung und Einnistungsschmerz sind Phänomene, die nur bei etwa 10% der Frauen auftreten. Wenn man also weder das eine noch das andere beobachten kann, muss man sich keine Sorgen machen.

Obwohl der Embryo schon jetzt über eine Vielzahl von Botenstoffen (natürlich auch über das Schwangerschaftshormon HCG) mit der Mutter kommuniziert und auch der mütterliche Körper bereits durch viele Prozesse auf den Embryo reagiert, gibt es nur sehr wenige, wirklich belegte Anzeichen, die schon so früh bei einer Schwangerschaft zu spüren sind. Als eines der wenigen sehr frühen Anzeichen kann es zu einer Verschlimmerung der Überstimulation kommen (ausgelöst durch das HCG des Embryos). Dies ist besonders deutlich zu merken, wenn die Symptome bereits deutlich abgeklungen waren und dann plötzlich wieder stärker werden.

Viele andere Dinge, die man gerne als frühe Anzeichen einer Schwangerschaft interpretiert, sind dann doch eher die Nebenwirkungen der Medikamente oder eine Art Theaterspiel des Körpers.

Was ist mit dem Papa?

Da haben es die zukünftigen Väter etwas leichter, natürlich müssen auch sie die Zeit irgendwie rum bekommen, allerdings stecken sie eben einfach nicht in diesem Körper, in dem sich vielleicht gerade ein geliebtes Lebewesen entwickelt.

Mein Mann hatte zwar den Nachteil, dass er sich mit seiner ziemlich emotionalen Frau rumplagen musste, aber ansonsten konnte er so gut es geht auch einmal abschalten. Es gibt also eine große Diskrepanz zwischen der Situation der Frau und der Lage des Mannes. Ich denke, es macht besonders in dieser Situation Sinn über die eigenen Gedühle zu sprechen und möglichst schöne Dinge zusammen zu unternehmen.

Schwangerschaftstest vor dem Bluttest, ja oder nein?

Diese Frage wird immer wieder sehr kontrovers diskutiert und es scheint so, als wenn man entweder zu den leidenschaftlichen Testern oder zu den strikten Nicht-Testern gehört. Beide Strategien haben ihre Vorteile, obwohl ich mich immer eher mit dem Testen arrangieren konnte. Doch dies ist eine sehr persönliche Entscheidung und was für den einen passt, kann für den anderen dazu führen, dass er sich damit schlechter fühlt.

Ich brauchte ein gewisses Maß an Sicherheit, wenn ich zum Bluttest gegangen bin. Ich wollte nicht beim Einkaufen oder während eines Gesprächs davon überrascht werden, dass das Ergebnis wieder einmal negativ ist.

Wenn man testen will, dann stellt sich natürlich sofort die Frage, ab wann es denn Sinn macht einen Test zu wagen?

Hier gibt es eine ganze Wissenschaft um die Frage, wann eine Schwangerschaft im Urin überhaupt nachweisbar wäre. Einflussfaktoren sind z.B. der Zeitpunkt der Einnistung, ob sich vielleicht auch zwei Embryonen eingenistet haben (dann würden beide HCG produzieren und der Spiegel in Blut und Urin wäre möglicherweise schon früher höher), ob man HCG zur Unterstützung der Einnistung gespritzt hat und inwiefern dieses HCG schon wieder vom Körper abgebaut wurde. All diese Dinge haben einen Einfluss darauf, ob ein Schwangerschaftstest schon ein verlässliches Ergebnis liefern kann.

Wann ist die Einnistung?

Normalerweise nisten sich Embryonen zwischen dem 5. und 6. Tag nach der Befruchtung der Eizelle ein. Hat man also einen Blastozystentransfer an Tag 5, dann kann man davon ausgehen, dass sich der Embryo spätestens 48 Stunden nach Transfer eingenistet haben sollte.

Nisten sich gleich 2 Embryonen erfolgreich in der Gebärmutter ein, kann es zu deutlich höheren HCG Konzentrationen im Blut und Urin kommen, das muss aber nicht so sein. Auch bei einer intakten Zwillingsschwangerschaft kann es einen Schwangerschaftsverlauf mit niedrigen HCG-Werten geben, dies ist aber eher die Ausnahme. Liest man z.B. in Gruppen oder Foren, dass es schon sehr früh (PU+ 8/9) einen positiven Schwangerschaftstest gab, sind dies häufig Zwillingsschwangerschaften, bei denen das HCG einfach schon etwas früher mit einem Schwangerschaftstest nachweisbar ist.

Hat man zur Unterstützung der Einnistung eine Dosis HCG gespritzt, kann man die wahrscheinliche Konzentration im Blut mit Hilfe eines HCG-Abbau-Rechners[1] ausrechnen. Allerdings weiß man dann trotzdem nicht, ob man das verbliebene HCG auf einem Schwangerschaftstest (SST) als zweiten Strich sehen würde.

1 https://www.wunschkinder.net/service/interaktiv/hcg-abbau-rechner/

Die Sache mit den „Verdunstungslinien"

Ich habe während der Warteschleife immer schon sehr früh angefangen zu testen (meistens an PU+7) oder noch früher. Wenn ich den Eisprung im Frischversuch mit HCG ausgelöst hatte, konnte ich so sehen, ob die Auslösespritze schon vom Körper abgebaut wurde.

Hier gab es natürlich positive Schwangerschaftstests, die nicht auf das HCG vom Embryo zurückzuführen waren. Ansonsten muss ich aber sagen, dass ich bei den Schwangerschaftstests, die ich ausprobiert hatte (Clearblue, One-Step, Testamed), nie eine Verdunstungslinie oder ein Falsch-Positives Ergebnis hatte. Allerdings hatte ich bei den 5 kurzen Schwangerschaften dreimal eine biochemische Schwangerschaft, also eine Einnistung, bei der das HCG nur kurz nachweisbar war. In diesen Fällen waren die Schwangerschaftstests schnell wieder blasser und dann nach einigen Tagen auch wieder negativ. Ich denke, dass der Großteil „Falsch-Positiver"-Tests eigentlich kurze Einnistungen waren. Wenn es keine Einnistung gab und ich einen wirklich negativen Test hatte, waren die Tests wirklich immer blütenweiß.

Welche Schwangerschaftstests gibt es?

Es gibt normalerweise 3 unterschiedliche Arten Schwangerschaftstest, die man nach ihrer Sensibilität unterscheiden kann:

Sensibilität des Tests	Ab wann sollte man diesen Test nehmen
50 mIE/ml HCG	Zeigt wirklich erst nach dem Ausbleiben der Regel etwas an. Dieser Test macht zum Testen im Rahmen einer Kinderwunschbehandlung wenig Sinn.
25 mIE/ml HCG	Dies ist der ganz normale Schwangerschaftstest, den man in der Drogerie kaufen kann. Auch der teure Test mit Wochenbestimmung ist so ein 25er Test und er sollte 4 Tage vor Ausbleiben der Regel bereits eine Schwangerschaft anzeigen.
10 mIE/ml HCG	Dies sind die extrem sensiblen Schwangerschaftstests, die teilweise schon an PU+8/9 einen leichten zweiten Strich zeigen können. Weiterer Vorteil dieser Frühtests ist, dass es sie sehr günstig im Internet für wenige Euro im 20er Pack zu kaufen gibt. Hat man nicht wenigstens einen leichten zweiten Strich auf so einem günstigen Frühtest, kann man sich den teuren Test mit Wochenbestimmung sparen.

Da die Embryonen beim Transfer unterschiedlich alt sein können, rechnet man für den Schwangerschaftstest immer ab dem Tag der Punktion. Bekommt man z.B. einen 3 Tage alten Embryo eingesetzt, dann ist der 8. Tag nach Punktion (PU+8) der 5. Tag nach dem Transfer (TF+5). Im Anhang des Buches gibt es eine HCG-Tabelle, auf der man sehen kann, wann welche Schwangerschaftstests ein relativ sicheres Ergebnis anzeigen.

Die Testreihen-Strategie

Wenn man sich dazu entschlossen hat, schon vor dem Bluttest einen Schwangerschaftstest zu machen, dann stellt sich jetzt vielleicht die Frage, wie man ausschließen kann, dass der Schatten eines zweiten Striches von der Auslösespritze (HCG) und nicht vom Embryo kommt?

Hierfür gibt es eine einfache Strategie: Man kauft sich z.B. im Internet 20 von den ganz einfachen Frühtests (kosten hier nur etwa 4-6€) und testet schon am Tag nach dem Embryotransfer zum ersten Mal. Dieser Test ist dann wahrscheinlich durch die Auslösespritze (HCG) positiv. Macht man nun jeden Tag einen weiteren Test wird man sehen, wie die Tests langsam negativ werden. Nach ein paar Tagen wird der Test richtig negativ sein.

Wenn sich dann wieder der Schatten eines zweiten Striches zeigt, weiß man, dass dieses HCG vom Embryo kommt und nicht von der Auslösespritze.

Die „Placeboschwangerschaft"

So nenne ich heute die bemerkenswerte Theateraufführung, die mein Körper mir bei meiner 1. ICSI vorgespielt hatte.

Ich hatte wirklich JEDES Anzeichen, das ich in Foren, Büchern und Gesprächen aufgeschnappt hatte. Mir war leicht übel und ich hatte das Gefühl meine Brustwarzen sind dunkler als sonst. Ich hatte auf einmal komische Gelüste oder das Gefühl, ich würde bestimmte Gerüche intensiver riechen.

Wahrscheinlich hat mein Körper das auf wundersame Weise irgendwie selbst produziert, da ich so sehr daran glauben wollte, dass es geklappt hat.

Die Schwangerschaftstests blieben allerdings weiß wie die Wand. Der Bluttest bestätigte dann auch, was ich eigentlich schon wusste: Mein Körper hatte mir einfach ein fulminantes Schwangerschaftstheater vorgespielt.

Da sieht man, dass der Placeboeffekt auch in Situationen funktioniert, wo man ihn wirklich nicht gebrauchen kann. Denkt der Kopf: „Ich bin schwanger", scheint der Körper das ganze Repertoire abzuspielen.

Natürlich hätten manche Dinge auch an den Medikamenten liegen können, doch in den nachfolgenden Versuchen habe ich nie wieder so viele Anzeichen gehabt, und das obwohl ich jedes Mal die gleichen oder sogar noch mehr Medikamente eingenommen hatte.
Natürlich wusste ich beim Bluttest bereits, dass das Ergebnis eigentlich nicht positiv sein kann (denn alle Schwangerschaftstests waren bis zu diesem Tag negativ), trotzdem hatte ich zu diesem Zeitpunkt noch die naive Hoffnung, dass die Tests vielleicht einfach nicht funktionieren und mein Körpergefühl mir doch die „Wahrheit“ sagt. Als das negative Ergebnis dann von der Klinik bestätigt wurde, war ich richtig wütend auf meinen Körper, der mir solche Hoffnungen gemacht hatte und ein bisschen wütend war ich auch auf mich, dass ich mir Hoffnungen gemacht hatte, obwohl die Chancen doch von Anfang an nicht gut standen.

Kapitel 7

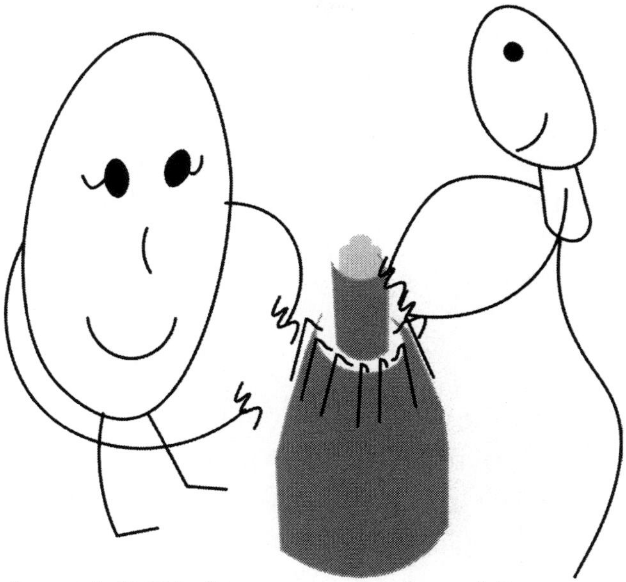

Nach der ICSI kommt die Kryo

Zumindest, wenn man das Glück hatte, dass im Frischversuch überzählige befruchtete Eizellen oder Embryonen eingefroren, also kryokonserviert, werden konnten. Bei uns wurden gleich nach der Befruchtung 3 der 6 Eizellen kryokonserviert. Auch wenn wir es uns im Frischversuch anders gewünscht hätten, waren wir jetzt doch sehr froh über die Möglichkeit, die drei eingefrorenen Eizellen aufzutauen und einsetzen lassen zu können.

Vorbereitung beim Kryo-Zyklus

So ein Kryo-Zyklus ist wirklich eine gute Sache, denn man braucht nicht sofort wieder neu zu stimulieren, um Eizellen zu gewinnen, und man ist beim Transfer einfach auch in einem deutlich besseren gesundheitlichen Zustand. Die Überstimulation der Eierstöcke, die sich bei den meisten Frauen nach der Punktion ergibt, ist schon eine Einschränkung. Besonders den ersten Transfer, der wegen der Ärztin sowieso schon keine Freude war, empfand ich durch die Überstimulation als ziemlich unangenehm.

Da ist die Situation bei einem Kryo Transfer deutlich entspannter, was auch damit zu tun hat, dass man im Vorfeld kaum etwas tun muss. Bis auf Estrifam, ein Hormonpräparat, das beim Aufbau der Gebärmutterschleimhaut helfen soll, musste ich keine weiteren Medikamente nehmen.

Auch sonst ging es mir bei diesem zweiten Transfer sehr viel besser. Wir waren zu einem jungen Arzt gewechselt, bei dem man grundsätzlich freundlich behandelt wurde, das hatten wir bei unserer ersten Ärztin ja auch schon einmal anders erlebt. Einziger Wermutstropfen war, dass mein Mann bei diesem Transfer nicht dabei sein konnte, da er beruflich unterwegs war. Es war irgendwie ein komisches Gefühl, dort so alleine aufzutauchen, wo doch die meisten Paare immer zusammen sind. Auch wenn ich es mir wahrscheinlich nur eingebildet habe, hatte ich das Gefühl, dass mich alle mitleidig angeschaut haben. Wahrscheinlich war es aber irgendwie nur meine eigene Traurigkeit, dass ich unsere beiden kleinen Embryonen so ganz alleine abholen musste.

Embryonenqualität?

Für diesen Transfer hatte ich mir auf jeden Fall vorgenommen genauer nach der Qualität der Embryonen zu fragen. Beim ersten Transfer habe ich dazu nur ausweichende Antworten bekommen. Nun hatte ich mich in der Zwischenzeit etwas informiert und wollte den Arzt diesmal genauer fragen.

Im Transferraum wurde ich dann sehr freundlich von meinem Arzt und der Biologin begrüßt und es war sogar möglich, eine kurze Einschätzung zur Qualität der Embryonen zu bekommen. Leider war der eine Embryo ein kleiner Bummler und war nun erst ein 7-Zeller, der zweite Embryo war ein 8-Zeller und damit, für den dritten Tag nach der Punktion, zeitgerecht entwickelt. Natürlich hätte ich mir schon noch ein paar weitere Infos z.B. über andere Qualitätskriterien wie die Struktur des Embryos gewünscht, die habe ich aber leider nicht bekommen.

Die halbgefüllte Blase

Bis auf den Umstand, dass ich diesmal alleine beim Transfer war, war wirklich alles viel angenehmer.

In unserer Klinik musste man zum Transfer mit einer „halbgefüllten" Blase erscheinen. Um dies zu erreichen, sollte man eine Stunde vor dem Transfer 500ml trinken und dann nicht mehr auf Toilette gehen. Der Grund dafür ist, dass die etwas gefüllte Blase die Gebärmutter so herunterdrückt, dass das Einführen des Katheters dadurch erleichtert werden soll. So eine halbvolle Blase hört sich zwar unspektakulär an, hat man aber eine mittlere Überstimulation, wie ich sie im Frischversuch hatte, ist es wirklich sehr unangenehm, wenn dann auch noch die Blase in dem Gebiet drückt. Ohne Überstimulation war es aber wirklich sehr gut auszuhalten.

Der Embryotransfer

Was für ein Unterschied! Ich hatte immer gelesen, dass ein Transfer vollkommen schmerzfrei sein sollte.

Das konnte ich mir nach meinem ersten Transfer gar nicht mehr vorstellen. Mein neuer Arzt war diesmal so vorsichtig und gewissenhaft, dass ich höchstens ein kleines Zwicken gemerkt hatte, als er den Katheter in den Muttermund eingeführt hat. Ich konnte die beiden Embryonen vorher kurz auf einem Bildschirm sehen, dann wurden sie in den Katheter aufgesogen und in den Transferraum gebracht. Im Gegensatz zur ersten Ärztin hat er dann auch per Ultraschall überprüft, wo er die Embryonen absetzt und mir alles auf dem Monitor gezeigt. So sollte es sein! Nach dem Einsetzen der Embryonen wird der Katheter dann immer nochmal unter dem Mikroskop ausgespült, dies wird gemacht, um zu überprüfen, dass die Embryonen auch wirklich in der Gebärmutter sind. Leider bekam man bei unserer Klinik kein Foto der Embryonen und da ich diesmal alleine war, konnte auch niemand ein Foto vom Bildschirm machen.

Alles in allem ist es diesmal gut gelaufen und ich war voller Hoffnung, als ich nach Hause fuhr.

Die Zeit nach dem Transfer

Irgendwie war ich bei diesem Kryoversuch deutlich entspannter.
Da es beim Kryoversuch keine Überstimulation gibt, konnte ich auch einfach weiter arbeiten. Dieses Mal habe ich gedacht: „Wenn sich einer der Embryonen festbeißen will, dann wird er das schon tun!". Also war auch die Warteschleife erstmal nicht so belastend wie beim Frischversuch. In den Tagen nach dem Transfer habe ich dann alles gemacht wie immer. Ich bin mit dem Fahrrad zum Einkaufen gefahren, war mit unserem Hund unterwegs und habe einfach versucht, die Spätsommertage des Septembers zu genießen.

Und immer wieder die Frage, testen ja oder nein?

Und trotzdem fängt es natürlich spätestens an PU+8/PU+9 an, morgens in den Fingern zu jucken, und man fragt sich, soll ich testen oder nicht?

Da ich noch einige One-Step Frühtests vom Frischversuch über hatte, konnte ich mich an PU+9 abends nicht mehr zurück halten. Meine Erwartungen waren gering, da ich wusste, dass es relativ früh ist und die HCG-Konzentration im Abendurin wahrscheinlich auch noch geringer ist. Da ist es dann doch eher unwahrscheinlich, dass man etwas auf dem Schwangerschaftstest sehen kann.

Also schnell den Test gemacht und dann habe ich versucht, mich ein paar Minuten abzulenken, bevor ich wieder draufgeschaut habe. Als ich den Test dann wieder in die Hand genommen habe - Enttäuschung. Es war nichts zu sehen. Ich legte den Test wieder auf die Badezimmerablage und versuchte mich damit zu beruhigen, dass es ja auch noch zu früh für einen zweiten Strich ist.

Als ich später wieder ins Badezimmer ging, schaute ich mir den Test nochmal an und irgendwie hatte ich das Gefühl, dass da doch so ein leichter Schatten ist. Zugegeben, meine Vorstellung von einem positiven Schwangerschaftstest waren zwei fette dunkle Striche, also so wie man einen Schwangerschaftstest aus der Werbung kennt. Auf meinem Schwangerschaftstest war eine ganz leichte Verfärbung zu sehen. Ich ging also gleich zu meinem Mann in die Küche und dann standen wir beide da und drehten und wendeten den Test unter der Küchenlampe.

Fazit: Also es ist nicht nichts! Es gibt einen ganz leichten Schatten eines zweiten Striches. Könnte es diesmal also wirklich geklappt haben?

In dieser Nacht konnte ich kaum einschlafen. Ich sehnte den nächsten Morgen herbei, um endlich einen Test mit Morgenurin machen zu können. Als ich um 5 Uhr aufgewacht bin, stand ich auf und machte voller Spannung einen neuen Test. Und da war er dann auch…ein zweiter Stich. Noch ziemlich hell, aber auf jeden Fall stärker als am Abend.

Der erste positive Schwangerschaftstest meines Lebens und obwohl man die ganze Zeit darauf gehofft hatte, konnte ich mein Glück kaum fassen. Endlich hatten wir es geschafft!

Der Kryoversuch

Mit einem Kryoversuch bezeichnet man einen Embryotransfer mit Embryonen, die aus einem vorherigen Frischversuch stammen, und die anschließend eingefroren wurden. „Kryo" ist dabei die Abkürzung von Kryokonservierung, also das Einfrieren von Gewebe (Hodengewebe, Eierstockgewebe) oder Keimzellen (Eizellen, Spermien).

Durch die immer besser werdenden Kryokonservierungsverfahren, sind die Erfolgsraten von Frischzyklen und Kryozyklen heute vergleichbar. Es ist also auf jeden Fall ratsam, überzählige Eizellen und Embryonen einfrieren zu lassen, die in einem Frischversuch nicht übertragen werden konnten.

Der Ablauf eines Kryoversuchs

Der Ablauf eines Kryoversuchs ist mit deutlich weniger Aufwand verbunden als ein Frischversuch. Meistens kann komplett auf eine Stimulation verzichtet werden. Der Embryo wird also in einem natürlichen Zyklus übertragen. Es gibt aber auch Fälle, wo auch der Kryoversuch medikamentös gesteuert wird.

Für die Unterstützung der Einnistung wird nach dem Embryotransfer Progesteron gegeben. Doch schon der Umstand, dass der Embryotransfer ganz ohne geschwollene Eierstöcke stattfinden kann, macht das Prozedere sehr viel angenehmer. Auch die Tage nach dem Embryotransfer sind deutlich entspannter, wenn der Körper nicht mit einer Überstimulation der Eierstöcke kämpfen muss. Natürlich ist die psychische Belastung auch beim Kryotransfer vorhanden, doch durch das bessere Körpergefühl fällt ein Kryoversuch auf allen Ebenen etwas „leichter". Auch wenn die Kosten der Kryokonservierung von den gesetzlichen Krankenkassen nicht übernommen werden, sollte man versuchen diese Chance trotzdem zu nutzen.

Folgende Kosten fallen bei der Kryokonservierung normalerweise an:

Kryokonservierung von Keimzellen (befruchtete Eizellen/Eizellen)	400-450€
Kryokonservierung von Sperma	350€
Miete für einen Lagerbehälter für 6 Monate	170-200€

Die privaten Krankenversicherungen zahlen die Kosten der Kryokonservierung normalerweise, allerdings muss das Paar in Vorleistung gehen, da die Kosten erst dann gezahlt werden, wenn ein Kryoversuch durchgeführt wird.

Verfahren zur Kryokonservierung

Für das Einfrieren der befruchteten Eizellen oder Embryonen (z.B.: Blastozysten) stehen heute unterschiedliche Verfahren zur Verfügung:

„Slow Freezing"

Beim „Slow Freezing" werden die Zellen, zusammen mit einem „Kryoprotektiva", also einer Art Schutzmittel, langsam eingefroren.

Bei der Kryokonservierung ist das Hauptziel eine Bildung von Eiskristallen in den Eizellen oder Embryonen zu verhindern, da genau diese Eiskristalle Zellschäden verursachen und damit die Erfolgschancen bei einem Embryotransfer verschlechtern. Während des „Slow Freezing" wird die Temperatur so langsam heruntergefahren, dass das Wasser langsam aus den Eizellen oder Embryonen austreten kann und somit keine Eiskristalle innerhalb der Zellen entstehen.

Vitrifikation

Ein neueres Verfahren, das immer beliebter wird, ist die Vitrifikation. Hierbei wird das Wasser zuerst mit Hilfe eines Kryokonservierungsmittels aus der Eizelle oder dem Embryo heraustransportiert und dann wird die Eizelle oder der Embryo schnell auf -196 Grad herunter gekühlt.

Es gibt immer mehr Hinweise darauf, dass die Vitrifikation (bei sachgerechter Durchführung) möglicherweise bessere Erfolgsraten aufweist als das ‚Slow-Freezing'. Momentan werden aber nach wie vor beide Verfahren in den Kinderwunsch-Kliniken angewandt.

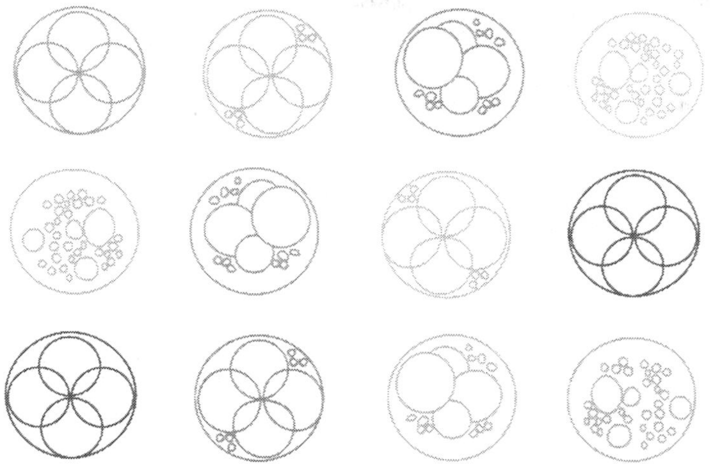

Die Embryonenqualität

Lässt sich über die Qualität der Embryonen eine Aussage zu den Schwangerschaftschancen treffen?
Die Beurteilung der Embryonen nach ihrem Aussehen ist immer wieder ein diskutiertes Thema. Nach meiner Erfahrung wird mit diesem Thema von Seiten der Ärzte und Biologen eher ausweichend umgegangen. Leider existieren mehrere Systeme zur Beurteilung der Embryonen nebeneinander, weshalb es schwierig ist, sich anhand der Angaben aus ICSI-Protokollen oder Ähnlichem einen Überblick über die eigene Situation zu machen.

Es bleibt also meistens nur eine direkte Kommunikation mit z.B. den Biologen im Labor. Dies ist in den meisten Kliniken möglich, wenn man darauf besteht. Natürlich ist das nicht gerne gesehen, da solche Telefonate Zeit kosten und den Ablauf im Labor „stören". Trotzdem bin ich der Meinung, dass Patienten ein Recht darauf haben, schon frühzeitig über den Verlauf der Behandlung aufgeklärt zu werden, und dazu gehören für mich auch Informationen über die Entwicklung der Embryonen.

Kriterien für die Beurteilung der Embryonenqualität

Bei der Beurteilung von Mehrzellern gibt es das bis heute gängige System des Embryo Score oder Embryograding.
Dabei unterscheidet man die Anzahl der Blastomeren (Zellen des Embryos), die Häufigkeit von Fragmentationen und die Granulierung des Eizellplasmas. Aus

diesen Faktoren ergibt sich dann ein Punktewert, bei dem eine hohe Punktzahl für eine gute Qualität des Embryos steht. Ein weiterer wichtiger Faktor ist die Wachstumsgeschwindigkeit des Embryos, die sich in der Anzahl der Zellen im Embryo niederschlägt (Anzahl der Blastomeren).
Folgende Tabelle zeigt die Kriterien und ihre Einordnung:

Grad	Faktor	Fragmente	Blastomeren	Zytoplasma
A/1	4	keine	symmetrisch angeordnet, gleichförmig, rund	gleichmäßig, leicht granuliert (wie feiner Strandsand)
B/2	3	bis 10%	leichte Größenunterschiede, Form etwas unregelmäßig	Ungleichmäßig granuliert, gröberer Sand
C/3	2	20 bis 50%	Ungleichmäßig groß, ungleichmäßig verteilt	Dunkles Granulat und Vakuolen (größere Einschlüsse/Veränderungen im Zellplasma)
D/4	1	> 50%	nur eine Blastomere sichtbar, ungleichförmige Blastomeren, Blastomeren ungleich verteilt.	Dunkles Granulat und Vakuolen (größere Einschlüsse/Veränderungen im Zellplasma)

Embryonenqualitäten von A bis D -
Hier zu sehen an einem Tag 2 Embryo (4 Zeller)

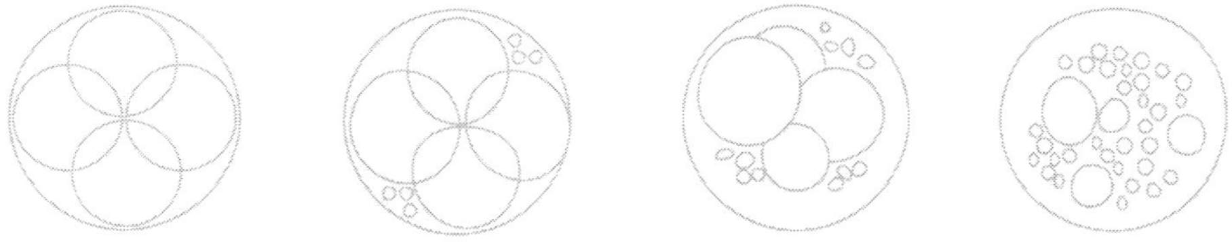

A B C D

Kriterien für die Beurteilung der Embryonenqualität

Anzahl der Blastomeren - Zellen des Embryos

Die Blastomeren sollen möglichst gleich groß und symmetrisch im Inneren des Embryos verteilt sein.

Ein sehr gleichmäßiges Aussehen eines Embryos steht hier also für eine gute Qualität. Zusätzlich kann hier auch die Anzahl der Blastomeren als Qualitätskriterium genommen werden, da eine schnelle Entwicklungsgeschwindigkeit bei einem Embryo mit einer besseren Schwangerschaftschance verbunden wird. Besonders deutlich wird dies beim Erreichen des Blastozystenstadiums an Tag 5 nach der Befruchtung.

Fragmentationen der Embryonen

Fragmentationen im Inneren des Embryos sind Teile des Embryos, die sich nicht weiter entwickelt haben, oder unregelmäßige Abschnürungen, die während einer nicht idealen Zellteilung entstanden sind.

Ein guter Embryo sollte möglichst wenig Fragmentationen (also Unregelmäßigkeiten im Inneren des Embryos) aufweisen.

Granulierung des Eizellplasmas

Ein leicht körniges Aussehen des Zellinneren des Embryos (Ooplasms/Zytoplasms) ist normal.

Hat der Embryo aber ein grobes Aussehen, kann dies auf ungünstige Prozesse im Zellplasma hinweisen. Man kann sich das vielleicht am besten in Form von Sand vorstellen. Das Zellplasma sollte granuliert, wie feiner Strandsand sein. Sieht es aber eher aus wie ein grober Kieselsand, wird dies mit einer schlechteren Qualität des Embryos verbunden.

Embryonenqualität und die Schwangerschaftschancen?

Studie 1

Im Jahr 2015 wurde dazu eine Studie veröffentlicht, die sich mit den Schwangerschaftschancen eines 4 Zellers oder 2 Zellers bei einem Transfer an Tag 2 nach der Punktion beschäftigte. Die grundsätzliche Frage ist, ob eine zeitgerechte Entwicklung des Embryos wirklich einen Einfluss auf die Schwangerschaftschancen hat. Denn an Tag 2 nach der Punktion sollte ein Embryo möglichst schon das 4-Zell-Stadium erreicht haben.

In der Studie wurden die HCG Werte 12 Tage nach Embryotransfer verglichen und es wurde geschaut, inwiefern sich die HCG-Konzentration zwischen 2-Zellern und 4-Zellern (beide Tag 2 Embryonen) unterscheiden. Wie auch zu erwarten ist, waren die HCG-Werte bei den zeitgerecht entwickelten Embryonen höher, als bei den Embryonen, die an Tag 2 „nur“ 2-Zeller waren. Besonders interessant ist, dass nur erfolgreiche Schwangerschaften betrachtet wurden. Hier wird also deutlich, dass durchaus noch nicht alles verloren ist, wenn ein Embryo nicht perfekt zeitgerecht entwickelt ist (was man ja manchmal denkt).

Allerdings zeigen die Zahlen der Studie leider auch, dass die Anzahl der „Bummler“ (also etwas langsamere Embryonen) die dann doch noch zu einer erfolgreichen Schwangerschaft führen, doch relativ gering ist. Von den 1047 Schwangerschaften waren nur 27 dabei, die an Tag 2 einen 2-Zeller zurück bekommen hatten, damit schwanger wurden und auch blieben. Dagegen waren 990 Frauen mit einem 4-Zeller schwanger geworden. Die übrigen 30 Schwangerschaften kamen durch 3-Zeller (8) und 5-Zeller (22) zu stande.

Es wird also deutlich, dass die Chance auf eine Schwangerschaft mit einem kleinen „Bummler“ zwar nicht ideal ist, aber auch nicht unmöglich. Man sollte immer erst aufgeben, wenn wirklich sicher ist, dass sich keine intakte Schwangerschaft ergeben hat.

Studie 2

Eine Studie aus dem Jahr 2006 hat das Modell des Embryoscore oder Embryograding etwas näher unter die Lupe genommen.
Es wurde die Frage gestellt, welcher Indikator eine Schwangerschaft besser vorhersagen kann, die Entwicklungsgeschwindigkeit des Embryos oder die Morphologie des Embryos (sein Aussehen). Bisher ging man davon aus, dass die zeitgerechte Entwicklung des Embryos einer der wichtigsten Aspekte bei der Einschätzung der Schwangerschaftschancen sei.

In der Studie des Center for Reproductive Health in Cincinnati, Ohio, USA, wurden zwei unterschiedliche Vorhersagemodelle ausprobiert. Im ersten Vorhersagemodell beurteilte man nur die Anzahl der Zellen der Embryonen und bezog so also nur die Entwicklungsgeschwindigkeit in die Vorhersage ein. Im zweiten Modell wurde nicht die Entwicklungsgeschwindigkeit beachtet, sondern nur die morphologischen Kriterien zur Einschätzung der Embryonenqualität (also z.B. die Gleichmäßigkeit der Blastomeren und das Vorhandensein von Fragmentationen). Das Ergebnis der Studie zeigte, dass es keine signifikanten Unterschiede zwischen einem 6-Zeller oder einem 8-Zeller, an Tag 3 nach Punktion, in Bezug auf die Implantationsrate oder die Schwangerschaftsrate gab.

Bei der morphologischen Beurteilung wurden die Probanden jeweils nach der Morphologie der Embryonen an Tag 3 aufgeteilt. Alle Frauen mit einem sehr guten Embryo (Grad 1/A-Qualität) kamen somit in Gruppe 1, die 2. Qualitätsstufe kam in die 2. Gruppe und die Embryonen mit schlechtem bis sehr schlechtem Aussehen kamen in Gruppe 3 und 4. Bei diesem Vorhersagemodell wurden deutliche Unterschiede zwischen den Gruppen festgestellt. Bei einem Embryo der höchsten Qualitätsstufe (Grad 1/A) lag die Implantationsrate bei 61,5%. In der zweiten Gruppe wurden immerhin 39% der Frauen schwanger. Bei der 3. und 4. Gruppe waren es jeweils nur 20% der Frauen.

Zusammenfassend führen die Autoren der Studie aus, dass es nach ihren Erkenntnissen eher möglich ist, mit einem sehr guten 6-Zeller an Tag 3 schwanger zu werden, als mit einem 10-Zeller mit unterschiedlich großen Blastomeren und vielen Fragmentationen.

Fazit aus der 2. Studie

Ich finde diese Studie sehr spannend, da sie auch mein bisheriges Gefühl auf den Kopf stellt, wenn es um die Einschätzung von Schwangerschaftschancen anhand der Embryonenqualität geht.
Ich habe bisher immer gedacht, dass die Chancen mit einem Embryo, der nicht perfekt zeitgerecht entwickelt ist, deutlich schlechter sind. Dies ist aber wahrscheinlich nicht der Fall. Sicherlich kann man auch darüber diskutieren, ob man denn überhaupt wissen möchte, ob die Qualität nun gut oder nicht so gut war. Denn natürlich möchte man grundsätzlich möglichst positiv nach einem Embryotransfer denken. Mir wäre es nach einigen Transfers trotzdem lieber gewesen, schon eine etwas genauere Einschätzung der Qualität zu bekommen. In unserer ersten Klinik gab es aber (wenn überhaupt) nur eine Aussage über die Anzahl der Zellen.

Nach dieser Studie wäre es wohl auch sinnvoll, den Arzt oder den Biologen nach dem Grad der Fragmentation zu fragen, wenn man eine Einschätzung der Qualität haben möchte.

Qualität von Blastozysten

Die Qualität von Blastozysten kann man ebenfalls anhand verschiedener Kriterien bestimmen. Hier ist besonders die Entwicklungsgeschwindigkeit (Grad 1-4) und die Struktur der Blastozyste entscheidend.

Das Innere der Blastozyste teilt sich in den Trophoblasten (Zellen, die die Eizellhülle auskleiden und später zur Plazenta werden) und den Embryoblasten (Teil der Blastozyste, der später zum Embryo wird). Beide Teile sollten möglichst

klar zu unterscheiden sein und ein bestimmtes Aussehen haben. Für die Beurteilung der Qualität werden dann alle Parameter zusammengezogen. Eine ideale Blastozyste hätte dann die Bewertung 4AA.
Auf den Bildern kann man erkennen, wie sich die Beurteilung einer Blastozyste zusammensetzt:
Entwicklungsgeschwindigkeit einer Blastozyste - Grad 1-4

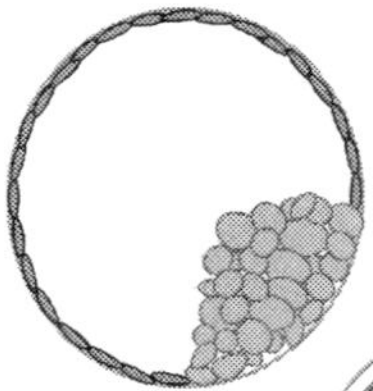

Grad 4
Expandierte Blastozyste
Die Größe der Blastozyste nimmt zu und die Eizellhülle (Zona Pellucida) dünnt aus.

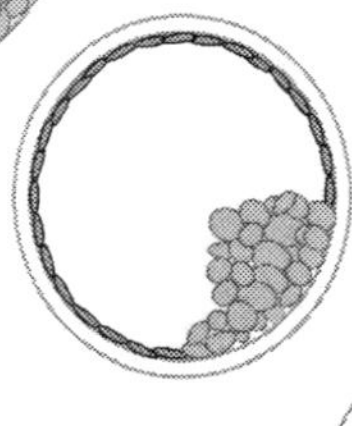

Grad 3
Blastozyste
Der Hohlraum nimmt fast den gesamten Querschnitt ein. Die Trophoblastenzellen sind abgeflacht und kleiden den Hohlraum aus. Der Trophoblast lässt sich vom Embryoblast unterscheiden.

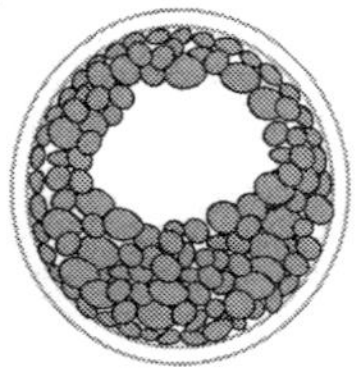

Grad 2
Frühe Blastozyste 2
Der Hohlraum nimmt mehr als die Häfte des Durchmessers ein.

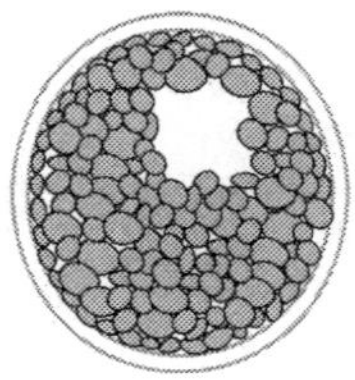

Grad 1
Frühe Blastozyste 1
Der Hohlraum nimmt weniger als die Häfte des Durchmessers ein.

Beurteilung des Embryoblasten

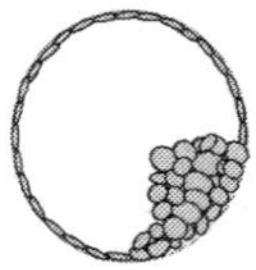

Grad A
Der EB kann gut vom TB unterschieden werden, es gibt viele, eng verbundene Zellen.

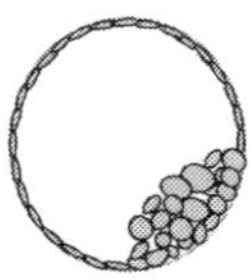

Grad B
der EB besteht aus weniger Zellen, die locker verbunden sind.

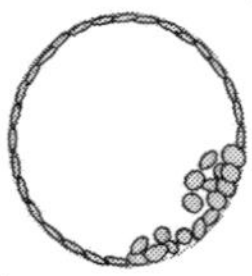

Grad C
es lassen sich nur wenig Zellen erkennen, die vom TB getrennt sind. Der Unterschied zum TB ist schwer zu erkennen.

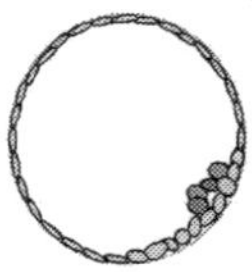

Grad D
Man erkennt kaum EB-Zellen, oder die Zellen sind bereits geschädigt und zerfallen.

Beurteilung des Trophoblasten

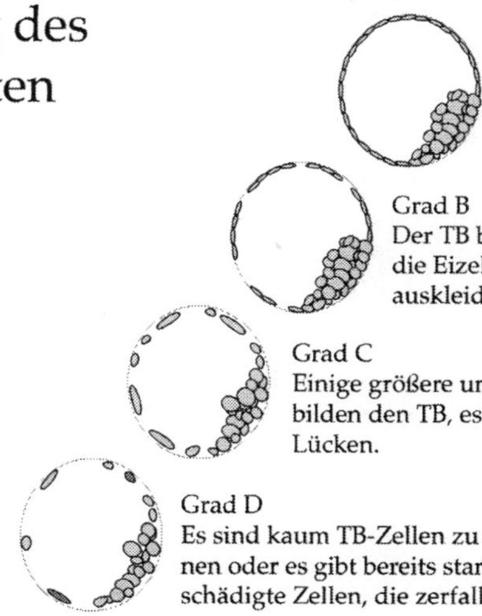

Grad A
Der TB besteht aus vielen, gleichmäßigen Zellen, die die Eizellhülle auskleiden.

Grad B
Der TB besteht aus vielen Zellen, die die Eizellhülle aber nicht komplett auskleiden, es gibt kleine Lücken.

Grad C
Einige größere und kleinere Zellen bilden den TB, es gibt große Lücken.

Grad D
Es sind kaum TB-Zellen zu erkennen oder es gibt bereits stark geschädigte Zellen, die zerfallen.

Natürlich bieten besonders gut entwickelte Embryonen die besten Schwangerschaftschancen. Doch auch hier sind die Grenzen fließend und es gibt immer wieder Entwicklungen, die man so nicht vorhergesehen hätte.

Es passiert z.B. durchaus regelmäßig, dass aus Mehrzellern mit einer eher durchschnittlichen Qualität Blastozysten mit einer besonders guten Qualität entstehen. Es muss einem also klar sein, dass diese Bewertungsschemata nur ein Versuch sind, sich einen Reim auf die natürlichen Prozesse zu machen. Was wirklich vor sich geht, ist aber so komplex und teilweise noch nicht erforscht, dass es eben nur ein Versuch ist. Daher sollte man die Hoffnung auch immer erst dann aufgeben, wenn wirklich klar ist, dass eine Behandlung nicht erfolgreich gewesen ist. Besonders eine etwas geringere Entwicklungsgeschwindigkeit muss nicht unbedingt bedeuten, dass es keine Chance auf Erfolg gibt. Wie aus der Studie 2 (im Abschnitt oben) hervorgeht, scheint aber eine besonders schlechte Qualität von Embryoblast und Trophoblast durchaus eine große Rolle zu spielen.

Kapitel 8

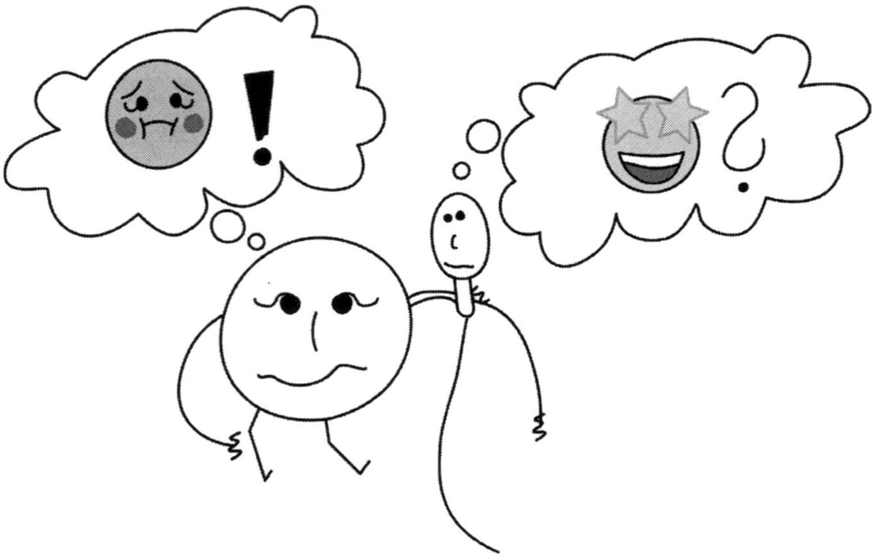

Endlich schwanger!

Noch immer liegt der erste positive Schwangerschaftstest meines Lebens in der Küche auf der Fensterbank. Er erinnert mich jedes Mal, wenn ich daran vorbei gehe, dass es wirklich wahr ist. Ich bin schwanger, endlich, nach über zwei Jahren hat es mit dem Kryo-Versuch der 1. ICSI wirklich geklappt.

Nachdem der erste Schwangerschaftstest (PU+11) ja nur ein ganz bisschen positiv war und ich es zuerst sogar ganz übersehen hatte, folgten natürlich weitere Tests. Schon am nächsten Morgen war der zweite Strich deutlich zu sehen. Ich glaube ohne unsere Vorgeschichte wäre ich nun einfach davon ausgegangen, dass ich jetzt ein Kind bekomme und hätte mich einfach nur gefreut.

Wenn man aber bis hierher schon einen langen Weg mit „professionellem Hibbeln“, also Ovulationstests (Ovus), Fertilitätscomputer und natürlicher Familienplanung, hinter sich hat und dann auch noch eine Kinderwunschbehandlung machen musste, dann fällt das Vertrauen in den eigenen Körper irgendwie schwer. Ein bisschen war es so, als wenn die Warteschleife schon vor dem ersten Bluttest (an PU+14) in die zweite Runde geht.

Am Tag des Bluttests habe ich dann den ersten Clearblue Test mit Wochenbestimmung gemacht, denn man macht sich nun natürlich Sorgen, dass der β-HCG-Wert (der Wert des Schwangerschaftshormons) nicht so steigt, wie er steigen sollte. Hierbei ist eine lose Regel, dass der Wert sich etwa alle 48 Stunden verdoppelt. Der Clearblue mit Wochenbestimmung zeigte dann auch „Schwanger 2-3" an. Was mich auf jeden Fall beruhigte, denn dann schien der HCG-Wert schon jetzt recht hoch zu sein.

Der Clearblue-Schwangerschaftstest mit Wochenbestimmung

Der Clearblue-Schwangerschaftstest mit Wochenbestimmung zeigt drei unterschiedliche Zeiträume an, die zeigen sollen, wie lange man bereits schwanger ist. Clearblue gibt für die HCG-Konzentration im Urin bei den 3 Stufen folgende Werte an:

schwanger 1-2 Wochen

Ist sozusagen die Frühtest-Variante des Clearblue mit WB, da hier schon bei HCG-Konzentrationen von über 10 mIE/ml im Urin ein positives Ergebnis angezeigt wird.

schwanger 2-3 Wochen

Hier liegt der HCG-Wert über 153 mIE/ml und unter 2753 mIE/ml.

schwanger 3+ Wochen

Wird angezeigt, wenn der HCG-Wert über 2753 mIE/ml liegt.

Der erste Bluttest

Für mich war das Testen zu Hause immer eine gute Vorbereitung auf den Termin zum Bluttest. Vielleicht bin ich auch einfach kein Typ für Überraschungen. Auf jeden Fall fiel mir der Bluttesttermin deutlich leichter, da ich zumindest wusste, dass das Ergebnis nicht negativ sein würde. So saß ich an diesem Tag mit einem ganz komischen Gefühl im Wartezimmer. Hier war es immer gerappelt voll und man konnte an den gepackten Taschen sehen, welche Paare gerade auf den Termin zur Punktion warteten.

Dieses Mal hatte ich die Hoffnung, dass ich dort nie wieder mit meiner gepackter Tasche sitzen müsste. Auch wenn es erst ein paar Monate waren, die ich nun regelmäßig hier saß und wartete, fühlte es sich an, als hätte ich ewig nichts anderes mehr getan.

Das Ergebnis

Der Anruf am Nachmittag bestätigte dann auch, dass ich endlich schwanger bin. Der HCG-Wert lag bei 456, was die Messung des Clearblue bestätigte, allerdings lag der Wert über der Norm. Vorerst habe ich mir davon aber nicht die Laune verderben lassen. Ich war einfach nur überglücklich, dass wir den ersten Schritt zum großen kleinen Glück nun endlich geschafft hatten.

Auch sonst hatte ich das Gefühl, dass endlich alles passt. Denn wir hatten zu dieser Zeit noch eine andere große Baustelle: Wir waren schon lange auf der Suche nach einem kleinen Haus im Großraum Hamburg und auch das zog sich nun schon etwa 2 Jahre hin. Doch gerade jetzt finden wir ein Angebot, das wir uns vorstellen können und das auch nach der ersten Besichtigung noch in Frage kommt. Auf einmal passte nun alles zusammen. Wir bekamen eine Zusage für das Haus und wir waren endlich schwanger. Ich fühlte mich nach den Monaten der Enttäuschungen wie im siebten Himmel.

Schwangerschaftsanzeichen von der unschönen Art...

Allerdings muss ich zugeben, dass die pure Freude nicht sehr lange anhielt. Beim 2. Bluttest fünf Tage später lag der HCG-Wert bei 3032. Der hohe HCG-Wert blieb dann auch nicht ohne Folgen, schon jetzt war mir unglaublich schlecht. Natürlich wusste ich, dass es während der ersten Wochen der Schwangerschaft zu „Morgenübelkeit" kommen kann. Allerdings hatte ich immer gedacht, dass das wortwörtlich zu verstehen wäre und die Übelkeit sich nur auf den Morgen beschränkt, sich dann aber wieder verflüchtigt. Meine Übelkeit war eher eine „Tag-und-Nacht-Übelkeit" - ich fühlte mich hundeelend.

Das ist eine so sonderbare Situation, denn eigentlich ist man unglaublich glücklich und freut sich so sehr über dieses kleine Wesen, was es sich endlich im eigenen Bauch gemütlich gemacht hat. Dann geht es einem aber so schlecht, dass man teilweise einfach nur heulen möchte. Im Liegen war es gerade so zu ertragen, vorausgesetzt der Magen war nicht leer. Aber sobald ich aufstand und versuchte irgendetwas zu erledigen, überkam mich die Übelkeit wie ein Schlag.

Viele kleine Mahlzeiten... aber wie?

Das Essen war das zweite Problem: Damit die Übelkeit nicht immer schlimmer wird, ist es notwendig, dass man ständig kleine Portionen isst. Mir drehte sich aber bei allen möglichen Lebensmitteln sofort der Magen um. Essen war überhaupt nur noch mit großer Überwindung möglich. Man stellt sich hier am besten eine richtig fiese Magen-und-Darm Grippe vor, allerdings kann man in dem Fall dann einfach zwei Tage nichts essen. Das ist bei der Schwangerschaftsübelkeit leider keine Lösung.

So gingen auch alle Vorsätze, was die Ernährung in der Schwangerschaft angingen, über Bord. Denn ich war froh, wenn ich überhaupt etwas fand, bei dem mein Magen nicht sofort rebellierte. Frei nach dem Motto: „besser Pizza als gar nichts" ernährte ich mich also eine ganze Weile fast ausschließlich von Margherita Pizza. Alternativ gingen auch mal Pommes Frites ohne alles oder trockenes Brötchen. Überhaupt war mein Körper wohl der Meinung, dass er in dieser Situation nur trockene und knusprige Dinge zu sich nehmen kann. Alles was in Richtung Gemüse ging, war kein Thema und bei Fleisch war schon beim Geruch alles zu spät.

Ich war also nicht die beschwingte, glückliche Schwangere, die ich mir immer vorgestellt hatte.

Trotzdem ging das Leben auch weiter: Meine beste Freundin plante ihre Hochzeit und ich war Trauzeugin. Also galt es das Traumhochzeitskleid für diesen Anlass zu finden, was viel schwieriger war als gedacht. Als ich von einer unserer Hochzeitskleid-Termine zurück kam, merkte ich, dass ich immer wieder Bauchschmerzen bekam und sich die Muskeln der Gebärmutter unschön zusammenzogen.

Blutungen

Ich schob es erstmal auf das lange Stehen und legte mich zu Hause hin. Das brachte zwar Besserung, doch bekam ich in der gleichen Nacht noch Blutungen.

Am nächsten Morgen hatte ich braune Schmierblutungen und auch wenn ich froh war, dass es wenigstens kein frisches Blut, also rotes Blut, war, machte ich mir Sorgen. Mir war klar, dass das kein gutes Zeichen war. Ich nahm ja immer noch Progesteron und normalerweise sollte ich keine Blutungen haben. Ich bin also sofort zu meiner Frauenärztin gefahren, damit sie schaut, ob ich eventuell ein Hämatom (also eine kleine Einblutung) in der Gebärmutter habe. So wurde dann schon bei 5+0 der erste Ultraschall gemacht, bei dem man eine kleine Fruchthöhle und einen Dottersack erkennen konnte.

Es sah soweit alles gut aus und ich bekam nur Magnesium verschrieben, was die Verkrampfung der Gebärmutter verhindern sollte. Meine Frauenärztin ging davon aus, dass dadurch die Blutungen ausgelöst wurden. Ich sollte also eher auf der Couch bleiben und nicht zu viel unterwegs sein. Das passte auch gut mit meiner Übelkeit zusammen, denn die war weiterhin von morgens bis abends mein ständiger Begleiter. Ich hatte schon alle Mittelchen ausprobiert, die man als Schwangere ausprobieren kann. Neben Ingwertee hatte leider auch ein Akupressur-Armband (Sea-Band), das gegen Schwangerschaftsübelkeit helfen soll, keinen großen Effekt gezeigt. Einzig das ständige Essen von kleinen Portionen, was gerade vom Magen toleriert wurde, brachte etwas Linderung.

Es bleibt eine Warteschleife

So hieß es einmal wieder warten…, warten…, warten…

Das war ich zwar langsam schon gewöhnt, es war aber trotzdem zermürbend. Irgendwie war der positive Schwangerschaftstest so eine Hürde, von der ich dachte, dass dann alles entspannter werden würde. Nur leider war das Gegenteil der Fall. Nun ging es nicht mehr nur darum, dass es nicht geklappt haben könnte. Nun könnte ich dieses kleine Wesen, was jetzt gerade da ist, wieder verlieren. Oder das Herzchen könnte nicht anfangen zu schlagen. Mir gingen so viele Gedanken durch den Kopf und jede Anspannung der Gebärmutter, jedes Ziepen oder Stechen ließ mich noch mehr Sorgen haben.

Natürlich wusste ich, dass ich möglichst positiv denken sollte. Doch in der Situation war das für mich nicht möglich. Es war wie bei einer Diät, man weiß zwar ganz genau was man tun sollte, bekommt es aber trotzdem nicht hin. So googelte ich mich durch endlose Symptominterpretationen in allen möglichen Foren und machte noch weitere Schwangerschaftstests und hoffte, dass mich der deutliche zweite Strich beruhigt. Umso länger ich mich im Warteschleifen-Modus befand, je mehr hatte ich das Gefühl, dass ich nicht mehr ganz klar denken konnte.

Eine Woche später hatte ich endlich den nächsten Ultraschall-Termin. Mein Befinden war nach wie vor sehr mittelmäßig, was dafür sprach, dass das HCG weiterhin anstieg. Wie sehr hatte ich auf diesen Ultraschall-Termin gewartet und gehofft, dass das Herzchen bitte, bitte schlagen möge. Erst dieses Zeichen würde mir mehr Zuversicht geben, denn mit diesem Schritt sinkt die Gefahr einer Fehlgeburt deutlich.

Ein flackernder Punkt

Und dann ist da endlich dieses winzig kleine Wesen mit diesem kleinen flackernden Punkt in der Mitte.

Normalerweise ist man ja froh, wenn man beim Frauenarzt wieder vom Stuhl runter kommt, doch an diesem Tag wäre ich gerne einfach sitzen geblieben. Endlich hatte ich die Bestätigung, dass es sich unser kleiner Embryo richtig gemütlich gemacht hatte und, dass er die erste große Hürde geschafft hat - das Herzchen schlägt!

In diesem Moment waren die letzten Jahre wie weggeblasen, all die Tränen, die Spritzen, alle Untersuchungen und Diskussionen und natürlich war für einen kurzen Augenblick auch die Übelkeit endlich mal vergessen. Dieser Augenblick war einfach nur pures Glück.

Ganz kurz weiß man, dass gerade alles gut ist. Ganz kurz macht man sich keine Sorgen über die nächsten Schritte. Diese Momente muss man so sehr genießen, damit man für all die anderen Unsicherheiten wieder etwas Energie tanken kann.

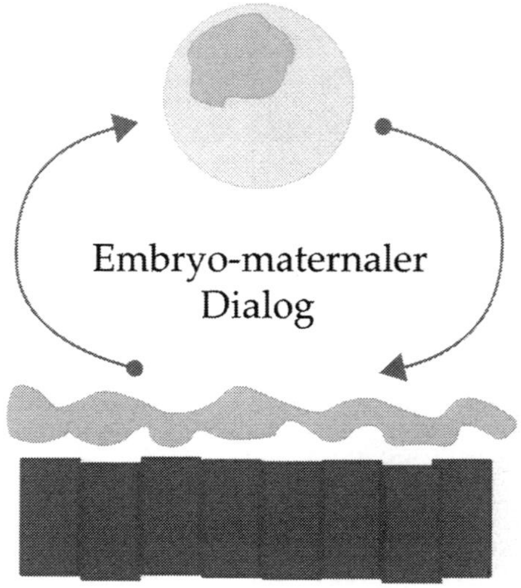

Das Wunder der Einnistung

Der Ablauf der Einnistung wird in 4 Phasen eingeteilt, die ab dem Zeitpunkt ablaufen, wenn der Embryo die Gebärmutter erreicht. Die Angaben zum Zeitraum (PU+_) beziehen sich immer auf den Tag der Punktion und wie viele Tage seitdem vergangen sind.

Da der Embryotransfer meistens zwischen PU+2 und PU+5 stattfindet, kann man so einschätzen, in welcher Phase sich der Embryo gerade befindet. Hat man also einen Blastozystentransfer an PU+5, kann es sein, dass der Embryo sich schon nach wenigen Stunden anfängt, in die Gebärmutterschleimhaut einzunisten. Kommt ein Embryo schon an Tag 2 nach der Punktion zurück in die Gebärmutter, wird er sich erstmal noch eine Zeitlang weiter entwickeln, bevor es an PU+5/PU+6 zur Einnistung kommt. Dabei wird von vielen Ärzten davon ausgegangen, dass die Embryonen in der Gebärmutter am besten aufgehoben sind. Hat man in einem Zyklus also nur 1 oder 2 Embryonen und möchte 2 Embryonen transferiert bekommen, dann sollte der Embryotransfer so schnell wie möglich stattfinden.

Annäherung PU+5 / PU+6

Der Embryo erreicht die Gebärmutter normalerweise am 5. Tag seiner Entwicklung im Stadium der Blastozyste.

Für die Vorbereitung der Gebärmutterschleimhaut wird oft Estradiol (z.B. Estrifam) und Progesteron (z.B. Progestan, Utrogest) gegeben.

Nachdem der Embryo in der Gebärmutter ankommt, beginnt er mit der Gebärmutterschleimhaut über Botenstoffe (z.B. Hormone, Zytokine und Wachstumsfaktoren) Kontakt aufzunehmen. Diesen ersten Kontakt nennt man den „Embryo-Maternalen-Dialog". Durch diesen Dialog kommt es zu einer weiteren Umstrukturierung der Gebärmutterschleimhaut, die die Einnistung des Embryos erst ermöglicht.

In diesem Dialog zwischen Mutter und Kind spielt HCG (Humanes Chorion Gonadotropin = Schwangerschaftshormon) als einer der ersten Botenstoffe des Embryos eine wichtige Rolle. Daher erhofft man sich auch, durch die Nutzung von HCG zum Auslösen des Eisprungs, einen einistungsfördernden Impuls zu setzen. Normalerweise ist die Gebärmutterschleimhaut mit einer Schutzschicht überzogen, die sie vor dem Eindringen von Krankheitserregern schützen soll. Ohne den Dialog zwischen Mutter und Embryo würde die Schutzschicht auch den Embryo von der Einnistung abhalten.

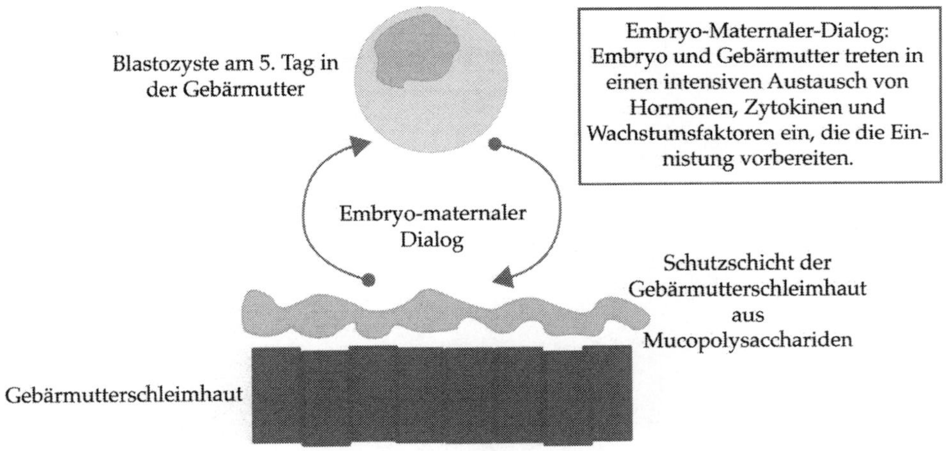

Das Immunsystem der Mutter wird durch den Embryo-Maternalen-Dialog und durch das vom Gelbkörper produzierte Progesteron auf die Einnistung vorbereitet.

Dabei wird das Immunsystem so abgestimmt, dass der Embryo, trotz seiner fremden genetischen Anteile des Vaters, nicht angegriffen oder abgestoßen wird. Dieser Prozess ist sehr kompliziert und bis heute nicht vollständig untersucht.

Man vermutet heute, dass mehrfaches Einnistungsversagen oder frühe Fehlgeburten häufiger als bisher gedacht auf einem Fehler während dieser „Immunmodulation" (Abstimmung des Immunsystems auf die neue Situation) beruhen.

Verbindung - PU+6 / PU+7

Am 6. Entwicklungstag schlüpft der Embryo aus der Eizellhülle und fängt an sich mit der Gebärmutterschleimhaut zu verbinden. Damit dieser Prozess möglich ist, bildet sich die schützende Schicht der Gebärmutterschleimhaut an der Einnistungsstelle zurück und legt dadurch Strukturen frei, an die sich der Embryo nach seinem Schlüpfen binden kann (Integrinmoleküle). Nun ist der erste direkte Kontakt zwischen Embryo und Gebärmutterschleimhaut geschafft.

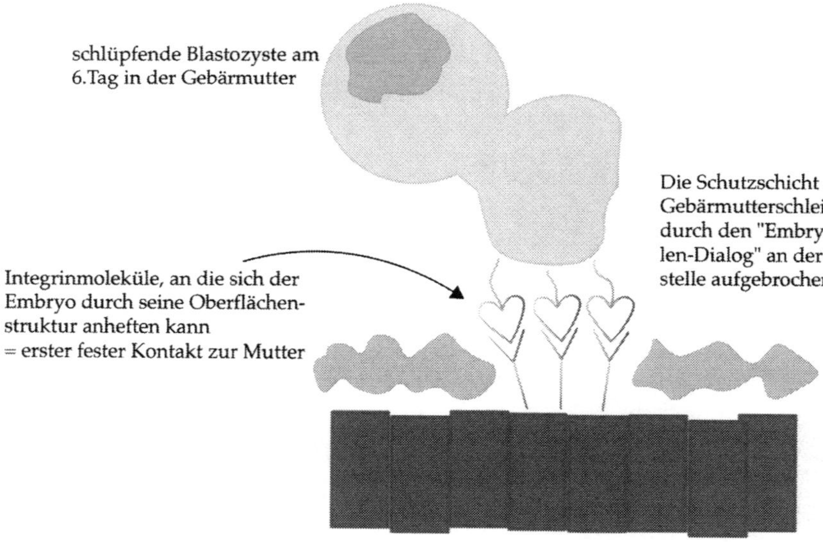

Ausbreitung PU+7 / PU+8

Nachdem der Embryo direkten Kontakt mit der Gebärmutterschleimhaut aufgenommen hat, breitet er sich jetzt durch Trophoblastzellen, die den Embryo umgeben, an der Oberfläche der Gebärmutterschleimhaut aus. Die Trophoblastzellen entwickeln sich dann zukünftig zur Plazenta und stellen so bis zur Geburt die Versorgung des Kindes mit Nährstoffen sicher.

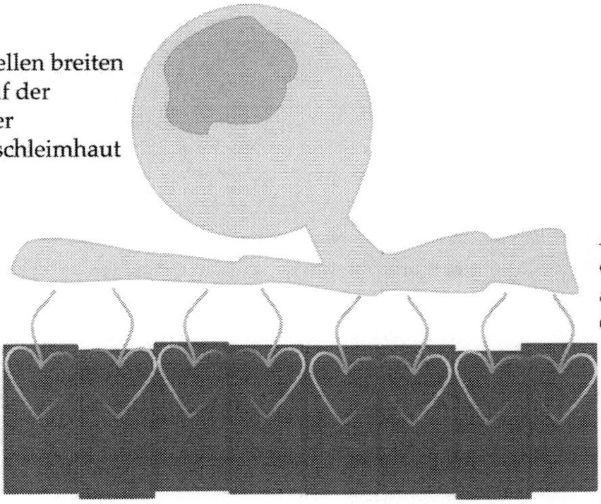

Trophoblastzellen breiten sich zuerst auf der Oberfläche der Gebärmutterschleimhaut aus

Anschließend fangen die Trophoblastzellen an in die Gebärmutter einzuwachsen.

Zusammenwachsen PU+8 / PU+9

Die letzte Phase der Einnistung ist das Einwachsen der Trophoblastzellen in die Gebärmutterschleimhaut. Damit verbinden sie sich mit den mütterlichen Blutgefäßen. Ab diesem Zeitpunkt wird der Embryo durch den Blutkreislauf der Mutter versorgt. Hier kann man nun auch verstehen, weshalb eine gute Durchblutung der Gebärmutter Vorteile mit sich bringt, denn die Versorgung des Embryos hängt davon ab, dass das Blut in der Gebärmutterschleimhaut der Mutter bis in die kleinsten Kapillaren ungehindert fließen kann. An diesem Punkt kann besonders eine zu starke Blutgerinnung dazu führen, dass die kleinen Kapillaren verstopfen und sich der Embryo so nicht richtig weiter entwickeln kann.

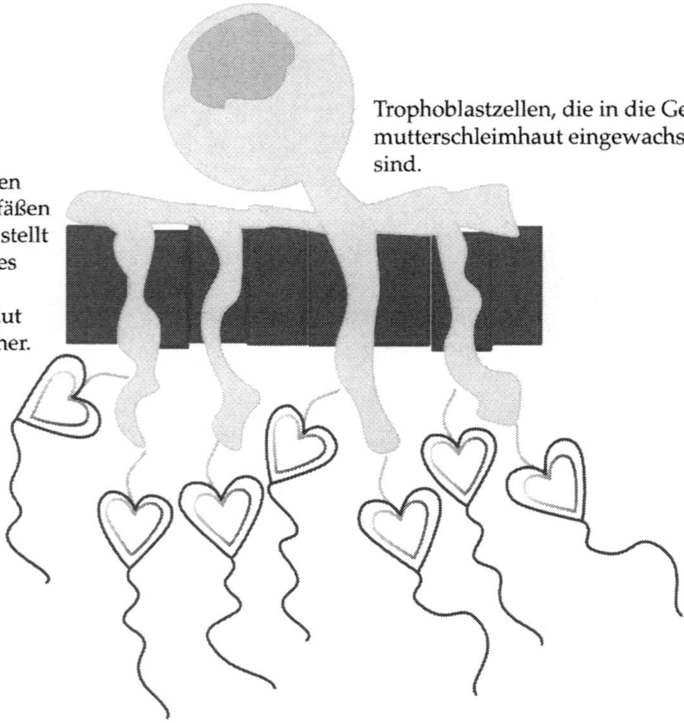
Der Trophoblast verbindet sich mit den mütterlichen Blutgefäßen (Spiralarterien) und stellt so die Versorgung des Embryos mit sauerstoffreichem Blut und Nährstoffen sicher.
Trophoblastzellen, die in die Gebärmutterschleimhaut eingewachsen sind.

Kapitel 9

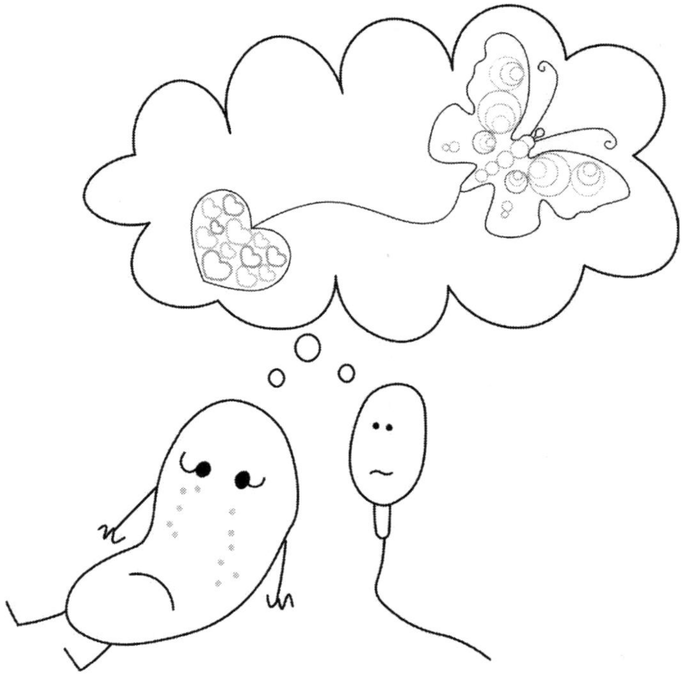

„Erinnerungen sind kleine Sterne, die tröstend in das Dunkle unserer Trauer leuchten"

Anonym aus einem Forum

Für Immer im Herzen...

Dieses winzige schlagende Herzchen auf dem Ultraschall-Monitor, lässt meine Hoffnungen auf einmal Wirklichkeit werden. Bisher war die Angst noch viel zu groß, als dass ich mich wirklich freuen konnte. Bisher wartete ich von Schwangerschaftstest zu Schwangerschaftstest… Ja, ich habe auch noch nach dem Bluttest Schwangerschaftstests gemacht, da man wirklich sehen konnte, wie das HCG weiter stieg. Jeder Bluttest war eine weitere Zitterpartie und das Ergebnis wurde immer mit viel Hoffnung, aber auch mit einiger Sorge erwartet.

Die verspätete Regel

Ich wusste, dass etwa 50-60% der normalen Schwangerschaften vor dem Eintreten der Regel wieder vorbei sind. Diese biochemischen Schwangerschaften, die man allerhöchstens auf einem Schwangerschaftsfrühtest (10 mIE/ml) sehen könnte, werden meistens gar nicht als Schwangerschaft empfunden. Die Regel verschiebt sich eben einfach um ein paar Tage und man denkt, sie hätte sich eben einfach nur etwas verspätet.

Viele dieser verspäteten Regelblutungen sind eigentlich ganz kurze Schwangerschaften. Die Gründe liegen hier unter Umständen bei Chromosomenfehlern, die dazu führen, dass sich der Embryo nicht mehr weiter entwickelt. Es kann aber auch viele andere Gründe dafür geben, dass die Einnistung des Embryos nicht gelingt (z.B. Probleme mit dem Immunsystem oder der Blutgerinnung).

Der Herzschlag des Embryos

Mir war also bewusst, dass es ganz am Anfang einer Schwangerschaft wirklich jederzeit wieder vorbei sein kann. Das war auch der Grund, weshalb ich so sehr auf dieses kleine, schlagende Herz gewartet hatte. Und nun sieht man diesen pulsierenden Punkt endlich auf dem Ultraschallgerät. Die Fruchthöhle ist noch sehr klein und ich habe den Herzschlag zuerst kaum gesehen. Erst bei einer stärkeren Vergrößerung konnte man es dann gut erkennen.

Und zum ersten Mal hatte ich das Gefühl, dass ich jetzt nicht nur schwanger bin, sondern dass wir wirklich ein kleines Wunder bekommen. Auf einmal wird diese Hoffnung schon ein bisschen zur Realität. Schafft man es bis zur klinischen Schwangerschaft, sinkt das Risiko einer Fehlgeburt deutlich.

Eine klinische Schwangerschaft ist es dann, wenn die Schwangerschaft im Ultraschall nachgewiesen werden kann. Sieht man dann auch einen Herzschlag, reduziert sich die Wahrscheinlichkeit einer Fehlgeburt auf etwa 10%.

Das erste Ultraschallbild

Unser kleiner Embryo hat also diesen großen Schritt geschafft. Ich bekam mein erstes Ultraschallbild und auch wenn man nicht sehr viel erkennen konnte, konnte ich nun verstehen, wie man in ein Ultraschallbild verliebt sein kann. Durch die Magnesium-Tabletten und mehr Ruhe, sind auch die Blutungen wieder weggegangen und ich hatte nur noch ganz selten ein Ziehen in der Gebärmutter. Zugegeben, gut ging es mir trotzdem nicht, die Übelkeit über diesen langen Zeitraum, setzte mir immer mehr zu, aber für den Traum vom eigenen Kind hätte ich noch viel mehr auf mich genommen. Nachdem ich gelesen hatte, dass bei Frauen mit Schwangerschaftsübelkeit die Wahrscheinlichkeit einer Fehlgeburt um 70% geringer ist, konnte ich dem Ganzen sogar etwas Gutes abgewinnen. Einzig eine Sache fehlte mir nun noch, um mich endlich richtig schwanger zu fühlen: Der Mutterpass!

Ich hatte ihn schon bei meiner Frauenärztin in der Akte gesehen und hoffte nun darauf, dass ich ihn heute endlich mitnehmen dürfte. Nach der Untersuchung legte sie ihn aber leider wieder zurück und sagte, dass wir den Mutterpass beim nächsten Termin fertig machen würden.

Trotzdem fuhr ich selig mit meinem ersten Ultraschallbild und dem Wissen, dass gerade dieses kleine Wunder in mir lebt, zu meinen Eltern, die ganz in der Nähe meiner Frauenärztin wohnen. Endlich hatte ich auch so ein tolles Schwarz-Weiß Bild, auf dem normale Menschen eigentlich nichts erkennen und doch dreht sich irgendwie die ganze Welt um diesen kleinen Punkt.

Einen Tag später gab es noch einen zweiten tollen Termin. Wir konnten endlich beim Notar den Kaufvertrag für unser Häuschen unterschreiben. Nun gab es also auch ein Zuhause für unsere kleine zukünftige Familie. In zwei Monaten würden wir nun also in unser eigenes Heim ziehen und im Juni kommt dann hoffentlich unser kleines Wunder dazu.

Entlassung aus der Kinderwunschklink

Der letzte Schritt, der unsere Kinderwunsch-Karriere nun hoffentlich beenden würde, war die Entlassung aus der Kinderwunschklinik.

Nur ein paar Tage nach dem Termin bei meiner Frauenärztin konnten wir also wieder einen Blick auf unser kleines Wunder werfen. Das Ultraschallgerät in der Kinderwunsch-Klinik machte dann auch einen etwas besseren Job und man konnte sogar die Ärmchen erkennen. Das Herz schlug weiter kräftig und unser Arzt entließ uns mit ein paar Formularen aus der Klinik, die wir zurück senden sollten, wenn das „Krümelchen“ auf die Welt gekommen ist.

Wenn das Herz bricht

Und dann kam endlich der nächste Termin bei meiner Frauenärztin, an dem der Mutterpass fertig gemacht werden sollte.
Eigentlich ist das natürlich Quatsch, aber irgendwie hatte ich das Gefühl, dass es erst so richtig „wahr" ist, wenn ich diesen Mutterpass immer in meiner Tasche mit mir herum trage, so wie jede ganz normale Schwangere, die nicht diese Prozedur der Kinderwunschbehandlung über sich ergehen lassen musste. In der Praxis war wie immer eine ganze Menge los und die Sprechstundenhilfe nahm mich erstmal mit und wir füllten den Mutterpass zusammen aus. Hier gibt es ja etliche Fragen und Gewicht, Größe und Impftiter werden in den Pass eingetragen.

Als wir alles fertig hatten, kam meine Frauenärztin dazu, um wie immer einen Ultraschall zu machen. Komischerweise wollte sie den Ultraschall einmal über die Bauchdecke probieren, warum kann ich heute nicht mehr sagen (normalerweise wird über die Bauchdecke erst bei etwas fortgeschrittener Schwangerschaft geschallt). Auf jeden Fall konnte sie über die Bauchdecke nichts finden, was mich in dieser Situation auch nicht so sehr wunderte, denn ich war gerade in der Mitte der 9. Schwangerschaftswoche. Wir gingen also wieder in den normalen Untersuchungsraum, und meine Ärztin suchte die Fruchthöhle mit dem vaginalen Ultraschall. Hier war es auch kein Problem die Fruchthöhle und den Embryo zu finden.

Aber irgendetwas stimmte nicht... meine Frauenärztin stellte an der Vergrößerung herum. Ich wartete darauf, dass sie das mit der Vergrößerung endlich hinbekam, damit wir endlich etwas sehen können. Aber irgendwie klappte es nicht. Ich wartete immer noch, als meine Frauenärztin sagte: „Ich kann den Herzschlag leider nicht finden". Die Bedeutung dieser Worte erreichten mein Bewusstsein in dieser Situation nicht - ich dachte einfach: „Dann strengen sie sich etwas mehr an... der muss da doch irgendwo sein?!?" Sie schallte noch etwas weiter und ich konnte nur auf diesen Monitor starren. Was gerade los war, konnte mich nicht erreichen. Es war, als wenn mein Bewusstsein abschaltet, da die Wahrheit einfach zu schmerzhaft war.

Meine Frauenärztin gab dann irgendwann auf. Das Erste, was dann wirklich bei mir ankam und klar machte, was eigentlich gerade los war, war der nächste Satz meiner Ärztin: „Sie sollten sich für nächste Woche dann einen Termin zur Ausschabung machen lassen...".
Ich sollte WAS ??? Was war denn hier gerade los?

In meinem Kopf lief alles durcheinander. Hatte mir meine Ärztin das wirklich gerade ohne jede Emotion gesagt?? Ohne wenigstens ein: „Es tut mir Leid". Was war hier los?

Meine Ärztin wollte nochmal Blut abnehmen und ich dachte, dass es vielleicht doch noch Hoffnung gibt. Für mich war die Situation vollkommen unverständlich und ich stand komplett neben mir. Wie in Trance verließ ich die Praxis. Meine Frauenärztin wollte sich am nächsten Tag melden und mit mir die Blutwerte besprechen. Ich hoffte so sehr, dass vielleicht doch alles ok war. Aber irgendwie wusste ich auch, dass gerade gar nichts gut war. Ich funktionierte wie ein Roboter, ging zum Auto und fuhr zu meinen Eltern. Dort traf mich die Realität mit aller Wucht. Das Herzchen schlägt nicht mehr. Unser „Krümelchen" wird niemals das Licht der Welt erblicken. Sein Herz ist stehengeblieben… es ist zwar noch da… aber es lebt nicht mehr.

Für mich ist in diesem Moment ein ganzes Leben zusammengebrochen, das ich in meinem Kopf schon mit diesem kleinen Wesen geteilt hatte. Ich habe mich schon gesehen, wie ich mit dickem Bauch das Kinderzimmer herrichten würde. Wie wir nach der Geburt endlich als kleine Familie nach Hause kommen und wie dieses Wunder unser ganzes Leben von Grund auf verändern würde. Eine Veränderung, auf die ich nun schon so lange warte, und dann zerbricht alles mit diesem Satz: „Sie müssen sich in der nächsten Woche einen Termin zur Ausschabung machen".

Meine Mutter begleitete mich nach Hamburg, damit ich nicht alleine bin. Es ist Freitag und meine Ärztin meldet sich auch bis Samstagnachmittag nicht. Ich sitze wie auf Kohlen, denn die Hoffnung stirbt wie immer zuletzt. Am Montag fahren wir zusammen in die Praxis, doch meine Ärztin kann die Diagnose nur bestätigen. Auf meine Frage, warum sie sich denn nicht wie abgesprochen gemeldet hat, antwortet sie: „Ich wollte Ihnen das Wochenende nicht verderben". Natürlich kann sie nichts dafür, dass unser Krümel nicht mehr lebt, aber die Art und Weise war für mich ein Rätsel und an diesem Tag war klar, dass ich die Praxis nie wieder betreten werde.

Und dann ist alles schwarz

Meinen Mutterpass habe ich an diesem Tag auch noch mitbekommen - dort stand Missed-Abortion (Fehlgeburt, die der Körper noch nicht realisiert hat). Es gab also keine Hoffnung mehr. Ich muss zugeben, dass ich mich an die Tage nach dieser Diagnose kaum noch erinnern kann. Es war, als wäre ich in ein tiefes schwarzes Loch gefallen, ohne auch nur zu versuchen, dort wieder raus zu kommen. Es ging mir weiterhin schlecht, denn der HCG Wert war weiterhin hoch und sank nur sehr langsam. Die Übelkeit war also nach wie vor da. Mein Körper hatte noch nicht verstanden, dass es dieses kleine Leben nicht mehr gab. Bei der Ausschabung bestand für mich keine Eile, normalerweise kann der Körper das alleine.

Das viel größere Problem war auch nicht mein Körper, sondern meine Seele - es war, als würde ich in einem dunklen Moor schwimmen. Jede Bewegung war unendlich anstrengend, selbst Weinen ging irgendwann nicht mehr und wenn es möglich gewesen wäre, dann wäre ich wohl auch im Bett oder auf der Couch geblieben und hätte mich einfach in dieser dunklen Welt treiben lassen.

Aber eines zwang mich dazu, auch in dieser Situation das Haus zu verlassen - unsere Hündin Bella. Heute weiß ich, dass sie mich wahrscheinlich vor einer wirklichen Depression bewahrt hat. Menschen konnten mich in dieser Situation nicht erreichen, aber Bella konnte das - zum Glück.

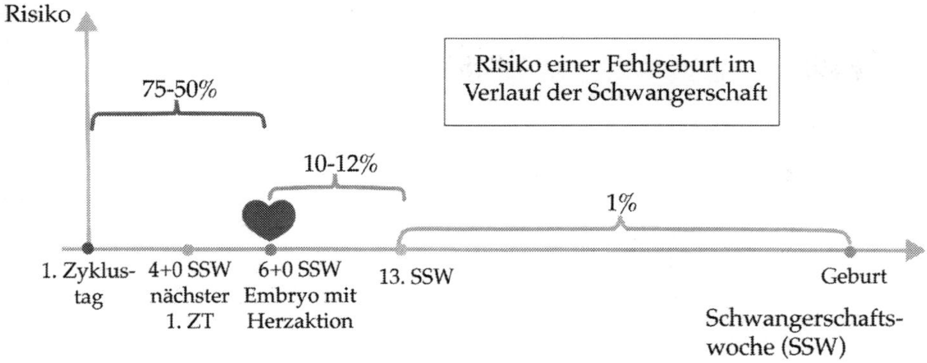

Fehlgeburten

Die meisten Fehlgeburten geschehen zu einem Zeitpunkt, wo man es eigentlich noch gar nicht mitbekommen würde, nämlich vor oder ganz kurz nach dem nächsten Termin der Regelblutung. Diese Schwangerschaften sind meistens biochemische Schwangerschaften, die man klinisch (also per Ultraschall) noch gar nicht sehen könnte. Da es heute sehr genaue Schwangerschaftstests gibt, ist es heute möglich auch kurze Einnistungen zu erkennen.

Da diese frühen Schwangerschaften aber normalerweise nicht diagnostiziert werden (außer man befindet sich in einer Kinderwunschbehandlung), denken die Frauen in diesen Fällen häufig nur, dass sich die Regel etwas verspätet hat. Auch „Verdunstungslinien" auf Schwangerschaftstests könnten diesen Ursprung haben, denn der kurze HCG-Anstieg ist auf einem Frühtest auf jeden Fall zu sehen. Ein paar Tage später ist der Test dann wieder negativ. Die Zahlen zur Häufigkeit von biochemischen Schwangerschaften sind daher auch eher Schätzungen, Angaben reichen von 50-75%, wobei man hier auch noch von einer Dunkelziffer ausgehen kann.

Ab dem Zeitpunkt, wo der Herzschlag des Embryos im Ultraschall nachgewiesen werden kann (etwa ab der 6.-7. SSW), sinkt das Fehlgeburtsrisiko auf 10-12%. Dieser Wert wird etwa für den Zeitraum zwischen 7. und 12. SSW angenommen. Je weiter die Schwangerschaft fortschreitet, desto mehr sinkt der Wert, da der Embryo im Zeitverlauf weitere wichtige Entwicklungsschritte schafft.

Ab der 13. SSW kann man sich dann endlich einigermaßen sicher fühlen. Das Risiko einer Fehlgeburt liegt dann nur noch bei etwa 1% oder weniger. Ein sehr wichtiger Faktor beim Thema Fehlgeburt ist das Alter der Mutter. Hier sind die Unterschiede, was das Fehlgeburtsrisiko angeht, immens:

Alter der Mutter	Fehlgeburtsrisiko
zwischen 20-30 Jahre	9-17%
30-35 Jahre	20%
35-40 Jahren	40%
über 45 Jahren	80%

Das mit dem Alter steigende Fehlgeburtsrisiko wird heute dadurch erklärt, dass mit steigendem Alter der Mutter immer mehr Eizellen chromosomale Fehlverteilungen aufweisen.

Lange wurde davon ausgegangen, dass die Eizellen im Laufe des Lebens einer Frau immer mehr genetische Schäden aufweisen. Es gibt aber neue Erkenntnisse, die darauf hinweisen, dass die chromosomalen Schäden der Eizellen erst in der letzten Reifung und Teilung der Chromosomen entstehen und der Grund dafür eine schlechte Energieversorgung der Eizellen ist.

Immer mehr Ärzte gehen heute auch davon aus, dass mehrfache Fehlgeburten oder biochemische Schwangerschaft durch eine gestörte Blutgerinnung oder ein fehlgeleitetes Immunsystem hervorgerufen werden. Auf diese Bereiche wird im Kapitel über die Immunologie und die Blutgerinnung näher eingegangen.

Kapitel 10

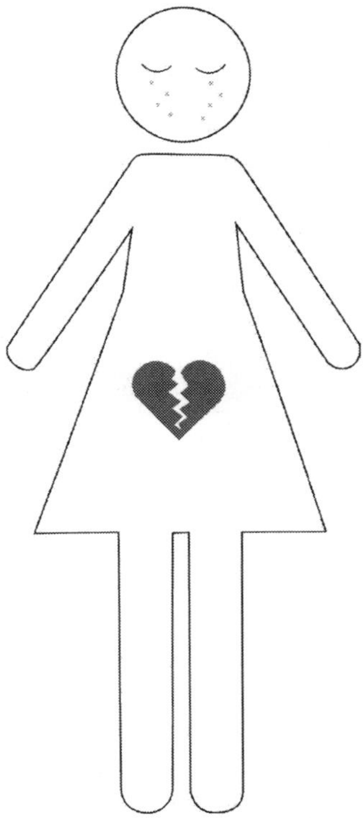

Missed-Abortion

Der Tag des Schocks, der Tag an dem all meine Träume von meinem kleinen Wunder wieder zerbrochen sind, ist etwa eine Woche her. Mir geht es immer noch sehr schlecht, ich schwebe zwischen Selbstmitleid, Trauer und Wut.

All die Fragen, die einem durch den Kopf gehen, die einen einfach nirgendwo hinbringen. Warum wir? Es ist doch sowieso schon alles so schwer - warum muss gerade unser Embryo entscheiden nicht weiter zu leben? Warum erst jetzt - warum habe ich diesen kleinen Herzschlag gesehen, der mir jetzt das Herz bricht? Warum war ich schon so zuversichtlich, ich wusste doch, dass das passieren kann...

Ohne diese Zuversicht würde ich jetzt vielleicht nicht in ein so tiefes Loch fallen. Warum ist es bei anderen Leuten so einfach? Sie bekommen „Zack-Bumms" ein Kind nach dem anderen und können diese kleinen Wunder nicht einmal schätzen. Warum ist die Welt so ungerecht???

Alles Fragen, die da sind und man weiß, dass es Quatsch ist sich diese Fragen zu stellen und trotzdem tut man es. Ich hing also in meiner eigenen depressiven Verstimmung fest, ich war so wütend auf mich, dass mein Körper nicht in der Lage ist einfach schwanger zu sein.

Was tut man, wenn der Körper sich nicht selbst hilft?

Auch wenn ich eigentlich einfach abwarten wollte, bis mein Körper selbst merkt, dass der kleine Embryo nicht mehr lebt, bin ich unsicher. In der vergangenen Woche hat sich so gar nichts verändert. Mir ist nach wie vor schlecht und dadurch ist auch klar, dass das HCG im Blut immer noch sehr hoch ist. Ich versuche mich im Internet über verschiedene Behandlungsansätze zu informieren und wie das oft so ist, hat man in so einer Situation dann hinterher noch mehr Sorgen als vorher.

Es gibt drei Behandlungsmöglichkeiten bei einer verhaltenen Fehlgeburt (Missed-Abortion, wenn der Körper noch nicht „gemerkt" hat, dass der Embryo nicht mehr lebt).

Abwarten

Man wartet einfach ab, bis das HCG so weit gesunken ist, dass der Körper doch noch merkt, dass etwas nicht ok ist. Dann sollte der Embryo mit einer stärkeren Regelblutung abgestoßen werden. Wenn alles gut geht, stößt der Körper mit dieser Blutung die gesamte Gebärmutterschleimhaut ab und man muss nichts weiter tun.

Medikamentöse Therapie

Da der Körper noch nicht gemerkt hat, dass der Embryo nicht mehr lebt, kann man Medikamente einnehmen, die den Körper zu einer Abstoßung der Gebärmutterschleimhaut anregen. Als Medikament der Wahl gibt es Cyto-Tec® (Misoprostol®), wobei dieses Medikament normalerweise zur Behandlung von Magenproblemen gedacht war und die Verschreibung zur medikamentösen Aborteinleitung einem Off-Label-Use entspricht (das Medikament ist für diese Nutzung also nicht zugelassen). Darüber hinaus liegen die Erfolgschancen, je nach Dosierung und Art der Anwendung (oral oder vaginal), nur bei 70% und es können eine Reihe von Nebenwirkungen auftreten (Übelkeit, Fieber, Durchfall, Erbrechen, im schlimmsten Fall Gebärmutterbruch).

Wenn es zu keiner vollständigen Entleerung der Gebärmutter kommt, muss auch hier anschließend noch eine Ausschabung durchgeführt werden. In Studien war dies bei 44% der behandelten Frauen notwendig. In Bezug auf Misoprostol® gibt es, auch was den Verkauf angeht, Ungereimtheiten.

In Deutschland wurde es schon 2006 von der Firma Pfizer vom Markt genommen. Die Gründe sind unklar, es geht wohl einerseits um die Nebenwirkungen, andererseits ist Cyto-Tec® sehr günstig, wogegen mögliche alternative Medikamente für den gleichen Zweck deutlich teurer sind. Trotzdem ist Cyto-Tec® weiterhin das Medikament der ersten Wahl, da die Studienlage dafür spricht, dass es die beste Möglichkeit für eine Behandlung einer Missed-Abortion darstellt.

Chirurgische Therapie

Wenn weder ein Abwarten, noch eine medikamentöse Therapie Wirkung zeigen, dann bleibt nur noch der Weg einer Ausschabung. Sie wird normalerweise ambulant und unter einer kurzen Vollnarkose vorgenommen.

Die Ausschabung (Kürettage) wird mit Hilfe einer Kürette (eine Art stumpfer Löffel) durchgeführt. Vorher wird der Muttermund vorsichtig geweitet, damit die Instrumente in die Gebärmutter eingeführt werden können. Damit der Muttermund (Zervix) sich leichter dehnen lässt, können etwa 3 Stunden vor dem Eingriff Prostaglandine in die Scheide eingeführt werden. Diese weichen den Muttermund auf und damit ist die anschließende Dehnung problemloser möglich. Mit der Kürette wird dann die Gebärmutterschleimhaut vorsichtig abgetragen.

Ein Vorteil einer Ausschabung ist, dass das Gewebe anschließend im Labor untersucht werden kann. Hier kann dann festgestellt werden, ob es genetische Gründe für die Fehlgeburt gab. Nach der Ausschabung kann es noch einige Tage zu leichten Blutungen kommen. Für die Schmerzen kann man ein leichtes Schmerzmittel nehmen, sie sind aber meist bereits nach 1-2 Tagen überstanden.

Risiken einer Ausschabung

Vor der OP wird ausführlich über die Risiken des Eingriffs aufgeklärt, neben den normalen Risiken der Narkose gibt es bei der Ausschabung die Möglichkeit einer Gebärmutterverletzung (bis hin zur Gebärmutterperforation, also einem Loch in der Gebärmutterwand).

Es kann zu Verletzungen des Muttermundes kommen und eine weitere schlimme Komplikation ist die Ausbildung eines Ashermann-Syndroms. Beim Ashermann-Syndrom ist die Funktion der Gebärmutterschleimhaut stark eingeschränkt und es bilden sich Vernarbungen und Verwachsungen der Gebärmutterschleimhaut. Die Einnistung eines Embryos kann so sehr erschwert werden, weshalb die Schwangerschaftschancen bei einem Ashermann-Syndrom stark eingeschränkt sind.

Bei späteren Geburten kann es durch eine Ausschabung zu Geburtskomplikationen kommen, insbesondere ist die Wahrscheinlichkeit, dass die Plazenta sich nach der Geburt nicht normal ablöst, erhöht.

Missed-Abortion und hohe HCG-Werte

Nachdem ich mich über die Behandlungsmöglichkeiten informiert hatte, war für mich noch klarer, dass ich auf jeden Fall erstmal abwarten wollte. Trotzdem machte ich mir einen Termin bei einer neuen Frauenärztin, um eine zweite Meinung und eine ärztliche Einschätzung meiner Situation zu bekommen.

Zum Glück fand ich nach ein paar Tagen eine sehr liebe Frauenärztin in meiner Nähe. Ich war psychisch noch total labil und konnte keine drei zusammenhängenden Sätze sprechen, ohne anzufangen zu weinen. Bei dieser Ärztin fühlte ich mich sofort gut aufgehoben. In dieser Situation war das für mich ein großes Glück.

Sie machte einen Ultraschall und konnte leider auch nur die Diagnose einer Missed-Abortion bestätigen. Ich gab ihr die Laborergebnisse meiner früheren Frauenärztin und erklärte ihr, dass ich eigentlich einfach abwarten möchte. Leider hat sie mir dann erklärt, dass das auf Grund der hohen HCG-Werte durchaus einige Wochen dauern könnte. Anschließend hätte ich wahrscheinlich mehrwöchige Blutungen und auch dann gäbe es keine Garantie, dass ich nicht doch noch eine Ausschabung brauchen würde.

Erstmal weiter warten...

Das war der nächste Schock für mich, denn zu dieser Zeit hatte ich eine unglaubliche Angst davor, dass etwas schief laufen könnte und es dann anschließend noch weniger Hoffnung auf ein eigenes Kind geben würde. Ich entschied mich dann dafür, meinem Körper noch eine weitere Woche Zeit zu geben. In dieser Zeit wollte ich mich darüber informieren, ob ich Medikamente nehmen sollte oder ob ich doch gleich eine Ausschabung machen lassen würde.

Die Ärztin gab mir auch eine Empfehlung, zu welcher Klinik ich gehen sollte, so dass ich mich über diese Klinik schon informieren konnte. Ich nahm mir also diese Woche Zeit und versuchte in mich hinein zu hören. Ich las viele Erfahrungsberichte und studierte die Bewertungen der Klinik und der Ärzte. Zum Glück gibt es in Hamburg eine Klinik, die nur auf gynäkologische Operationen spezialisiert ist und wo täglich Ausschabungen durchgeführt werden (Tagesklinik Altonaer Straße). Die Klinik ist auch auf die Behandlung des Ashermann-Syndroms spezialisiert und so hatte ich die Hoffnung, dass die Ärzte hier mit größter Sorgfalt arbeiten würden.

Entscheidung zur Ausschabung

Nach meiner Woche Bedenkzeit war leider auch weiterhin nichts passiert. Mir war nach wie vor jeden Tag übel und ich konnte auch keinen Unterschied zur letzten Woche feststellen. Meine Ärztin schien also Recht zu behalten. Es sah so aus, als müsste ich mich auf einen langen Prozess einstellen, wenn ich wirklich weiter warten wollte. Ich muss zugeben, dass mich zu diesem Zeitpunkt irgendwie auch die Kräfte verließen. Ich merkte mehr und mehr, dass ich mit meiner Fehlgeburt irgendwie „abschließen" muss, damit ich auch psychisch wieder auf den Weg der Besserung kommen würde.

Ich entschloss mich also dazu, eine Ausschabung machen zu lassen.

Missed-Abortion oder Fehlgeburt...

kein Grund zur Eile!

An dieser Stelle möchte ich nochmal kurz allgemein auf das Thema Fehlgeburt, drohende Fehlgeburt oder unklarer Schwangerschaftsstatus eingehen. Meine Erfahrung ist, dass Ärzte hier manchmal sehr schnell reagieren wollen. Es gibt aber absolut überhaupt keinen Grund, sich hier zu beeilen.

Besonders wenn sich der Embryo sehr früh nicht weiter entwickelt (z.B. bevor man eine Herzaktion sehen kann oder nur kurze Zeit später), ist es meistens möglich, der Natur einfach ihren Lauf zu lassen. Hier ist normalerweise kein medizinischer Eingriff notwendig.

Außerdem passiert es durchaus häufiger, besonders in einer sehr frühen Phase der Schwangerschaft, dass Ärzte von einer nicht intakten Schwangerschaft ausgehen und auf einmal findet sich eine Woche später doch ein Herzschlag im Ultraschall.

Gab es bereits einen Herzschlag und er kann nun nicht mehr im Ultraschall nachgewiesen werden, dann muss man leider von einer Fehlgeburt ausgehen. Diese Situation, in der man von einer Fehlgeburt erfährt, ist schon traumatisch genug. Hier sollte man sich auf jeden Fall nicht vorschnell zu einer Ausschabung oder der Einahme von Medikamenten entscheiden bzw. überreden lassen. Ich bin der Meinung, dass man in dieser Situation besser gar keine Entscheidungen treffen sollte, denn man steht einfach unter Schock und kann wahrscheinlich nicht klar denken (mir ging das zumindest so). Bei einer Missed-Abortion einer Freundin wurde noch am gleichen Tag eine Ausschabung vorgenommen, obwohl sie bereits leichte Blutungen hatte. Ich würde immer erstmal ein bisschen Zeit vergehen lassen und dann nach eingehender Beratung entscheiden. In den meisten Fällen kann der Körper die Situation in dieser Zeit schon alleine regeln. Der nicht mehr lebende Embryo führt erstmal zu keinen Problemen. Man muss also keine Angst vor einer Vergiftung oder Entzündung durch eine Missed-Abortion haben.

Es gibt also viele Gründe dafür, nach einer Missed-Abortion erstmal zur Ruhe zu kommen, sich zu informieren und sich dann für einen Weg zu entscheiden.

Ich bin froh, dass meine Ärztin mich bei der Entscheidung einfach nur beraten hat und ich mir ein paar Tage Zeit lassen konnte, um den richtigen Weg für mich herauszufinden. Besonders psychisch brauchte ich den Abstand und ich musste den Punkt erreichen, an dem ich bereit war loszulassen.

Kapitel 11

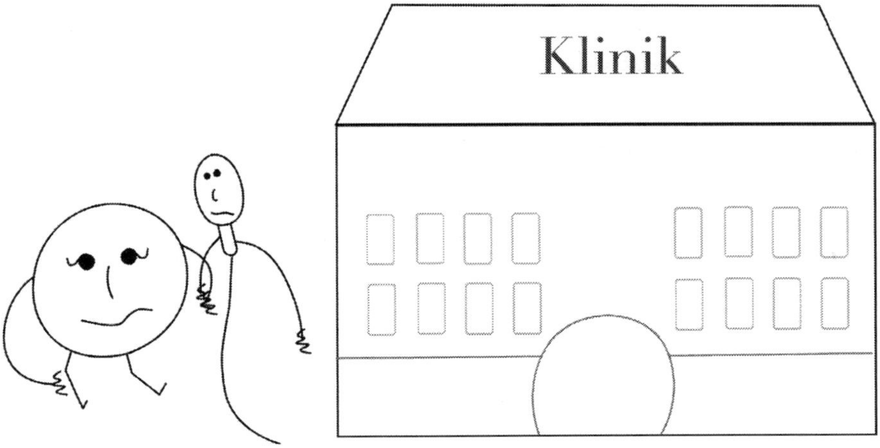

Meine Ausschabung und wie es mir dabei erging...

Es ist der 22.11.2013, an dem ich morgens gegen 7:00 zusammen mit meiner Mutter in die Tagesklinik Altonaer Straße fahre.
Heute habe ich den Termin zur Ausschabung und ich bin so froh, dass meine Mutter mich an diesem Tag begleitet.

Zu diesem Zeitpunkt war es gerade einmal die dritte Vollnarkose in meinem Leben und bisher machte mir diese Situation immer noch eine ganze Menge Angst. Auch wenn man weiß, dass man sich in die Hände von Profis begibt, war mir doch bewusst, dass es auch bei Profis immer ein Restrisiko gibt. Außerdem hatte ich immer noch mit der Sorge zu kämpfen, dass bei der OP etwas schief laufen könnte und sich die Chancen auf unser eigenes Kind damit noch weiter verschlechtern würden.

Warten, warten, warten...

Warum auch immer, aber meine Mutter und ich hatten irgendwie die Vorstellung, dass in der Klinik nicht viel los wäre (7:00 fanden wir als Termin auch ganz schön früh...). Wir kamen gerade noch pünktlich, da wir zuerst in die Kinderwunschklinik gestolpert sind, die ihren Sitz im gleichen Gebäude hat.

Dann haben wir die Tagesklinik endlich gefunden: das Wartezimmer (das etwa 35 Leute fasst) ist bis auf zwei Plätze komplett voll. Wir haben also gerade noch Glück, sind aber von diesem Andrang ziemlich überrascht. Besonders kommen auch nach uns fast minütlich weitere Patientinnen.

Ich bekomme von der Sprechstundenhilfe ungefähr 5 verschiedene Formulare, die ich lesen und ausfüllen soll. Ich muss zugeben, dass es nicht gerade angenehm ist, sich vor diesem Eingriff auch noch alle möglichen Komplikationen und den genauen Ablauf der Prozedur durchzulesen. Trotzdem möchte ich heute den nächsten Schritt gehen, ich möchte endlich wieder nach vorn schauen können und das Erlebte langsam verarbeiten.

Ich fülle alle Unterlagen aus und gebe sie wieder bei der Information ab. Dann sitzen wir einfach in diesem total überfüllten Wartezimmer. In der Zwischenzeit sind mindestens 5 neue Patientinnen gekommen. Nach einer weiteren halben Stunde werden dann sogar die Angehörigen (meistens Männer, teilweise auch mit Kindern) gebeten doch im Café zu warten, da die Plätze nun wirklich knapp werden.

Es war also richtig, richtig viel los und natürlich denkt man darüber nach, was die anderen Frauen an diesem Tag wohl in diese Klinik führt. Bei einigen kann man schon am Gesicht sehen, dass sie wohl die gleiche Geschichte haben wie ich. Man sieht den Schmerz der letzten Tage oder Wochen.

Und dann heißt es warten, warten, warten... es dauert bestimmt 2 Stunden bis ich endlich zum Vorgespräch mit dem operierenden Arzt gerufen werde. Ich muss zugeben, dass mich das etwas mürbe gemacht hat. Mir geht es in solchen unangenehmen Situationen so: Augen zu und durch - und das bitte schnell. So lange in diesem Wartezimmer zu sitzen und darüber nachzudenken, was jetzt kommt und wie alles ablaufen würde, war nicht gerade hilfreich. Allerdings habe ich auch versucht es zumindest ein wenig positiv zu sehen, denn wenn eine Klinik so viele Patienten hat, dann muss die Arbeit der Ärzte wirklich gut sein. Also hat mir das volle Wartezimmer auch ein bisschen Mut gemacht, dass ich mich in die richtigen Hände begebe.

Das Vorgespräch und die OP

So war auch das Gespräch mit dem Arzt sehr angenehm. Mir wurde alles nochmal erklärt und ich konnte alle meine Fragen zur OP stellen. Insbesondere im Blick auf das sehr volle Wartezimmer fand ich es toll, dass ich nicht das Gefühl hatte, ich müsste mich beim Gespräch beeilen. Das hat mir in diesem Moment sehr gut getan. Auch die Ruhe, die der Arzt ausgestrahlt hat, war sehr wichtig für mich, denn ich lege ja irgendwie auch ein Stück meine Zukunft in die Hände dieses Mannes. Nach dem Gespräch ging es mir auf jeden Fall ein gutes Stück besser. Dann ging es wieder zurück ins Wartezimmer und nach einer weiteren halben Stunde warten ging es endlich los.

Eine sehr liebe OP-Schwester zeigte mir, wo ich mich umziehen müsste und ich bekam so einen tollen OP-Kittel... ja, diese schönen Teile, die vorne lang und hinten offen sind. Und dann ging auf einmal auch alles ziemlich schnell. Ich bekam ein Bett zugewiesen und konnte nur kurz in eine der Zeitungen schauen, bis auch schon die nächste Schwester kam und mich mit in den OP nahm.

Die Atmosphäre im OP war für mich immer komisch. Man steht irgendwie im Mittelpunkt und alle wuseln um einen herum und trotzdem steht man irgendwie neben sich. Mein Glück war an diesem Tag die Anästhesistin, die wirklich eine wundervoll liebevolle Art hatte. Ich kann mich bis heute eigentlich nur an sie erinnern und daran, dass sie es irgendwie hinbekommen hat, mich so in ein Gespräch zu ziehen, dass ich die ganzen Vorbereitungen der Narkose kaum mitbekommen habe.

Als das Narkosemittel langsam in meinen Arm gespritzt wurde, legte sie ihre Hand auf meine Schulter und sagte mir noch, dass alles gut ist und alle hier gut auf mich aufpassen würden....und dann gingen die Lichter auch schon aus. Noch heute kann ich mich daran erinnern, dass diese liebevolle Art mir einen großen Teil meiner Angst genommen hat. Diese Ärztin hat wirklich genau den richtigen Beruf ergriffen.

Aufgewacht bin ich dann wenig später in einem anderen Bereich der Klinik. Und auch hier arbeiteten wirklich so liebe und aufmerksame Krankenschwestern, dass ich mich wirklich „wohl" gefühlt habe. Mir wurde sofort gesagt, dass alles gut gelaufen ist und ich bekam Zwieback, Salzgebäck und Tee, was auch wirklich nötig war, denn ich hatte langsam einen Bärenhunger. Bisher musste ich ja nüchtern bleiben und es war schon Mittagszeit. Für die Schmerzen, die nach dem Abklingen der Narkose aufkamen, bekam ich eine Tablette und nun hieß es erstmal zur Ruhe kommen. Denn bevor ich gehen durfte, musste ich noch 3 Stunden in der Klinik zur Beobachtung bleiben.

Die Leere danach

Ich war froh, dass alles gut gelaufen ist und ich es endlich hinter mir hatte, und trotzdem war da plötzlich diese Leere. Denn bis vor einer Stunde war ein Teil meines Körpers immer noch ein bisschen schwanger. Auch wenn mein Verstand schon länger wusste, dass es keine Hoffnung mehr gibt, war erst nach dieser OP wirklich alles vorbei und unser Embryo war nun fort. Ein schreckliches Gefühl, dass ich an diesem Tag so gut es ging zu verdrängen versucht habe. Ich habe all meine Kraft zusammen genommen und habe versucht, den Fokus nun endlich wieder nach vorne zu richten. Ich wollte wieder raus aus meinem depressiven Loch. Ich musste raus!

Denn ich wusste, dass es mir mit der Zeit immer schwerer fällt, mich aus so einer depressiven Phase wieder raus zu kämpfen. Je länger ich mich in solchen Situationen hängen lasse, desto tiefer versinke ich in Selbstzweifeln, Trauer und Wut und das wollte ich nicht mehr.

Ablenkung hilft

Und auch wenn ich nach der Ausschabung eigentlich nicht viel machen sollte, lag da auch ein großer Berg Arbeit vor mir. Denn zum 30.11.2013 wollten wir in unser Haus einziehen und bisher hatte ich durch die Fehlgeburt noch nichts geschafft um den Umzug vorzubereiten.

Körperlich war es sicher nicht ideal, jetzt mit Kisten und Kartons rumzuschleppen. Für meine Psyche war es aber ein Glück. Denn ich hatte etwas, wo ich mich einfach reinwerfen konnte und wo der Kopf einfach mal Ruhe gab. Die nächsten zwei Wochen war ich also mit Einpacken in unserer Wohnung und mit Auspacken im Häuschen beschäftigt.

Dann kam die Weihnachtszeit, die ich wirklich so sehr liebe und in der es immer Dinge gab, die besorgt werden mussten. Natürlich war da auch der Gedanke, dass ich zu diesem Zeitpunkt vielleicht schon die ersten Bewegungen im Bauch gespürt hätte. Eigentlich wollte ich doch mit einem kleinen runden Bauch unter dem Weihnachtsbaum sitzen. Und doch haben wir es irgendwie geschafft, in dieser Zeit den Schmerz zur Seite zu legen und wieder positiv in die Zukunft zu schauen.

Die Untersuchung des Abortgewebes

Im Januar bekam ich dann endlich den Anruf meiner Ärztin, die mir den Befund der Untersuchung des Abortgewebes durchgab.

Wahrscheinlich hatte unser Embryo eine genetische Störung. Wobei im Befund nur von einem Verdacht gesprochen wurde. Das Gewebe an sich scheint also nicht genetisch untersucht worden zu sein. Zu diesem Zeitpunkt dachte ich, dass die meisten Fehlgeburten auf genetischen Ursachen beruhen und so war dies keine große Überraschung für mich. Ich hätte mir aber irgendwie doch einen Hinweis auf ein Problem gewünscht, irgendwas wogegen man etwas hätte tun können. So standen wir also irgendwie wieder ganz am Anfang.

Was sollten wir tun? Was könnte man verändern?

Wieder ein Arztwechsel

Um das heraus zu finden, wollten wir noch ein weiteres Mal den Arzt innerhalb unserer ersten Klinik wechseln. Denn eine Freundin war ebenfalls in der gleichen Klinik und hatte diesem Arzt ihren ersten Sohn zu verdanken. Bisher waren wir ja bei zwei relativ jungen Ärzten und wir hatten die Hoffnung, dass ein „alter Hase" vielleicht doch ein bisschen mehr auf dem Kasten hätte.

Kapitel 12

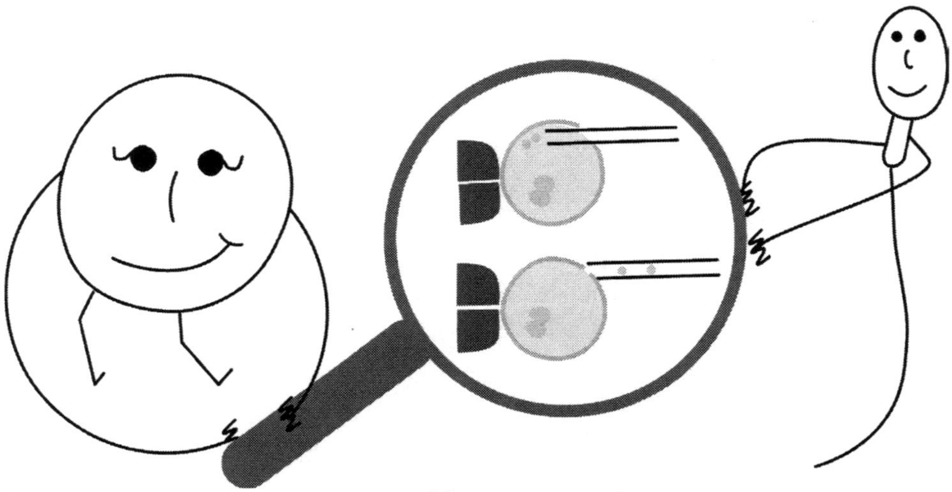

Die 2. ICSI mit Polkörperdiagnostik

Einige Monate sind seit meiner Fehlgeburt und der Ausschabung vergangen. Ich brauchte erstmal eine Pause, um diese große Enttäuschung zu verdauen und um meinen Optimismus wiederzufinden, der sich zwischenzeitlich in der hintersten Ecke versteckt hatte.

Doch nun kann es wieder losgehen. Im März 2014 haben wir endlich unseren ersten Beratungstermin bei einer der Koryphäen unserer Klinik. Ein „alter Hase" im Bereich der Reproduktionsmedizin, der dieses große Kinderwunschzentrum mit aufgebaut hat und bei dem wir hoffen, dass er neue Ideen für unsere Behandlung hätte. Das Gespräch war sehr angenehm und da unsere größte Sorge war, dass es beim nächsten Versuch wieder zu einer Fehlgeburt kommen könnte, empfiehlt uns der Arzt eine genetische Untersuchung der Eizellen - die Polkörperdiagnostik. Er ist der Meinung, dass wir mit einer genetisch einwandfreien Eizelle die besten Chancen auf eine erfolgreiche Schwangerschaft hätten. Zu diesem Zeitpunkt finden wir die Argumentation absolut sinnvoll und auch wenn es mit hohen Kosten verbunden sein wird, können wir es uns vorstellen eine Polkörperdiagnostik durchführen zu lassen.

Die Polkörperdiagnostik - 2 Verfahren

Wir werden darüber aufgeklärt, dass es zwei unterschiedliche Formen der Polkörperdiagnostik gibt:

- Bei der günstigeren FISH-Diagnostik werden 8 der häufigsten genetischen Fehlverteilungen untersucht.

- Die Array-CGH-Diagnostik untersucht alle 23 Chromosomen der Eizelle und ist dabei aber auch deutlich teurer.

Die Entnahme der Polkörper (kleine Zellabschnürungen, die die Eizelle nicht mehr benötigt) wird jeweils in der Kinderwunschklinik vorgenommen. Die genetische Untersuchung wird dann aber in einem anderen Labor durchgeführt. Bei der FISH-Diagnostik wird für die genetische Untersuchung ein Pauschalbetrag erhoben. Beim Array-CGH-Verfahren müssen wir die Untersuchung pro Eizelle zahlen (jeweils 432€).

Der Arzt klärt uns zwar über beide Verfahren auf, sagt aber ganz klar, dass aus seiner Sicht nur eine Untersuchung mit dem Array-CGH-Verfahren Sinn macht. Das FISH-Verfahren würde uns auch keine Sicherheit geben (obwohl es diese Sicherheit natürlich sowieso nicht gibt) und daher sollte man die Eizellen gleich „vernünftig" untersuchen.

Bei den Preisen müssen wir erstmal schlucken. Bei unserer ersten ICSI hatte ich 13 Eizellen und da die Befruchtungsrate nicht so gut war, blieben da nur 6 Eizellen über. Schon die Kosten bei einem ähnlichen Ergebnis wären für uns kein Pappenstiel. Was wäre aber, wenn es nun mehr befruchtete Eizellen wären?

Diese Frage haben wir dem Arzt natürlich gestellt, denn wir wollten es nicht riskieren, dass z.B. bei 10 befruchteten Eizellen eine Rechnung von etwa 5000€ auf uns zukommt. Aber an dieser Stelle beruhigt uns der Arzt und verspricht, dass wir die Einzelheiten nach der Punktion noch genau besprechen. Das macht aus unserer Sicht Sinn und so unterschreiben wir auch schon beim ersten Termin die Unterlagen für die Polkörperdiagnostik.

Start in unsere 2. ICSI

Ich stimuliere wie immer mit einer relativ niedrigen Dosis Gonal F (125 Einheiten) und beim Follikel-TV sind einige gute Follikel zu sehen.

Der zweite ICSI-Versuch läuft also erstmal ganz gut an und ich bin voller Hoffnung, dass wir diesmal auf dem richtigen Weg sind. Den Arzt empfinde ich als sehr angenehm, in seiner ganzen Art ruhig und entspannt und das gibt mir an dieser Stelle Hoffnung und Zuversicht. Bei der Punktion können 8 Eizellen punktiert werden. Zuerst bin ich ein bisschen enttäuscht und sofort kommen Gedanken auf, dass die erste Behandlung wohl schon eine schöne Schneise in meine Eizellreserve geschlagen hat.

Nach dem Eingriff kommt unser Arzt kurz vorbei und nennt mir die Zahl der Eizellen, ich bin da noch ziemlich benommen von der Narkose und kann mir eigentlich nur die Zahl an sich merken. Hinterher stelle ich mir dann doch die Frage, wann wir denn nun das weitere Vorgehen besprechen. Irgendwie hatte ich gehofft, dass unser Arzt uns hier schon ein paar weitere Informationen gibt.

Später versuche ich mich damit zu beruhigen, dass unser Arzt nun auch nicht wissen kann, wie hoch die Befruchtungsrate sein wird und wir eigentlich erst dann besprechen können, wie viele Eizellen mit der Array-CGH-Polkörperdiagnostik untersucht werden sollen. Wir müssen uns also bis zum nächsten Tag gedulden, wenn wir die Anzahl der befruchteten Eizellen per Anruf gesagt bekommen. Es heißt also wieder warten…

Am nächsten Tag bekomme ich den ersehnten Anruf, während ich beim Einkaufen vor dem Regal mit den Nudeln stehe, nicht gerade der ideale Ort, um die Einzelheiten einer Kinderwunschbehandlung zu besprechen. Aber viel zu besprechen gibt es auch nicht, denn es ist nicht wie erwartet unser Arzt, der uns die Nachricht überbringt, sondern meine Ärztin aus der 1. ICSI. Das Ergebnis ist auf jeden Fall sehr erfreulich, denn anders als gedacht, konnten diesmal alle Eizellen befruchtet werden. Natürlich ist meine Freude erstmal groß, allerdings ist es nun auch dringend nötig, dass wir besprechen, wie viele Eizellen untersucht werden sollen.

Vertrauen reicht nicht!

Die Punktion wurde an einem Freitag gemacht. Samstag am frühen Nachmittag bekomme ich das Ergebnis der Befruchtungsrate und die Polkörper müssen dann also spätestens am Montag untersucht werden. Bei dem Telefongespräch mit der Ärztin bin ich so überrumpelt, dass ich nicht daran denke zu fragen wie es jetzt weiter geht. Ich warte also noch eine Stunde ab, ob sich unser Arzt nun nochmal meldet, um alles weitere zu besprechen. Doch nichts passiert und ich werde langsam nervös.

Wenn alle Polkörper der 8 Eizellen ins Labor geschickt werden würden, dann müssten wir mit Kosten von etwa 4000€ zusätzlich rechnen. Das übersteigt unsere Planung. Am frühen Abend entschließe ich mich dazu, dem Arzt eine SMS auf die „Notfall-Handy-Nummer" zu schicken. Wenig später meldet er sich dann auch. Allerdings läuft das Gespräch ganz anders ab, als ich gedacht hatte.

Auf meine Frage, wann wir besprechen wie viele Eizellen nun untersucht werden sollen, reagiert er mit Unverständnis und tut so, als wüsste er von nichts. Ich werde kurz und knapp damit abgespeist, dass natürlich alle Polkörper an das Labor geschickt wurden. Will ich etwas anderes, könnte ich probieren, das Labor am Montagmorgen zu erreichen und es dort zu besprechen.

Da bin ich erstmal platt und mein Mann ist dem Herzinfarkt nahe. Zu diesem Zeitpunkt ist er mit der gesamten Behandlung sowieso schon sehr unzufrieden und vom gesamten Kinderwunschprozess einfach nur noch total genervt. Ich dagegen bin fix und fertig, schon wieder scheinen wir irgendwie entweder alles falsch verstanden zu haben oder die Ärzte machen die Dinge eben so, wie es ihnen gerade in den Kram passt. Erstmal ärgere ich mich, dass wir uns das Vorgehen nicht haben schriftlich geben lassen. Aber wer denkt in dieser Situation schon an sowas? Wie auch immer - ich hatte ein Problem.

An Entspannung ist nicht mehr zu denken. Neben der Überstimulation, die nach der Punktion immer schlimmer wird, bin ich nun auch psychisch total gestresst. Schon wieder hält sich ein Arzt nicht an die Absprachen und Hilfe gibt es natürlich schon überhaupt nicht. Am Sonntag kann man in dem genetischen Labor natürlich niemanden erreichen und so warte ich wie auf Kohlen auf Montagmorgen, wo ich dann um 7:00 morgens mit dem Versuch starte dort jemanden zu erreichen. Gegen 8:00 Uhr bekomme ich dann endlich jemanden ans Telefon und zu meinem Glück wurden die Polkörper noch nicht untersucht. Ich gebe also beim Labor Bescheid, dass wir nur eine Untersuchung von 5 Eizellen möchten. Zum Glück ist das kein Problem. So ist also das Kostenproblem aus der Welt geschafft, doch das Vertrauen zum Arzt ist natürlich dahin.

Das Ergebnis der Polkörperdiagnostik

Der Transfer ist für Mittwoch geplant, natürlich hoffe ich, dass von den 5 Eizellen 2 oder vielleicht sogar 3 Eizellen gesund sind. Trotzdem ist da sofort wieder die Angst. Was machen wir, wenn alle Eizellen genetisch auffällig sind. Bin ich vielleicht grundsätzlich schon zu alt?

Aber mit 35 Jahren sollte es doch eigentlich noch ganz gut aussehen. Das Gedankenkarussel ist also wieder kräftig am laufen. Am Dienstag bekommen wir dann das Ergebnis der Polkörperdiagnostik. Von den 5 Eizellen ist eine Eizelle genetisch einwandfrei. Eine Eizelle konnte nicht untersucht werden und ist von schlechter Qualität und die restlichen 3 Eizellen haben unterschiedliche Auffälligkeiten - 4 Eizellen werden also verworfen. Uns bleiben aus diesem Versuch also die 3 Eizellen, die nicht untersucht wurden und ein kleiner Kämpfer, der sich nun hoffentlich gut weiterentwickelt.

Die FISH-Diagnostik hätte es auch getan...

Das Ergebnis aus dem genetischen Labor lasse ich mir aus Interesse per E-Mail schicken. Als ich mir das Ergebnis ganz genau anschaue und die auffälligen Chromosomen studiere, fällt mir eine Sache auf: Alle genetisch auffälligen Eizellen wären auch bei der günstigen FISH-Polkörperdiagnostik gefunden worden. Auch wenn es nun eigentlich keine Rolle mehr spielt, fühlte ich mich nun noch schlechter beraten. Es fühlt sich in diesem Moment so an, als wenn es nur darum geht möglichst viel Geld mit unserem Leid und mit unseren Ängsten zu verdienen.

Der Embryotransfer

Für den nächsten Tag war dann der Transfer geplant. Da das Verhältnis zum Arzt nun natürlich deutlich getrübt war, gingen wir schon mit einem etwas unguten Gefühl in die Klinik. Beim Betreten des Transferraums interessierte mich erstmal nur, wie es unserem kleinen Kämpfer geht. Der Transfer fand nun am 5. Tag nach der Punktion statt und bestenfalls sollte unser Embryo jetzt eigentlich schon das Blastozystenstadium erreicht haben. So richtig super entwickelt waren unsere Eizellen bisher aber meistens nicht und so hatte ich schon mit einer Morula gerechnet. Dann kam der Schock, unser kleiner Kämpfer lebte zwar noch, aber er war bisher leider erst ein 16-Zeller und damit so gar nicht zeitgerecht entwickelt. Ich war unendlich traurig und enttäuscht.

Nun hatten wir zwar einen Embryo, der genetisch einwandfrei war, aber trotzdem wenig Hoffnung, dass es diesmal gut ausgehen würde. Es war eine total verzwickte Situation. Auch der Umstand, dass eine der 3 nicht untersuchten Eizellen sich zu einer Blastozyste entwickelt hatte, konnte mich nicht trösten.

Geht es nur ums Geld?

Mein größtes Problem war, dass ich so langsam das Gefühl hatte, dass es in diesem ganzen Kinderwunsch-Zirkus viel mehr darum ging Geld zu verdienen, als den Patienten wirklich zu einem Kind zu verhelfen. Ich fühlte mich schlecht beraten und obwohl ich schon sehr viel über Kinderwunschbehandlungen gelesen hatte, fühlte ich mich trotzdem schlecht informiert.

Außerdem führten die vielen Enttäuschungen, die Kosten und, dass wir ständig im medizinischen Hamsterrad gefangen waren, auch dazu, dass wir uns als Paar immer mehr verloren. Mein Mann war schon schlecht gelaunt, wenn er die Kinderwunschklinik nur betreten musste und wollte von dem Thema möglichst wenig bis gar nichts hören. Er versuchte, die Situation einfach zu verdrängen und wollte endlich wieder unser „altes" Leben zurück. Ich war dagegen auf dem entgegengesetzten Pfad: Ich wollte jetzt so viel wie möglich über alle Belange der Kinderwunschbehandlung lernen, um einen Weg zu unserem langersehnten Kind zu finden. Sicherlich lag das auch an meinem Beruf als Lehrerin, dass ich dachte, ich bräuchte nur so viele Informationen wie möglich, dann könnte ich das Problem schon lösen.

Die Warteschleife und neue Recherchen

Da ich beim Transfer immer noch eine Dosis Brevactid (HCG) zur Unterstützung der Einnistung bekam, wurde die Überstimulation in den nächsten Tagen erstmal stärker und so war ich nach dem Transfer für eine Woche krankgeschrieben.

Diese Zeit nutzte ich, noch mehr als sonst dazu, so viel es geht über die Möglichkeiten im Bereich der Kinderwunschbehandlung zu lesen. Langsam stieß ich auf immer mehr Informationen, die weit komplexere Zusammenhänge für das Scheitern einer Behandlung verantwortlich machten, als schlechte Embryonen oder langsame Spermien. Ich lernte immer mehr über den Einfluss von Gerinnungsfaktoren und, dass das Immunsystem bei der Einnistung einer Eizelle auch ein Wort mitzusprechen hat.

Auch wenn die Hoffnung noch so klein ist, nach einer Woche in der Warteschleife (etwa ab TF+5) fing ich trotzdem an, morgens einen Frühtest zu machen. Doch diesmal waren die Tests blütenweiß und ich fühlte mich in meiner Befürchtung bestätigt, dass es leider nicht geklappt hat. So testete ich zwar trotzdem weiter, erwartete aber keine Wunder mehr. An TF+8 zeigte sich dann doch noch ein Hauch eines zweiten Striches auf dem Schwangerschaftstest. Am nächsten Tag sollte ich zum Bluttest in die Klinik kommen. Auch an diesem Morgen war ein leichter zweiter Strich auf dem Schwangerschaftstest zu sehen. Wieder stand ich zwischen den Stühlen, natürlich ist ein Test nicht einfach so leicht positiv. Aber ich wusste auch, dass dieser leichte Striche für den Zeitpunkt auf einen eher niedrigen HCG-Wert hinweist. Es hatte also wahrscheinlich nur eine kurze Einnistung stattgefunden. Viel Hoffnung hatte ich nicht, als ich an diesem Tag (TF+9, PU+14) in die Klinik zum Bluttest fuhr.

Das Ergebnis der 2. ICSI

Am frühen Nachmittag bekam ich dann den Anruf aus dem Labor. Der Bluttest war zwar positiv, mit einem Wert von 37 aber unterhalb des Normbereichs von 57-140. Das war an einem Freitag und somit war klar, dass die Warteschleife sozusagen in eine weitere Runde geht. Ob der Embryo sich wirklich gut weiterentwickelt, wird nun wahrscheinlich der zweite Bluttest zeigen. In dieser frühen Phase einer Schwangerschaft sollte sich der HCG-Wert im Blut alle 48 Stunden mindestens verdoppeln, damit man von einer intakten Schwangerschaft ausgehen kann. Da nun das Wochenende auch noch dazwischen lag, müsste der Wert im Blut am Montag also mindestens bei 100 liegen.

Auch am Wochenende führte ich natürlich meine Testreihe mit den Frühtests weiter und leider machten mir die Ergebnisse nicht viel Mut. Der zweite Strich veränderte sich kaum und so war es sehr unwahrscheinlich, dass der HCG-Wert gut angestiegen ist. Am Montag konnte ich morgens endlich zum 2. Bluttest in die Klinik fahren. Auch wenn die Hoffnung auf einen guten Wert nicht besonders groß war, wirklich aufgeben wollte ich immer erst, wenn es wirklich keine Chance mehr gibt. Und so bekam ich dann am Nachmittag den nächsten Blutwert mitgeteilt und bei einem Wert von 45 war dann leider auch klar, dass unser Embryo es nicht geschafft hatte. Also hieß es wieder, alle Medikamente absetzen und auf die Regel warten.

Damit war unser zweiter ICSI-Frischversuch leider Geschichte. Ein wenig Hoffnung hatten wir, dass wir mit den 3 eingefrorenen Eizellen vielleicht Glück haben könnten. Eine Kryo beim „alten Hasen" würde es aber auf jeden Fall nicht geben!

Zusatzleistungen für Fortgeschrittene?

Schon im ersten Kapitel über mögliche Zusatzleistungen wird deutlich, dass es sehr viele unterschiedliche Möglichkeiten gibt, eine IVF- oder ICSI-Behandlung zu unterstützen.

Die folgenden Zusatzleistungen kommen meist erst dann zur Anwendung, wenn schon mehrere Behandlungszyklen nicht zum Erfolg geführt haben. Neben diesen sehr teuren Zusatzleistungen sollte man in diesem Fall aber immer auch daran denken, dass häufig noch nicht alle diagnostischen Möglichkeiten ausgeschöpft wurden. Gibt es z.B. keine Hinweise auf eine genetische Störung bei der Frau, es kommt aber trotzdem immer wieder zu biochemischen Schwangerschaften oder Fehlgeburten, macht es Sinn, vor einer Polkörperdiagnostik erstmal die Blutgerinnung und das Immunsystem zu überprüfen. Diese diagnostischen Schritte werden von der Krankenkasse getragen, wenn der Arzt sie anordnet. Wenn es in der Vorgeschichte Fehlgeburten oder mehrfaches Einnistungsversagen gibt, finden sich hier oftmals Probleme.

Können Unregelmäßigkeiten der Blutgerinnung und der Immunologie ausgeschlossen werden (mehr dazu in einem späteren Kapitel), können eine Polkörperdiagnostik oder der ERA-Test sinnvoll sein.

Beide Verfahren werden aber nicht von allen Kinderwunschkliniken angeboten. Ähnlich wie bei der Blutgerinnung und der Immunologie, scheint es bei den Kliniken verschiedene Schwerpunkte zu geben, wie die Behandlung optimiert werden soll. ERA-Test und Polkörperdiagnostik werden häufig bei Kliniken angeboten, deren Fokus sehr auf der Untersuchung der Genetik liegt. Hier gibt es dann aber häufig keine Untersuchung der Immunologie (Ausnahmen kann es natürlich auch hier geben).

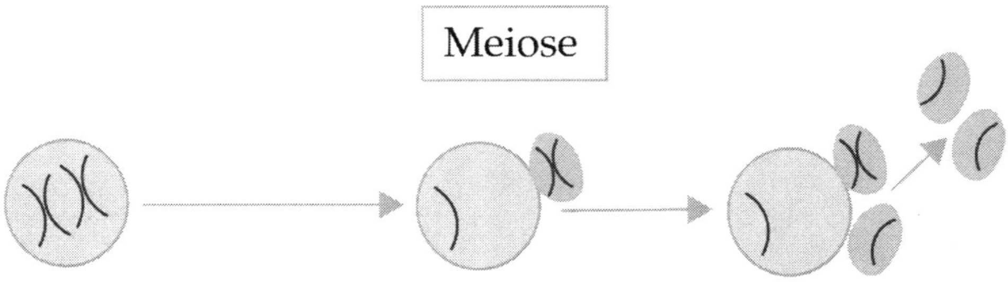

Die Polkörperdiagnostik (PKD)

Bei der Entstehung einer Eizelle (Oogenese) wird kurz vor dem Eisprung die erste Reifeteilung abgeschlossen. Dabei wird der doppelte Chromosomensatz der Eizelle halbiert. Ein Chromosomensatz verbleibt in der Eizelle, während der zweite Chromosomensatz mit dem ersten Polkörper aus der Eizelle ausgeschleust wird. Eizelle und Polkörper enthalten also jeweils die gleichen Erbinformationen.

Im Rahmen der zweiten Reifeteilung spalten sich die zweifädigen Chromosomen in Chromatiden auf. Ein Chromatidensatz verbleibt in der Eizelle und der andere Chromatidensatz wird mit dem zweiten Polkörper aus der Eizelle ausgeschleust. Auch wenn die zweite Reifeteilung erst nach der Befruchtung stattfindet, sind davon nur die Erbinformationen der Eizelle betroffen.

Es ist möglich, dass sich der erste Polkörper noch weiter aufspaltet. Es kann also dazu kommen, dass eine Eizelle nach erfolgter 1. und 2. Reifeteilung drei Polkörper besitzt (siehe Grafik).

Für die weitere embryonale Entwicklung haben die Polkörper keine Funktion, daher ist es möglich die weiblichen Erbinformationen in den Polkörpern im Rahmen der Polkörperdiagnostik zu untersuchen.

Polkörperdiagnostik - 2 verschiedene Verfahren

Die FISH-Diagnostik

Bei der FISH-Diagnostik (Fluoreszenz-in-situ-Hybridisierung) verwendet man fluoreszenz-markierte DNA-Sonden, die sich an bestimmte Stellen des Chromosomens binden können. Diese Verbindung bezeichnet man dann als Hybridisierung.

Nachdem sich eine solche gefärbte DNA-Sonde an das Chromosom gebunden hat, kann man mit Hilfe eines Mikroskops die Lage und die Anzahl der Kopien dieser DNA-Stelle auswerten.

Mit dieser Methode ist es möglich die folgenden 8 häufigsten Chromosomenstörungen zu überprüfen:

Chromosomen 13 , 15, 16, 17, 18, 21, 22, X

Die Untersuchung der Eizellen mit dem FISH-Verfahren ist relativ preiswert und kostet unter normalen Umständen etwa 600€ für die Entnahme der Polkörper bei 5 Eizellen (dies wird in der Kinderwunschklinik durchgeführt). Die genetische Untersuchung in einem Labor kostet dann nochmal etwa 650€.

Das Array-CGH-Verfahren

Beim Array-CGH-Verfahren (Array-based Comparative Genomic Hybridization) werden alle 23 Chromosomen der Eizelle auf Chromosomenfehlverteilungen untersucht. Bei dieser Methode wird die DNA der Eizelle mit einer Kontroll-DNA verglichen. Beide Proben werden auf einem speziellen Trägerchip hybridisiert und mit Hilfe eines Laserscanners und einer Software werden die Informationen dann ausgewertet. Aufgrund der sehr hohen Komplexität der Methode ist die Polkörperdiagnostik mit Hilfe der Array-CGH sehr teuer.

Mit folgenden Kosten muss man rechnen:
Entnahme der Polkörper: etwa 750€ für 5 Eizellen
Genetische Untersuchung der Polkörper: etwa 1500€ für 5 Eizellen

Entstehung einer Eizelle (Oogenese)

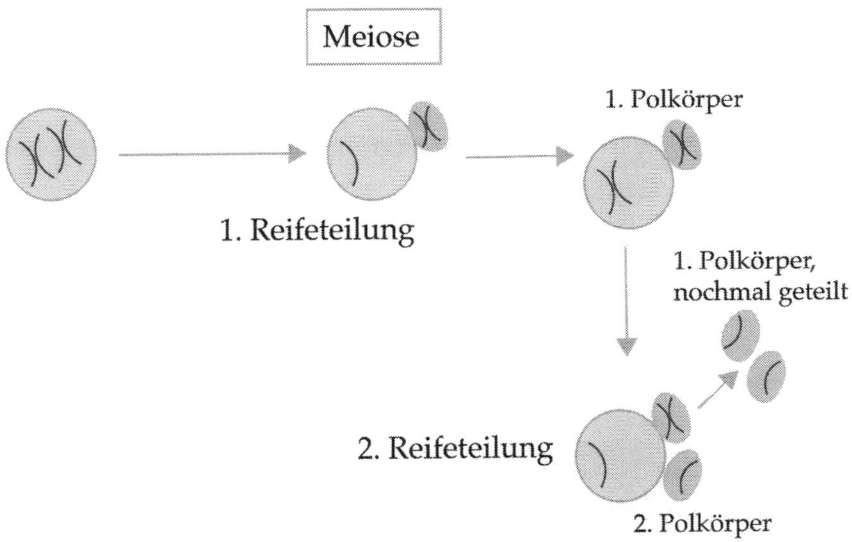

Studie zur Polkörperdiagnostik 2018

Eine aktuelle Studie aus dem Jahr 2018 untersucht die Wirksamkeit der Polkörperdiagnostik im Hinblick auf eine Steigerung der Lebendgeburtenrate. Teil nahmen 9 Kinderwunschzentren aus 7 Ländern, auch die Zentren Göttingen, Lübeck und Bonn waren dabei.

Da insbesondere bei Frauen ab 35 Jahren der Anteil an genetisch auffälligen Eizellen immer mehr zunimmt, wurden 396 Frauen zwischen 36 und 40 Jahren zu dieser Studie zugelassen. In der Studiengruppe wurde im Rahmen einer ICSI-Behandlung auch eine Polkörperdiagnostik durchgeführt. Bei der Kontrollgruppe gab es die normale ICSI Behandlung.

Nach einem Jahr wurden die Ergebnisse der beiden Gruppen verglichen.

In der Studiengruppe kam es durch das Aussortieren der genetisch auffälligen Eizellen einerseits zu weniger transferierten Embryonen und die Fehlgeburtenrate konnte halbiert werden. Die Lebendgeburtenrate lag bei 24 Prozent. In der Kontrollgruppe ohne PKD lag die Lebendgeburtenrate aber ebenfalls bei 24 Prozent. Es gab also keinen signifikanten Unterschied zwischen den beiden Gruppen.

Hat die Polkörperdiagnostik also keinen Effekt?

Diese Frage kann man wahrscheinlich mit Ja und Nein beantworten…

Erstmal muss man sich klar machen, dass das untersuchte Ziel der Studie (eine Steigerung der Lebendgeburtenrate) wenig Sinn macht. Denn die zur Verfügung stehenden Eizellen/Embryonen ändern sich in den beiden Gruppen nicht. Es wird nur ausgewählt, welche Eizellen/Embryonen transferiert werden (oder eben nicht transferiert werden, bei genetischen Auffälligkeiten). Mit dieser Strategie ist es also nicht möglich die Chancen zu verbessern, sondern der Vorteil liegt in einer Prävention von mehrfachen Fehlgeburten oder biochemischen Schwangerschaften.

Eine zweite Problematik ergab sich aus der Auswahl der Studienteilnehmerinnen: Hatten Frauen eine der folgenden Vorgeschichten, führte dies zu einem Ausschluss von der Studie:

- 3 oder mehr gescheiterte ICSI- oder IVF-Behandlungen
- 3 oder mehr Fehlgeburten in der Vergangenheit
- Schlechtes Ansprechen auf die Stimulation (Low Responder) oder eine schlechte ovarielle Reserve

Insbesondere die ersten beiden Punkte lassen einen an dieser Stelle aufhorchen.

Denn gerade in diesen Fällen (Einnistungsversagen, also gescheiterte IVF- oder ICSI-Behandlungen oder Fehlgeburten) wird oftmals eine Polkörperdiagnostik empfohlen. Die Studie befasst sich also nicht mit einem Patientenkollektiv, das die Behandlung normalerweise in Anspruch nehmen würde, sondern mit der 0815-Patientin. Bei der 0815-Patientin scheint eine Polkörperdiagnostik auf jeden Fall keinen Vorteil zu bringen, auch wenn sie schon im Alter zwischen 36 und 40 Jahren alt ist.

Was ist nun aber mit der eigentlichen Patientin, die nach gescheiterten ICSI-Behandlungen oder mehreren Fehlgeburten nach einem neuen Weg sucht? Hier gibt die Studie leider keine Antwort.

Bei einer diagnostizierten, genetischen Auffälligkeit auf weiblicher Seite macht eine Polkörperdiagnostik mehr Sinn, um einwandfreie Eizellen auszuwählen und mehrere Fehlgeburten oder sogar Totgeburten zu verhindern.

Gibt es aber keine genetischen Auffälligkeiten auf weiblicher Seite, aber es kommt trotzdem immer wieder zu einem Einnistungsversagen oder zu Fehlgeburten, dann ist aus meiner Sicht die Untersuchung der Blutgerinnung und der Immunologie erstmal eine sinnvollere diagnostische Option (besonders im Hinblick darauf, dass die Kosten von der Krankenkasse übernommen werden).

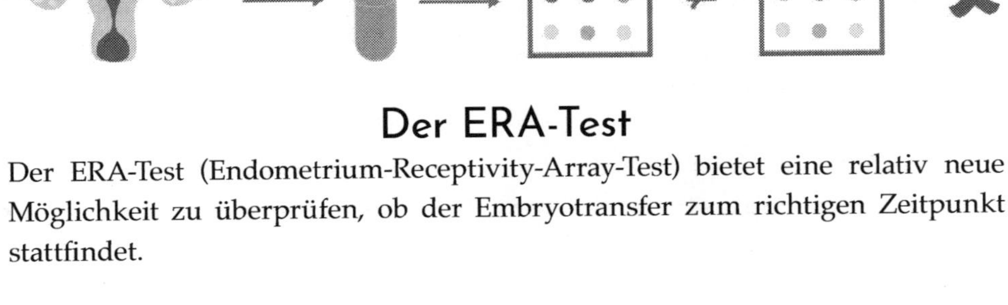

Der ERA-Test

Der ERA-Test (Endometrium-Receptivity-Array-Test) bietet eine relativ neue Möglichkeit zu überprüfen, ob der Embryotransfer zum richtigen Zeitpunkt stattfindet.

Die Theorie des ERA-Tests

Für die Einnistung gibt es ein ideales Zeitfenster (Implantationsfenster), bei dem die Gebärmutterschleimhaut die richtigen Voraussetzungen erfüllt. Dieses Implantationsfenster ist relativ kurz (ungefähr 24-48 Stunden). Bei manchen Frauen ist dieser Zeitraum allerdings etwas verschoben und somit kann es immer wieder zu einem Einistungsversagen kommen, da der Embryotransfer zu früh oder zu spät stattfindet (dies ist zumindest die Theorie des Anbieters).

Ablauf des ERA-Tests

Mit dem ERA-Test kann durch eine Gebärmutterschleimhaut-Probe (Biopsie) am normalen Transfertag herausgefunden werden, ob die Gebärmutterschleimhaut an diesem Tag „rezeptiv", also für den Embryo aufnahmebereit, ist. Die Gebärmutterschleimhaut-Probe wird molekulargenetisch untersucht und es wird anhand der Genexpressionsmuster von 238 Genen entschieden, in welchem Stadium sich die Schleimhaut gerade befindet.

Der ERA-Test ist eine sogenannte Array-Untersuchung, bei der das gefundene Genexpressionsmuster der Gebärmutterschleimhaut mit dem Genexpressionsmuster einer zu diesem Zeitpunkt aufnahmebereiten Schleimhaut verglichen wird. Ähneln sich die Genexpressionsmuster in den entscheidenden Parametern, geht man davon aus, dass zu diesem Zeitpunkt ein Embryotransfer durchgeführt werden kann. Schematisch ist dieser Fall in der oberen Zeile des Bildes dargestellt. Stellt sich also heraus, dass die Schleimhaut zum Zeitpunkt der Probenentnahme gerade aufnahmebereit gewesen wäre, kann an diesem Tag im nächsten Zyklus der Embryotransfer stattfinden.

Stellt sich heraus, dass das Implantationsfenster verschoben ist und schon vorbei (postrezeptiv) ist oder noch nicht stattgefunden hat (prerezeptiv), wird normalerweise eine 2. Biopsie empfohlen, um den idealen Zeitpunkt für den Embryotransfer zu finden. Hat man das Implantationsfenster gefunden, kann man sich etwa 20 Monate darauf verlassen, dass das Zeitfenster stabil bleibt (auch dies sind die Angaben des Anbieters).

Die Kosten des ERA-Tests

Der ERA-Test kostet etwa 1000-1100€ inkl. Medikamente und Ultraschalluntersuchungen.

Ist der ERA-Test, sinnvoll oder nicht?

Die Theorie des ERA-Tests hört sich im ersten Moment erstmal sinnvoll an. Wie es aber so oft mit Dingen ist, die versuchen einen sehr komplexen Prozess „ganz einfach“ aufzuschlüsseln, ist es meist eben doch nicht so simpel, wie man vielleicht denkt.

Die Einnistung des Embryos ist ein hochkomplexer Prozess. Insbesondere aus der Kommunikation zwischen dem Embryo und dem Körper der Mutter (insbesondere der Gebärmutterschleimhaut der Mutter) folgen viele Umstrukturierungen, die im Bereich der Gebärmutterschleimhaut (aber z.B. auch im Gelbkörper) stattfinden. Diese Umstrukturierungen, die im Kapitel zur Einnistung bereits grob erklärt wurden, machen eine Einnistung des Embryos überhaupt erst möglich. Man könnte also sagen, dass die Rezeptivität - also die Aufnahmefähigkeit - der Gebärmutterschleimhaut mit ziemlich großer Sicherheit auch davon abhängt, ob überhaupt ein Embryo in der Gebärmutter vorhanden ist. Zum Zeitpunkt der Biopsie für den ERA-Test ist das auf jeden Fall nicht der Fall. Wie der Test also ohne vorhandenen Embryo eine Vorhersage machen möchte, ist für mich undurchsichtig, vielleicht fehlen mir hier aber auch einfach weitere Informationen…

Von diesen sehr komplexen Abläufen einmal abgesehen, stellt für mich aber auch ein sehr einfaches „Gedankenexperiment“ die Theorie des ERA-Tests in Frage:

Wenn es wirklich so wichtig ist, dass der Embryo „auf die Stunde genau“ während des „Einnistungsfensters“ in die Gebärmutter transferiert wird, wie kann es dann sein, dass viele Frauen mit einem Embryotransfer an Tag 2 oder Tag 3 nach Punktion schwanger werden? Das dürfte dann ja, wenn die Abläufe denn so simpel wären, gar nicht möglich sein. Dies sind nur zwei Gedanken zum ERA-Test und ich kann nicht sagen, was nun wirklich die „Wahrheit“ ist. Doch zumindest erscheint mir die Theorie des ERA-Test sehr schnell Kratzer zu bekommen, wenn man einmal etwas genauer darüber nachdenkt.

Kapitel 13

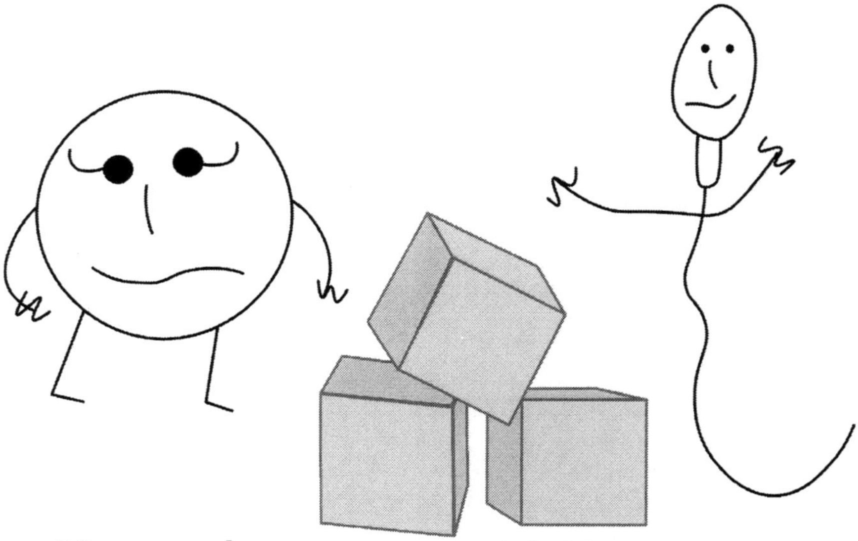

Die Kryos der zweiten ICSI

Was für ein Glück, dass auch im 2. ICSI Versuch Eizellen eingefroren werden konnten.

Mir war klar, dass das alles andere als normal ist und wir wirklich sehr dankbar sein können, nicht gleich wieder einen Frischversuch starten zu müssen. Nachdem unsere Erfahrungen mit der „Koryphäe" der Klinik nicht sehr überzeugend waren, sind wir wieder zurück zu unserem zweiten Arzt gewechselt. Auch wenn er weiterhin keine neuen Ideen für unsere Behandlung hatte, so war seine Art wenigstens kooperativ und ich fühlte mich bei ihm wohl. Wir planten also gleich im Anschluss an den Frischversuch den nächsten Kryotransfer und so konnte es im Mai schon wieder weiter gehen. Diesmal gab es auch eine Premiere: Unsere erste Blastozyste!

Bisher hatte kein Embryo sich so gut entwickelt und meine Hoffnung, dass dies ein gutes Zeichen ist, war groß. Gerade der Umstand, dass unsere Embryonen in der Entwicklung bisher immer etwas zu langsam waren, machte mir Sorgen. Lag es daran, dass so viele meiner Eizellen eine schlechte Qualität hatten? War ich mit 35 Jahren einfach schon zu alt? Oder lag es an der Genetik? Natürlich verunsicherte mich das schlechte Ergebnis der Polkörperdiagnostik zusätzlich. Wenn 4 von 5 Eizellen ein Problem mit der Genetik haben, wie groß ist dann die Wahrscheinlichkeit, dass eine der übrigen 3 nicht untersuchten Eizellen, ok ist?

Der richtige Embryo?

So viele Fragen und keine Antworten. Eines war aber klar, wir würden keine weitere genetische Untersuchung der Eizellen machen lassen. Da auch die untersuchte, genetisch einwandfreie Eizelle, sich nicht gut weiterentwickelt hatte, lag es vielleicht doch nicht an der Genetik.

Außerdem waren wir nicht davon überzeugt, dass die Prozedur der Polkörperbiopsie wirklich keine negativen Auswirkungen auf die Embryonen hat. Zu diesem Zeitpunkt haben wir gedacht, dass es wohl einfach bisher nicht der richtige Embryo war. Diese Aussage bekommt man immer wieder zu hören, wenn irgendwas im Bereich der künstlichen Befruchtung nicht so richtig glatt laufen will. Also hofften wir weiter, auf DEN richtigen Embryo, der sich endlich richtig einnisten will und sich dann auch gut weiterentwickelt und dann endlich bei uns bleibt. An dieser Stelle fühlte sich diese Hoffnung aber nicht mehr zuversichtlich und optimistisch an, wie es am Anfang der Fall war. Die Hoffnung hatte sich langsam aber sicher gewandelt. Von der Hoffnung auf etwas, dass bestimmt bald passiert, zu der Hoffnung auf ein Wunder.

Mein Gefühl war an dieser Stelle schon weiter als die Fakten, die die Behandlung uns bisher geliefert hatte. Irgendwas sagte mir, dass es eine Wahrheit gibt, die wir noch nicht gefunden haben. Dass es Gründe dafür gibt, dass es bisher nicht geklappt hat. Ich wollte nicht glauben, dass es einfach nur ein „Zufall" ist.

Weiter nach Schema F

Und doch machten wir erstmal weiter wie bisher. Im Mai konnten wir also unsere erste, wunderschöne Blastozyste abholen. Sie war schon dabei, aus ihrer Hülle zu schlüpfen und war damit bereit, es sich in den nächsten 24 Stunden in meiner Gebärmutterschleimhaut gemütlich zu machen.

Wir starteten also wieder in die zermürbende Warteschleife. Da ich beim Transfer wieder Brevactid (HCG) gespritzt hatte, startete ich diesmal früher mit einer Testreihe, um wirklich sicher sein zu können, dass das HCG von der Spritze schon abgebaut worden war. Da unsere Blastozyste schon gut entwickelt und eigentlich bereit für eine Einnistung war, hoffte ich sehr, dass ich vielleicht schon früher eine deutlichere Veränderung auf dem Schwangerschaftstest sehen kann. Leider passiert hier nicht viel. Das HCG von der Bevactid-Spritze ist nach wenigen Tage wieder abgebaut, doch dann sind die Tests erstmal weiß wie die Wand. Ich bin enttäuscht. All die Hoffnung, dass es mit einem gut entwickelten Embryo nun endlich besser laufen würde, bröckelte Tag für Tag dahin.

Bluttest ja oder nein?

Auch wenn es sehr unterschiedliche Meinungen zum Thema Schwangerschaftstests gibt und auch wenn die Tests am Morgen mich dieses Mal auch runtergezogen haben. Es war für mich immer wichtig, mich auf die Enttäuschung schon frühzeitig vorbereiten zu können. Die Zuversicht und die Hoffnung, die sonst am Tag des Bluttests wie eine große Seifenblase zerplatzen würde, konnte so schon Tag für Tag ein bisschen weniger werden. Für mich war es so immer leichter, mich auf die Situation einzustellen.

Und gerade bei diesem Transfer, mit meiner ersten Blastozyste, war auf den Schwangerschaftstests so gar keine Veränderung zu sehen. Die letzten Tage vor dem Bluttest hörte ich dann auch auf zu testen, da alle anderen Tests zu diesem Zeitpunkt schon längst eine zweite Linie gezeigt hatten. Um zu entscheiden, ob ich überhaupt zum Bluttest gehen soll, machte ich am Tag des Bluttests morgens noch einen Test. Und hier sah man nun doch eine ganz leichte zweite Linie, aber leider noch weniger als beim Frischversuch. Auch wenn die Wahrscheinlichkeit eines guten Wertes sehr gering war, fahre ich also in die Klinik und lass den Bluttest machen.

Und wieder ein enttäuschendes Ergebnis

Zu meiner Überraschung bekomme ich dann am frühen Nachmittag einen Anruf und die Sprechstundenhilfe gratuliert mir zur Schwangerschaft. Ich bin etwas verdutzt, ein guter HCG-Wert war wirklich unwahrscheinlich. Ein so leichter Strich auf einem sensiblen Frühtest (10mIE/ml) deutet eher auf einen Blutwert im Bereich von 10-30mIE HCG hin. Da an diesem Tag aber ein Wert von 57-140 normal wäre, glaubte ich nicht an eine intakte Schwangerschaft.

Ich fragte die Sprechstundenhilfe also nach dem genauen Wert und dieser lag bei 25, also ein gutes Stück unterhalb des Normbereichs. Ich hätte mir an dieser Stelle gewünscht, dass man mir sagt, dass es zwar eine Einnistung gab, eine intakte Schwangerschaft aber leider wegen des niedrigen HCG-Wertes nicht sehr wahrscheinlich ist. Vielleicht meinte die Sprechstundenhilfe es aber einfach nur gut, und sie glaubte wirklich daran, dass ich schwanger bin.

Für mich bestätigte der Wert aber nur meine Befürchtung, dass es wieder nur eine kurze Einnistung gegeben hatte. Die nächsten zwei Tage machte ich jeweils noch einen Schwangerschaftstest, doch der zweite Streifen blieb nur ein Schimmer. Den zweiten Bluttest ließ ich diesmal ausfallen. Ich brauchte keine weitere Bestätigung, dass es wieder nicht geklappt hatte. Ich setzte wie immer die Medikamente ab und wartete auf die nächste Regel. Ich war frustriert. Was war bei uns los??

Die Blutgerinnungsdiagnostik

Es muss doch einen Grund dafür geben, dass sich die Embryonen immer wieder einnisten, doch dass sie einfach nicht bleiben wollen. Beim nächsten Beratungsgespräch verlange ich dann eine Veränderung der Behandlung. Ich hatte viel über weitere Faktoren in der Behandlung gelesen und besonders das Thema der Blutgerinnung kam mir sehr plausibel vor.

Gibt es ein Problem mit der Blutgerinnung der Frau, kann es dazu kommen, dass die kleinen Kapillaren des Embryos während der Einnistung verstopfen und der Embryo somit nicht ausreichend mit Nährstoffen versorgt werden kann. Diese Problematik passte aus meiner Sicht zu unserer Symptomatik und dies erklärte ich so auch meinem Arzt.

Natürlich hätte ich mir eher vorgestellt, dass unser Arzt es uns erklärt und uns die Untersuchung der Blutgerinnung empfiehlt oder vorschlägt. Seine Reaktion war aber sehr verhalten. Er meinte, er kennt sich in dem Bereich nicht sehr gut aus und er kann sich eigentlich nicht vorstellen, dass wir hier etwas finden werden. So oder so, an diesem Punkt ist mir egal, was der Arzt meint und ich bestehe vor einem weiteren Kryotransfer auf die Blutgerinnungsdiagnostik.

Um die letzten Monate hinter uns zu lassen und endlich wieder etwas positive Energie zu tanken, fahren mein Mann und ich in den Urlaub. Die kleine Zwangspause für die Gerinnungsdiagnostik kommt gerade richtig und eigentlich hätten wir diese Pause (und auch die Untersuchung) schon viel früher machen sollen. Im Urlaub erreicht uns dann auch der Anruf von unserem Arzt und er überbringt uns mit einiger Verwunderung die Nachricht, dass wirklich etwas gefunden wurde. Mein Protein Z Wert ist zu niedrig und ich soll nun ab dem nächsten Transfer neben niedrigdosiertem Aspirin auch Heparin spritzen. Endlich kommt Bewegung in unsere Behandlung!

Bei weiteren Recherchen erfahre ich, dass ein zu niedriger Protein Z Wert zu einer verstärkten Thromboseneigung führt. Im Falle einer Schwangerschaft kann dieser Umstand besonders während der Einnistung und um die 8./9. Schwangerschaftswoche herum bei der Ausbildung der Plazenta zu Problemen führen. Die Folge kann eine Plazentainsuffizienz (also eine schlechte Ausbildung der Plazenta) und dadurch eine mangelhafte Versorgung des Embryos mit Nährstoffen und Sauerstoff sein. Daraus können dann auch Fehlgeburten resultieren.

Der zweite Kryotransfer

Mit diesem neuen Ergebnis kann ich den nächsten Kryotransfer nun kaum noch erwarten und wir hoffen sehr, dass wir nun endlich den Grund für unsere Probleme gefunden haben.

So planen wir also gleich nach dem Urlaub den letzten Kryotransfer der zweiten ICSI. Leider bleibt von den letzten beiden eingefrorenen Embryonen nur eine Morula am fünften Tag übrig. Doch wir hoffen trotzdem, dass es diesmal klappt. Bisher bin ich auch mit nicht so tollen Embryonen schwanger geworden und ich habe viel darüber gelesen, dass die etwas langsamere Entwicklung nicht unbedingt heißen muss, dass es keine Chance gibt.

Endlich wieder (fast) schwanger

Und zu unserer Freude gibt es auch diesmal einen positiven Schwangerschaftstest und endlich sind auch die Werte des Bluttests zumindest im Normbereich.

Beim ersten Test liegt der Wert an PU+16 bei 169 und der zweite Test liegt dann an PU+19 bei 530. Auch wenn der zweite Blutwert nicht ideal ist (der Normbereich wäre hier bei 626-1384), hoffe ich darauf, dass diesmal alles gut läuft. Ich mache wie immer eine Testreihe, um zu schauen, wie sich der HCG-Wert entwickelt. Die ersten Tage sieht auch alles gut aus, doch einige Tage später ist der Schwangerschaftstest wieder etwas blasser als am Tag zuvor. Ein schlechtes Zeichen. Auch wenn ich hoffe, dass es einfach nur ein „schlechter“ Schwangerschaftstest ist, fahre ich zu meiner Frauenärztin und lasse einen Ultraschall und einen Bluttest machen. Im Ultraschall vermutet sie an einer Stelle vielleicht eine Fruchthöhle, doch der Bluttest macht dann alle Hoffnung wieder zunichte. Der HCG-Wert ist in den letzten Tagen nur auf 700 gestiegen und damit ist klar, dass es auch diesmal nicht sein soll. Also wieder das alte Spiel: Medikamente absetzen und warten - auf den nächsten ZT1. So endet also unser 2. ICSI-Zyklus. War es diesmal wieder nicht der „richtige Embryo“? Oder übersehen wir etwas?.

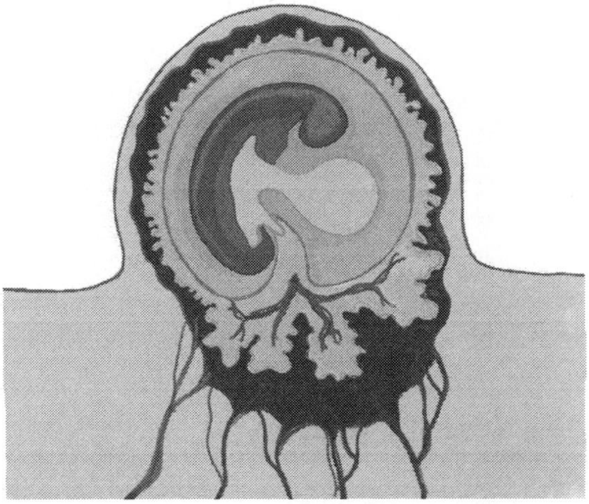

Die Blutgerinnungsstörungen

Es gibt eine ganze Reihe von Blutgerinnungsstörungen (Thrombophilie), die für den Kinderwunsch ein großes Problem darstellen können. Um dies zu verstehen, kann man sich am besten den Vorgang der Einnistung und die frühe Entwicklung des Embryos ansehen. Da sich in dieser Phase der frühen Schwangerschaft kleinste Blutgefäße (Kapillaren) zwischen dem Organismus der Mutter und dem Embryo bilden, führt eine übermäßige Blutgerinnung hier zu einer Unterversorgung des Embryos. Vereinfacht kann man es sich so vorstellen, dass das „zu dicke“ Blut der Mutter die feinen Kapillaren, die sich gerade erst bilden, verstopft und der Embryo dann nicht mehr ausreichend mit Nährstoffen und Sauerstoff versorgt wird.

Dies betrifft insbesondere die kritische Phase der Ausbildung der Plazenta bis zur 10. Schwangerschaftswoche. Von der 8. bis zur 10. Schwangerschaftswoche stellt sich die Versorgung des Embryos komplett auf die Plazenta um. Liegt eine Blutgerinnungsstörung der Mutter vor, kann es besonders in diesem Zeitraum zu einer Fehlgeburt kommen. Auch nach dieser kritischen Phase kann eine Blutgerinnungsstörung einen negativen Einfluss auf die Schwangerschaft haben. Hier besteht besonders die Gefahr einer schlechten Ausbildung der Plazenta und darauf basierend, einer schlechten Entwicklung des Kindes (Wachstumsretardierung). Auch eine Präklampsie (eine schwangerschaftsbedingte Bluthochdruckerkrankung) kann im weiteren Verlauf der Schwangerschaft durch eine Blutgerinnungsstörung ausgelöst werden.

Häufigkeit von Blutgerinnungsstörungen

Blutgerinnungsstörungen sind in der Bevölkerung relativ verbreitet. Man geht davon aus, dass etwa 15% der Bevölkerung eine angeborene Blutgerinnungsstörung haben, allerdings muss dies dann nicht immer zu Aborten führen. Welche Faktoren hier einen Unterschied machen und warum es bei manchen Frauen mit Auffälligkeiten in der Blutgerinnung zu Fehlgeburten kommt und bei anderen nicht, wird noch wissenschaftlich untersucht.

Diagnostik im Bereich der Blutgerinnungsstörungen

Für die Diagnostik einer Blutgerinnungsstörung ist eine einfache Blutabnahme notwendig. Folgende Blutgerinnungsstörungen können im Rahmen einer diagnostischen Abklärung untersucht werden:

- Faktor-V-Leiden Mutation
- Prothrombin-(FaktorII)-Mutation
- Antithrombin-III-Mangel
- Protein-C-Mangel (aPC-Resistenz)
- Protein-S-Mangel
- Protein-Z-Mangel
- MTHFR-Mutation
- Antiphospholipidsyndrom (APS)
- Plasminogen-Mangel
- Hyperhomocysteinämie

Therapiemöglichkeiten bei Blutgerinnungsstörungen

Die erste Therapieoption besteht in der Gabe von niedermolekularem Heparin, oft wird das Heparin noch mit niedrigdosiertem Aspirin kombiniert. Diese Kombination scheint einer kombinierten Gabe von Kortison und Aspirin überlegen zu sein. Auch eine Einnahme von 500mg Folsäure und Vitamin B12 konnte bei Frauen mit mehrfachen Fehlgeburten die Lebendgeburtenrate steigern. Dabei spielt wahrscheinlich die Regulierung eines zu hohen Homocysteinspiegels eine wichtige Rolle. Homocystein ist ein Protein, das als Zwischenprodukt des Stoffwechsels entsteht und normalerweise schnell wieder vom Körper neutralisiert wird (mit Hilfe der oben angegebenen Vitamine). Gelingt dies nicht, weil der Körper die Vitamine z.B. nicht in ausreichender Menge zur Verfügung gestellt bekommt, kann Homocystein Schäden an den Gefäßwänden hervorrufen. Insbesondere bei einer MTHFR-Mutation ist dieser Punkt wichtig, da der Körper in diesem Fall nicht in der Lage ist Folsäure richtig zu verarbeiten.

Kapitel 14

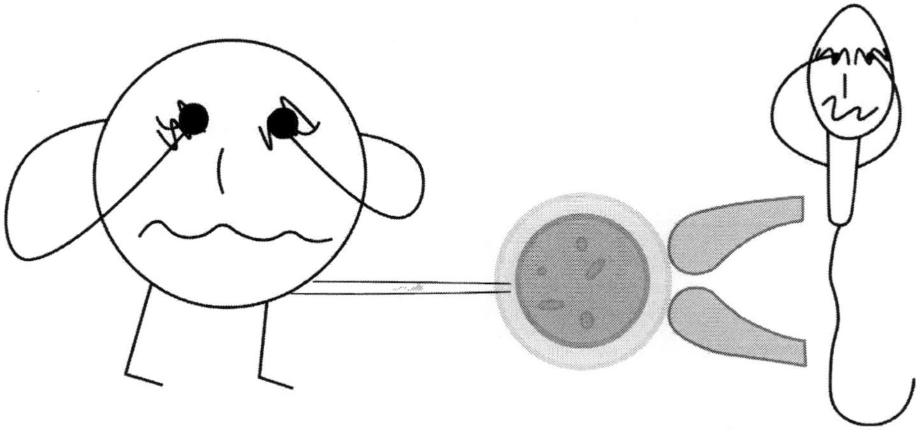

Die 3. ICSI und wie ich sie total verbockt habe

Manchmal fühlt man sich einfach wie in einem Tunnel und auch wenn man ahnt, dass man gerade auf dem falschen Weg ist, schafft man es nicht anders zu handeln. So ging es mir mit unserer 3. ICSI. Die 2. ICSI war gerade mit unserer 4. frühen Fehlgeburt gescheitert und ich dachte sofort darüber nach, wann wir mit dem nächsten Frischversuch weitermachen könnten.

Klinikwechsel?!?

Um die 3. ICSI zu planen, machten wir schon nach zwei Wochen einen neuen Termin in unserer Klinik. Ich hatte zwar darüber nachgedacht, die Klinik zu wechseln, aber ich scheute den Schritt.

Einer der ganz großen Fehler, denn wir waren schon lange nicht mehr zufrieden. Der Arzt war zwar ok, aber wirklich hilfreich war er nicht. Wir wussten, dass wir hier nicht mit innovativen Ideen zu unserer Behandlung rechnen brauchten. Schon beim Thema Gerinnungsdiagnostik wusste der Arzt nicht wirklich Bescheid und so war mir klar, dass aktuellere Themen, wie der Einfluss der Immunologie, sicher auch nicht zu seinen Spezialgebieten gehören würden. Warum waren wir also noch da?

Heute ist es für mich nicht mehr nachvollziehbar, warum wir an dieser Stelle nicht einen anderen Weg eingeschlagen haben. Doch irgendwie konnte ich mich nicht aufraffen. Ich fand mich in einer Art Kinderwunsch-Trance wieder. Ich lief wie auf Auto-Pilot, konnte die Situation nicht kritisch hinterfragen und fühlte mich für jeden zusätzlichen Schritt zu „schwach". Der Gedanke daran, in mehreren Kliniken ein Beratungsgespräch auszumachen, alle Unterlagen zusammenzusuchen und dann auch noch einen neuen Antrag bei der Krankenkasse zu stellen, fühlte sich für mich wie ein unüberwindbarer Berg an.

Wie finden wir eine bessere Klinik?

Die Wahl einer neuen Klinik fühlte sich wie eine unlösbare Aufgabe an, denn woher sollte ich wissen, dass wir in einer neuen Klinik besser behandelt werden würden?

Seit über einem Jahr waren wir in unserer Klinik in Behandlung und wir mussten erkennen, dass die Klinik alle Eckpunkte erfüllte, die man bei einer Kinderwunschklinik nicht haben möchte. Die Behandlung fand wie am Fließband statt, zur Blutabnahmezeit war das Wartezimmer so voll, dass man manchmal keinen Platz bekam und die Sprechstundenhilfen waren gestresst, da sie für mehrere Stunden Blutabnahmen im Akkord durchführten. Was am Schlimmsten war, wir merkten immer mehr, dass das Geldverdienen in dieser Klinik grundsätzlich an erster Stelle stand.

Wir hätten die Klinik also unbedingt wechseln müssen, aber wie sollten wir eine Klinik finden, in der anders gearbeitet wurde? Bewertungen im Internet waren zu diesem Zweck wenig aussagekräftig, denn unsere Klinik hatte eine ganze Reihe exzellenter Rezensionen, bei denen ich keinen blassen Schimmer hatte, wie die zustande gekommen sind. Wobei ich mir schon einen einfachen Grund denken konnte: Rezensionen lassen sich sehr einfach „fälschen". Es gibt sogar Agenturen, die nichts anderes tun, als Produkte und Dienstleistungen auf Bestellung gut oder schlecht zu bewerten. Schaut man sich an, was eine Kinderwunschbehandlung kostet, ist dies ein sehr lukrativer Schritt. Mir war also klar, dass Klinikbewertungen so gut wie gar keine Aussagekraft haben. Also blieb nur der eigene Eindruck.

Doch die letzten Monate haben mich so schwach gemacht, dass ich mich zu nichts aufraffen konnte. Ich denke mir, da ich sowieso nicht weiß, ob eine andere Klinik besser arbeitet, kann ich auch gleich in unserer Klinik bleiben. Ein riesiger Fehler, doch in meinem depressiven Zustand kann ich nicht klar denken und gehe den Weg des geringsten Widerstandes. Eigentlich alles Zeichen, dass ich ganz dringend eine Pause brauchte.

Ungeduld ist ein schlechter Ratgeber

Neben den depressiven Gefühlen gibt es aber noch etwas anderes, das mich unaufhörlich antreibt: meine Ungeduld und die biologische Uhr. Ich habe das Gefühl, ich muss jetzt endlich schwanger werden. Es muss doch irgendwann auch bei uns klappen. Und so fühle ich mich nicht nur schwach, sondern auch zutiefst getrieben. Als nächsten diagnostischen Schritt wollte ich eine Untersuchung der Immunologie angehen. Neben einer Bauchspiegelung war dies einer der letzten diagnostischen Bereiche, der uns noch blieb.

Die Kosten der Immunologie

Ähnlich wie bei der Blutgerinnnungsdiagnostik war unser Arzt auch beim Thema Immunologie wenig hilfreich. Neben dem Punkt, dass die Klinik von dieser Untersuchung wenig hält, machte er nur vage Angaben zu Kosten und Möglichkeiten. Das Blut müsste in ein anderes Labor geschickt werden und die Kosten würden irgendwo unter 1000€ liegen. Mehr wusste er nicht und die Infounterlagen zur Untersuchung der Immunologie waren auch nicht auffindbar. Trotzdem hatten wir uns dazu entschlossen, dass wir diesen Schritt gehen wollen, bevor wir in einen nächsten Behandlungsversuch starten. Zuerst sollte ich wieder einmal Blut abgeben und es würde dann etwa 6 Wochen dauern, bis das Ergebnis vorliegen würde. Bis hierhin kein Problem und damit hatte ich sowieso schon gerechnet.

Dann kam aber wieder die Organisation in der Klinik dazwischen:

Plötzlich hieß es, wir müssten beide nochmal in die Klinik kommen und Unterlagen unterschreiben und dann beide Blut abgeben. Nun gut, wir fuhren also wieder in die Klinik und bekamen endlich nähere Informationen zur Untersuchung der Immunologie. Doch die Preise waren nun plötzlich in einem ganz anderen Bereich. Schon der erste Bluttest sollte um die 1500€ kosten und wenn es dann zu einer Behandlung kommen würde, müssten wir mit weiteren Kosten von um die 2000€ rechnen. Genaue Angaben gab es nicht, da es anscheinend von den Ergebnissen abhing, wie hoch die Kosten ausfallen würden. An diesem Tag saßen wir ratlos im Wartezimmer der Klinik und fragten uns, was wir jetzt machen sollten. Wieder mehrere 1000€ investieren oder doch darauf vertrauen, dass es vielleicht an den Embryonen lag.

An diesem Punkt war mein Mann von dem ganzen Ablauf der Behandlung, den falschen Angaben und den ständig wachsenden Kosten so genervt, dass ich kurzerhand beschloss, es nun gut sein zu lassen. Mein Mann war an diesem Punkt davon überzeugt, dass es hier darum ging, viel Geld zu verdienen und nicht darum, dass Paare wirklich ein Kind bekommen. Wir waren beide frustriert und hatten das Gefühl, dass uns sowieso niemand wirklich helfen will. Alles eindeutige Zeichen dafür, dass wir hätten die Klinik wechseln MÜSSEN.

Kinderwunschbehandlung und der Beruf

Nachdem ich aber bei meinen Recherchen im Internet auch nicht wirklich weiter kam, wurde die Zeit für einen Klinikwechsel schon wieder knapp.
Damit hatte auch meine Arbeit als Lehrerin zu tun, denn ich versuchte, die Behandlungszyklen möglichst in die Ferien zu legen, denn Urlaub kann man sich als Lehrerin nicht nehmen und ich konnte auch nicht ständig fehlen. Nun kamen die Herbstferien aber schon wieder mit großen Schritten näher und so traf ich die falsche Entscheidung. Mich packte die Ungeduld…es soll jetzt gefälligst endlich klappen! Es kann doch nicht angehen, dass wir immer schwanger werden, aber der Embryo nie bleiben will. Vielleicht war es doch einfach nur nicht der „richtige" Embryo und beim nächsten Mal würde es klappen?

Klinische Schwangerschaften werden „gutgeschrieben"

Wir hatten das große Glück, dass uns durch die klinische Schwangerschaft im 1. Kryoversuch eine ICSI wieder gutgeschrieben wurde. Wir haben also mindestens noch den 3. und einen 4. ICSI Versuch, der uns bezahlt werden würde.

Der 3. ICSI Versuch

Und trotzdem ist es die schlechteste Entscheidung, als ich mich im Oktober 2014 zum 3. ICSI Versuch anmelde. Eigentlich bräuchte ich, mein Körper und besonders meine Psyche ganz dringend eine Pause. Auch unsere Partnerschaft leidet immer mehr unter der Situation.

Unser Arzt ist auch in dieser Situation keine wirkliche Hilfe und verhält sich gewohnt neutral. Wir gehen die 3. ICSI also an, wie die beiden ICSIs zuvor. Obwohl ich den Ablauf schon kenne, stehe ich irgendwie neben mir und vergesse die Auslösespritze für den Eisprung, so dass die Punktion um einen Tag verschoben werden muss. Alles Zeichen, dass ich einfach nicht mehr kann, aber an diesem Punkt stecken wir natürlich schon viel zu tief drin. So ist auch das Ergebnis sehr mittelmäßig.

Von 9 Eizellen sind 7 Eizellen reif und 4 Eizellen können befruchtet werden. An Tag 5 sind wieder nur 2 Morula übrig - also einmal mehr keine Blastozyste. Obwohl ich Aspirin nehme und Heparin spritze, ist die Hoffnung bei diesem Versuch kaum vorhanden. Wieder gibt es eine kurze Einnistung, aber so minimal, dass ich auf den Bluttest verzichte und die Medikamente absetze, als die Schwangerschaftstests nicht deutlicher werden. Und das war es dann...

Am Ende

Nun ist die Entscheidung klar. Ich bin ausgebrannt und in der Klinik weiterzumachen ist nun auch für mich keine Option mehr. Bevor wir unseren 4. ICSI-Versuch in Angriff nehmen, wollen wir endlich alles untersuchen lassen, was noch übrig ist. Neben einer Bauchspiegelung nehme ich mir auch vor, einen Weg für eine immunologische Untersuchung zu finden. Und natürlich eine neue Klinik!

Tipps für eine Pause vom Kinderwunsch...

Pausen machen Sinn und müssen sein

Die Chancen einer Kinderwunschbehandlung liegen etwa bei 20-30% pro Behandlungszyklus. Also ist es wahrscheinlich, dass man mehrere Versuche benötigt, bis man Erfolg hat. Man muss sich also auf eine längere Reise einstellen und dabei spielt besonders die Psyche eine sehr große Rolle. Für mich war das Körperliche gut auszuhalten, ich hatte zum Glück relativ wenig Nebenwirkungen durch die Medikamente. Die Operationen habe ich ebenfalls ganz gut wegstecken können.

Das sah auf der psychischen Seite schon anders aus. Die Behandlung wirft einen in eine emotionale Achterbahn, wo sich Hoffnung und Zuversicht teilweise täglich mit Verzweiflung, Wut und Traurigkeit abwechseln. Diese großen Gefühlsschwankungen waren für mich eine wirklich riesige Herausforderung. Die

14tägige Warteschleife zwischen Transfer und Bluttest ist schon schwer zu ertragen und ist an sich schon ein Wechselbad der Gefühle. Ist dann der Bluttest mit einem niedrigen HCG-Wert positiv, geht die Warteschleife in die Verlängerung.

Die Wahrscheinlichkeit, dass es gut ausgeht, ist zwar leider klein, aber die Hoffnung stirbt beim Kinderwunsch immer erst zuletzt und das ist auch gut so.

Aus heutiger Sicht würde ich allerdings trotzdem einiges anders machen, denn es ist möglich, die notwendigen Pausen deutlich effektiver zu nutzen.

Wie man eine Pause sinnvoll nutzen kann

Das Spermien-Power-Programm

Spermien brauchen etwa 3 Monate um neu gebildet zu werden. Daran sieht man, dass jeder Versuch über den Lebensstil oder Nahrungsergänzungsmittel eine bessere Spermienqualität zu erreichen, Zeit braucht. Es macht also Sinn die Pause mit einem „Spermien-Power-Programm" zu verbinden.

Das Eizellen-Power-Programm

Auch wenn die Eizellen einer Frau sich schon seit ihrer Geburt in den Eierstöcken befinden, kann man durch eine ausgewogene Ernährung und eine Veränderung des Lebensstils (aufhören zu rauchen, Gewichtsabnahme o.Ä.) eine Verbesserung der Eizellqualität erreichen. Darüber hinaus gibt es eine ganze Reihe von Nahrungsergänzungsmitteln, die die Eizellqualität positiv beeinflussen. Die Dosierung im Eizellen-Power-Programm stützt sich auf Studien, die im Bereich des Kinderwunsches gemacht wurden und die einen positiven Effekt verzeichnen konnten.

Traditionelle Chinesische Medizin (TCM)

Akupunktur und die Behandlung mit Kräutern der traditionellen chinesischen Medizin können im Bereich des Kinderwunsches eine wirklich gute Ergänzung zu einer medizinischen Behandlung sein. Es gibt einige Studien, die die Wirksamkeit belegen. Allerdings braucht es einige Zeit, bis der Körper mit sanften Verfahren wie der Akupunktur wieder ins Gleichgewicht gebracht werden kann. Auch die Kräuter, die man täglich nimmt, entfalten ihre Wirkung erst nach einigen Wochen und können dann die Chancen einer Kinderwunschbehandlung positiv beeinflussen.

Eine Bauchspiegelung/Gebärmutterspiegelung machen lassen

Besonders wenn man schon mehrere ICSI- oder IVF-Zyklen ohne Erfolg hinter sich hat, macht es Sinn sich näher mit möglichen Problemen zu beschäftigen. Allerdings brauchen die meisten zusätzlichen diagnostischen Maßnahmen einen gewissen Vorlauf und teilweise auch eine Zeit der Erholung hinterher.

Es ist sinnvoll, nach einer gewissen Zeit eine Bauchspiegelung (meist mit einer gleichzeitigen Gebärmutterspiegelung) zu planen, da es viele Krankheitsbilder gibt, die zwar keine Beschwerden auslösen, die aber das Schwangerwerden sehr erschweren können, dazu gehören z.B.:

- Verwachsungen im Bauchraum
- Außerhalb der Gebärmutter wachsende Gebärmutterschleimhaut (Endometriose),
- eine ungünstig geformte Gebärmutter (Uterus Unicornis oder Uterus Bicornis) oder
- mit Wasser gefüllte Eileiter (Hydrosalpinx).

Zusätzlich wird bei einer Bauchspiegelung idealerweise die Durchgängigkeit der Eileiter geprüft und mögliche Verklebungen können teilweise sogar gelöst werden. So gibt es einige Paare, die nach einer Bauchspiegelung doch noch auf natürlichem Wege schwanger werden.

Die Immunologie abklären lassen

Besonders wenn es schon mehrfach zu frühen Fehlgeburten oder biochemischen Schwangerschaften gekommen ist, kann die Abklärung der Immunologie für neue Erkenntnisse sorgen.

Viele Kinderwunsch-Kliniken „glauben" nicht daran, dass die Immunologie im Bereich der Kinderwunschbehandlung eine große Rolle spielt, daher muss man sich als Patient möglicherweise sogar selbstständig um eine Abklärung immunologischer Einflussfaktoren kümmern.

Eine Koryphäe auf dem Gebiet ist Frau Dr. Sylke Reichel-Fentz. Sie hat schon vielen hoffnungslosen Paaren, auch im fortgeschrittenen Alter, doch noch zu einem eigenen Kind verholfen. Daher sind die Wartezeiten in ihrer Praxis auch dementsprechend lang (ich denke man muss mit mindestens 6 Monaten Wartezeit auf ein Ergebnis rechnen). Auch wenn dieser Zeitraum für eine Pause schon eher zu lange ist (je nachdem wie alt man ist) kann man zumindest einen Teil der Wartezeit als Pause vom Kinderwunsch nutzen.

Bei Kliniken, die im Bereich der Immunologie gut informiert sind und für ihre Patienten eine Abklärung der Standardparameter anbieten, geht das natürlich schneller. Hier werden aber deutlich weniger Parameter geprüft als bei Frau Dr. Reichel-Fentz.

Bei den häufigsten immunologischen Problemen, wie z.B. dem Antiphospholipid-Syndrom, reicht aber auch die einfache immunologische Diagnostik und eine darauf aufbauende medikamentöse Therapie.

Weitere Praxen, die ebenfalls eine immunologische Diagnostik anbieten: Herr Dr. Pfeiffer in Düsseldorf und Frau Dr. Graf in Leipzig.

Und was macht man sonst in der Pause?

Hier gibt es natürlich nicht den einen Weg… jede Frau und jeder Mann müssen hier nach Dingen suchen, die einfach gut tun. Denn das ist im Grunde das Allerwichtigste!

Ich denke, hier macht einfach alles Sinn, was neuen Mut und neue Kraft gibt. Hier kommt es darauf an, was in den Monaten des Kinderwunsches vielleicht irgendwie hinten runter gefallen ist. Treffen mit Freunden, Hobbys, für die man keine Zeit mehr gefunden hat. Das kann für den einen ein Malkurs sein, der einen auf andere Gedanken und mit neuen Menschen zusammen bringt oder wie es bei uns war, ein neuer Lebensabschnitt mit einem neuen Familienmitglied, das eine Zeit lang die Aufmerksamkeit auf sich zieht.

Hauptsache man findet wieder Spaß am Leben und die fröhlichen Momente überwiegen. Auch wenn es nicht möglich ist, den Kinderwunsch in dieser Zeit zu „vergessen“, kann man doch versuchen, Gedanken in diese Richtung ganz aktiv zur Seite zu schieben und die Aufmerksamkeit auf schöne Dinge zu richten. Immer in dem Wissen, dass es eine Pause ist und kein Abschied!

Kapitel 15

Die Beziehung in der Sackgasse

Nach der 3. ICSI sind wir persönlich und als Paar absolut am Ende. Wir spielen uns die Vorwürfe wie Bälle hin und her. Mein Mann ist mit unserem Beziehungsleben und insbesondere mit dem nicht vorhandenen Sexleben unzufrieden. Mir fehlt seine Unterstützung und sein Einfühlungsvermögen. Für ihn waren die Fehlgeburten keine große Sache, nur kleine Zellhaufen, die sich nicht weiterentwickelt haben. Für mich waren es meine Kinder, die ich nie kennenlernen werde. So bin ich unendlich traurig und komme kaum über den Tag, während mein Mann mich oftmals fragt, wann ich es denn nun endlich „gut sein lassen kann" mit meiner Trauer. Das nehme ich ihm zutiefst übel und alleine der Gedanke an Sex könnte mir nicht ferner liegen. Wir sind in einer Sackgasse…

Paartherapie?

Irgendwas muss passieren und wir entscheiden uns für eine Paartherapie. Doch nach ein paar Wochen wird uns klar, dass wir zwar auch ein Problem als Paar haben, dass unser Kinderwunsch aber der Auslöser ist und uns beide so sehr in unterschiedliche Ecken treibt. Wir entscheiden uns also gegen die Fortführung der Therapie. Allerdings planen wir nun erstmal eine längere Pause und den Fokus darauf, das Leben endlich wieder zusammen zu genießen und die alten Geschichten nun zur Seite zu legen.

Wie kann man sich als Paar schützen?

Nun stellt sich die Frage, was wir schon von Anfang an anders hätten machen können. Wie kann man während der Zeit der Kinderwunschbehandlung die Beziehung schützen?

Erstmal denkt man vielleicht, das ist gar kein Problem. Doch gerade bei diesem sehr emotionalen und lebensentscheidenden Thema werden die unterschiedlichen Herangehensweisen beider Partner besonders deutlich und führen damit leicht zu heftigen Konflikten. Beide können vielleicht nicht nachvollziehen, warum der andere die Dinge so „anders" sieht. Hier hilft es nur, sich wirklich klar zu machen, dass man das Verhalten nicht werten sollte, sondern einfach akzeptieren muss, dass der Partner eben eine andere Person ist, die einen anderen Weg hat, mit dieser schwierigen Situation umzugehen.

Egal, wie verständlich die Argumente von der einen oder anderen Seite sind. Es bringt einen als Paar nicht weiter, wenn man sich auch noch gegenseitig das Leben schwer macht. Gerade im Fall einer Kinderwunschbehandlung braucht man die gegenseitige Unterstützung, den Zuspruch und das Verständnis des Partners.

Das Thema Sexualität

Gerade das Thema Sexualität kann im Rahmen einer Kinderwunschbehandlung schwierig werden. Der Fokus darauf, dass man schwanger werden will, führt dazu, dass die Sexualität auf einmal zweckgebunden ist. Dabei bleibt der Spaß dann ganz schnell auf der Strecke, wenn man denkt man MUSS jetzt unbedingt Sex haben, weil der Eisprung kurz bevor steht. Befindet man sich in einem IVF- oder ICSI-Zyklus ist dies zwar kein Problem und trotzdem kann es auch hier passieren, dass durch all den Stress, die Behandlungen und die Hormone nicht mehr viel Lust auf Sexualität übrig bleibt.

Und doch gibt eine lebendige Sexualität beiden Partnern (eigentlich) das, was sie in dieser Situation bräuchten. Allerdings sollte man sich klar machen, dass Männer und Frauen hier häufig unterschiedlich ticken: Männer interessieren sich fast immer und besonders in stressigen Situationen für Sex, da sie es als entspannend und wohltuend empfinden. Bei Frauen führen stressige Situationen häufig dazu, dass die Libido abnimmt.

Und hier liegt also auch der Grund, weshalb es während der stressigen Zeit der Kinderwunschbehandlung häufig auch zu Problemen mit der Sexualität kommt. Die Voraussetzungen für eine entspannte Sexualität ist gerade für die Frauen nicht gegeben.

Dass die Männer gerade in dieser Situation gerne mehr Sex (zur Entspannung, Zweisamkeit, Spaß) hätten, macht die Situation nicht leichter, da hier natürlich schnell Frust aufkommt, wenn die Partnerin keine Lust hat. Hier befinden wir uns dann auch schon im Teufelskreis. Denn wenn es nun durch den Frust des Mannes zu weiteren Konflikten und noch mehr Druck kommt, hat die Frau schnell noch weniger Lust auf Zweisamkeit.

Verständnis der Bedürfnisse

Am besten sollten beide Partner sich schon beim Start der Kinderwunschbehandlung klar machen, dass es diesen Umstand gibt und sie sich auf die Bedürfnisse des Partner möglichst einstellen sollten. Hierbei ist es wahrscheinlich ein Stück wichtiger, dass der Mann sich darum bemüht, seiner Frau hilfreich zur Seite zu stehen, sie gerade jetzt zu verwöhnen und damit für eine entspanntere Stimmung zu sorgen. Dann hat auch der Teufelskreis aus Stress, Konflikten und damit ausbleibendem Sex weniger Chancen.

Für uns war besonders die längere Pause vor der 4. ICSI und der Fokus auf neue und schöne Erfahrungen zusammen wichtig und so wurde auch das Gefühl füreinander Stück für Stück wieder entspannter und positiver. Als wir den Blick dann langsam wieder zurück auf den Kinderwunsch gelenkt haben, konnten wir die nächsten Schritte endlich gemeinsam angehen - als Team - und ohne ständige Diskussionen und Schuldzuschreibungen.

Kinderwunsch und Partnerschaft

Wenn es einem selbst durch eine Kinderwunsch-Pause endlich wieder etwas besser geht, kann man den Blick endlich wieder auf die Partnerschaft richten. Denn ein unerfüllter Kinderwunsch stellt ein Paar vor eine große Herausforderung. Es macht Sinn, sich möglichst früh damit auseinanderzusetzen, wie man als Paar mit der Situation umgehen möchte. Hier ist es wichtig zu schauen, wie der Partner überhaupt zu dem Thema steht, wie er sich fühlt und welche Probleme er vielleicht hat. Die Partnerschaft und der emotionale Stress, der durch die Kinderwunschbehandlung entsteht, ist für mich einer der zentralen Problembereiche. Denn was nützt irgendwann eine erfolgreiche Kinderwunschbehandlung, wenn die Partnerschaft kurz vor dem Aus steht.
Damit es nicht so weit kommt und man sich während der Zeit des Kinderwunsches vielleicht sogar noch besser kennenlernt, gibt es die Gesprächsform des „Zwiegesprächs".

Das Zwiegespräch

Das Zwiegespräch wird auch im Bereich der Paartherapie angewendet. Es ist aber so einfach und dabei so wirkungsvoll, dass man es auch einfach ohne therapeutische Hilfe ausprobieren kann. Es wurde von dem Psychoanalytiker Michael L. Moeller entwickelt, um Paaren in schwierigen Situationen ein Werkzeug geben zu können, das die Kommunikation miteinander erleichtert und beiden Partnern neue Einblicke in das Seelenleben des anderen ermöglicht.

Besonders in der Zeit des unerfüllten Kinderwunsches führen all die Enttäuschungen und Schwierigkeiten zu einer Situation, in der der unterschiedliche Umgang mit diesen Problemen zu Streit und Diskussionen führen kann. Jeder Mensch ist anders und doch erwartet man unterbewusst, dass der andere das Gleiche fühlen und denken muss, wie man selbst. Eine mögliche Wertung wie: „Dir ist der Kinderwunsch nicht so wichtig wie mir" oder „Wie kannst du XYZ nicht wissen wollen, wo es doch so wichtig ist..." kann dann schnell zur Isolation der Partner führen.

Doch gerade in dieser schweren Situation brauchen wir eigentlich die Liebe, die Unterstützung und die Stärke als Team, um die Zeit gut zu überstehen und uns dann zusammen auf das langersehnte Wunschkind freuen zu können.
Daher macht es Sinn, schon in der Zeit der Kinderwunschbehandlung zu versuchen, die Beziehung gesund zu halten. Zwiegespräche bieten für diesen Zweck einen tollen Rahmen, um hinter die Fassade des Partners zu blicken und um für beide Partner ein tieferes Verständnis des Seelenlebens des Anderen zu ermöglichen.

Und so funktioniert das Zwiegespräch:

Eigentlich sind Zwiegespräche nur Unterhaltungen, die aber nach sehr einfachen, aber festgelegten Regeln ablaufen.
Beide Partner verpflichten sich dabei, diese festen Regeln einzuhalten.

Regeln des Zwiegesprächs

- Es wird ein fester Termin und möglichst auch noch ein Ersatztermin, falls beim ersten Termin etwas dazwischen kommt, eingeplant. Die Länge kann zwischen 60 und 90 Minuten liegen.

- Man sitzt sich gegenüber, denn viele Informationen werden nicht über die Sprache sondern über Mimik und Gestik transportiert. Alle Störquellen wie z.B. Handy, Telefon, Fernseher, etc., sollten ausgeschaltet sein. Diese Zeit gehört nur dem Paar.

- Nun spricht abwechselnd 15 Minuten der eine und 15 Minuten der andere Partner über seine momentane Situation. Dabei wird konsequent NUR zugehört. Das ist der große Unterschied zum normalen Gespräch. Es gibt keine Nachfragen (auch keine Verständnisfragen) und keine Einwürfe (z.B. Vorwürfe) und auch keine Mimik oder Gestik, die dem anderen die eigene Meinung zum Gesagten offenbaren. Es geht wirklich darum, dem anderen NUR zuzuhören und ihn zu verstehen.

- Beide sprechen über die Aspekte, die sie gerade am meisten beschäftigen. Das kann der Kinderwunsch sein, hier kann man das Gespräch aber auch öffnen. Natürlich ist es sinnvoll, zumindest einen Teil der Zeit für die Kinderwunschproblematik zu reservieren, da ja gerade hier ein Einblick in das Seelenleben des Partners erreicht werden soll.

WICHTIG:
Jeder spricht über seine Empfindungen. Dies kann auch den Partner betreffen, aber auch hier soll nur das eigene Empfinden im Fokus stehen. Es geht darum „ein Selbstporträt zu malen", wie es Michael L. Moeller nennt.

Was bringt das Zwiegespräch?

In jeder Beziehung gibt es immer zwei Wirklichkeiten, die eigene Wirklichkeit und die Wirklichkeit des Partners. Versuchen wir nun den Partner davon zu überzeugen, dass die eigene Wirklichkeit die bessere ist, wird dies automatisch zu Konflikten führen.

Es geht also darum, durch das Zwiegespräch zu verstehen, dass beide Partner eine eigene Sicht der Dinge haben, und dass das gut so ist. Wir müssen akzeptieren, dass beide Wirklichkeiten ihre Berechtigung haben und keine besser oder schlechter ist als die andere - sie ist eben einfach nur anders.

Was ist, wenn es schief läuft?

Klappt das erste Zwiegespräch nicht wie gedacht? Nicht schlimm, so lange man es dann nicht gleich aufgibt. Meistens wird das nächste Zwiegespräch dann besonders wertvoll.

Kapitel 16

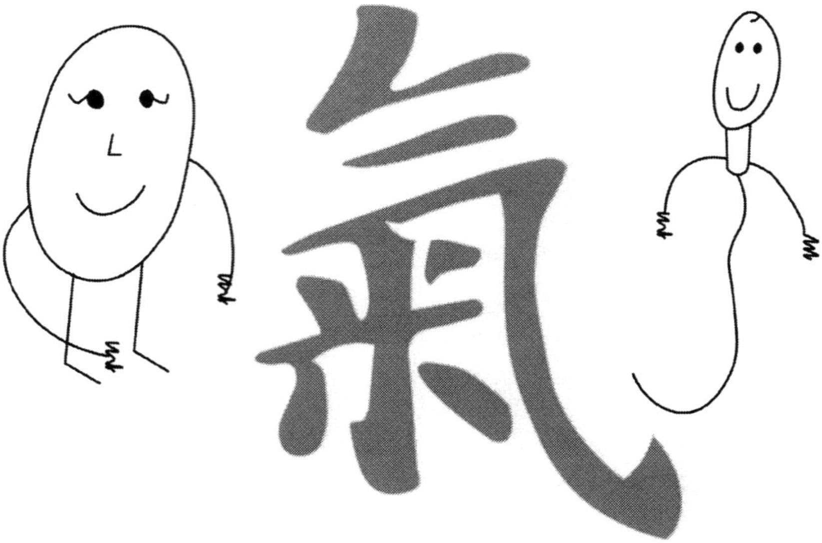

„Wenn Du es eilig hast, gehe langsam,
Wenn Du es noch eiliger hast, mache einen Umweg“

Japanisches Sprichwort

Die Vorbereitung der 4. ICSI

Nach der total verpatzten 3. ICSI mache ich endlich einen Schnitt und sehe ein, dass ich eine Pause brauche und ich nehme mir eine Sache vor: Keine Eile mehr!

Die hat mich nirgendwo hingebracht. Es kann nun auch nicht auf ein paar Monate ankommen, sondern es kommt darauf an, jetzt die Gründe für unser Problem zu finden. Aber als allererstes beschließe ich, dass ich ein paar Monate brauche, um einfach einmal abzuschalten. Etwa 12 Monate ist es her, dass ich meine erste Fehlgeburt hatte und genau wie vor einem Jahr beschließe ich, dass ich für den Rest des Jahres erstmal Abstand vom Thema Kinderwunsch nehmen muss.

Ich beschließe, dass es für mich in den nächsten Monaten keine Recherchen, keine Foren und auch sonst so wenig das Thema Kinderwunsch geben wird, wie es möglich ist, wenn man sich so sehr ein Kind wünscht. Aber ich weiß, dass es unglaublich wichtig ist, dass ich nun erstmal neue Kraft, neuen Mut und neue Hoffnung finde. Ein wichtiger Faktor war für mich dabei, dass ich nun so viel wie möglich anders machen wollte. Mein bisheriges Vorgehen hat nicht geholfen und vielleicht muss ich es einfach ganz anders angehen, damit wir endlich den Weg zu unserem kleinen Wunder finden.

Zeit für uns

Wir lassen also endlich einmal los. Fahren in den Urlaub und tun etwas für unsere Beziehung. Die hat unter den letzten Jahren des Kinderwunsches sehr gelitten und wir müssen nun schauen, dass wir uns durch den Kinderwunsch nicht auch noch total voneinander entfremden.

Auch wenn man sich noch so sehr bemüht, die ständigen Rückschläge, die Trauer und die Verzweiflung hinterlassen auf beiden Seiten Spuren und es ist schwer, sich wieder zusammenzuraffen und auf die guten Dinge im Leben zu schauen. Trotzdem versuchen wir auch dieses Weihnachtsfest nach unseren Möglichkeiten zu genießen und nicht daran zu denken, dass wir uns zumindest für dieses Jahr einen immer runder werdenden Bauch gewünscht hatten.

Neues Jahr, neues Glück?

Und dann kommt der Start ins neue Jahr, noch mehr als sonst ist es für mich ein Neustart. Auch wenn die Angst sofort wieder präsent ist, mache ich im Januar die ersten Termine, um irgendwann im Frühjahr in die 4.ICSI zu starten.

Als erstes entscheide ich mich dazu, diesmal auf die Unterstützung einer alternativen Therapie zu setzen. Wie so oft ist es einfach ein Zufall, den ich aber als „Wink des Schicksals“ empfunden habe: Ich hatte schon vor etwa einem Jahr darüber nachgedacht, eine begleitende Therapie mit traditionell chinesischer Medizin (TCM) zu beginnen. Aber irgendwie ist es dann doch nie dazu gekommen, ich hatte mir zwar in Hamburg einen Heilpraktiker mit dem Schwerpunkt Kinderwunsch und TCM herausgesucht, habe dann aber doch nie einen Termin gemacht. Zufällig stolpere ich nun über den gleiche Namen auf einem Praxisschild an meinem neuen Wohnort - was für ein Zufall. Hinterher sehe ich auf der Homepage, dass eben dieser Hamburger Heilpraktiker nun jeweils einen Tag die Woche von zu Hause aus praktiziert und wir nun fast um die Ecke wohnen. Genau dieser Zufall gibt den Ausschlag, dass ich nun endlich einen Termin für das Erstgespräch mache.

Traditionelle Chinesische Medizin - Das Erstgespräch

Das Erstgespräch findet nur eine Woche später statt und ist, wie bei alternativen Ansätzen üblich, ganz schön lang und sehr ausführlich. Neben meiner eigentlichen „Krankengeschichte" werden auch Fragen gestellt, die bisher nie eine Rolle gespielt haben, z.B. wie meine Regelblutung ist? Ob ich besondere Schmerzen habe? Und wie das Menstruationsblut aussieht?

Zugegeben, das sind nicht wirklich Themen, die man sehr gerne in einem ersten Beratungsgespräch mit einem Mann thematisiert. Trotzdem finde ich den ganzheitlichen Ansatz gut. Als ich dann als Hausaufgabe bekomme, dass ich nun immer Fotos von meinen benutzten Tampons machen soll, ist dies zwar gruselig, aber in dieser Situation ist mir schon alles egal und wenn es hilft, dann wird das eben gemacht.

Weitere Schritte der Anamnese sind eine Zungen- und eine Pulsdiagnostik. Anschließend bekomme ich eine Liste mit Lebensmitteln, die ich zukünftig häufiger essen oder meiden soll. Weitere klare Hinweise sind, dass ich keine kalten Getränke und Speisen zu mir nehmen soll. Ich bekomme verschiedene Kräutermischungen, die ich jeweils mehrfach am Tag in Wasser auflösen und dann trinken soll. Abschließend habe ich jede Woche einen Termin zur Akupunktur und zur Osteopathie.

Die TCM-Diagnose

Als Diagnose bekomme ich, dass die Energie in meiner Milz und meinen Nieren „stagniert", also nicht frei fließen kann. Darauf weisen z.B. meine starken Menstruationsschmerzen und meine, nach seiner Einschätzung, nur relativ schwache Menstruationsblutung, hin. Die Tampons sollen Aufschluss darüber geben, ob sich die Situation verbessert, denn bisher bin ich immer davon ausgegangen, dass die Koagel (Stücke aus geronnenem Menstruationsblut) ganz normal sind. Erst bei diesem Gespräch erfahre ich, dass Stücke im Menstruationsblut eigentlich nichts zu suchen haben. Die Kräuter und die Akupunktur sollen dabei helfen, dass die Durchblutung im gesamten Beckenraum deutlich zunimmt. Das würde dann auch die Einnistung eines Embryos unterstützen.
Darüberhinaus habe ich wohl eine „kalte Gebärmutter", weshalb ich darauf achten soll, keine kalten Lebensmittel zu mir zu nehmen. Um meine Gebärmutter für einen Embryo etwas gemütlicher zu machen, soll ich sie möglichst von innen wärmen, hier empfiehlt er mir warme Suppen und Brühen und auch die osteopathische Behandlung greift diesen Aspekt auf.

Am Ende des Gesprächs erklärt mir mein neuer Heilpraktiker, dass ich ein „klassischer Fall" bin und er sehr sicher ist, dass eine Therapie Wirkung zeigen wird.

Als ich die Praxis nach dem ersten Gespräch verlasse, fühle ich mich seit langer Zeit wieder zuversichtlich. Ich erkenne, dass ich noch lange nicht auf alle Dinge geachtet habe, die vielleicht wichtig sein könnten. Nun bin ich wirklich gespannt, ob ich einen Effekt merken werde, ob die Akupunktur und die Kräutermischungen einen Unterschied machen. So oder so gibt mir dieses Gespräch endlich wieder neue Hoffnung.

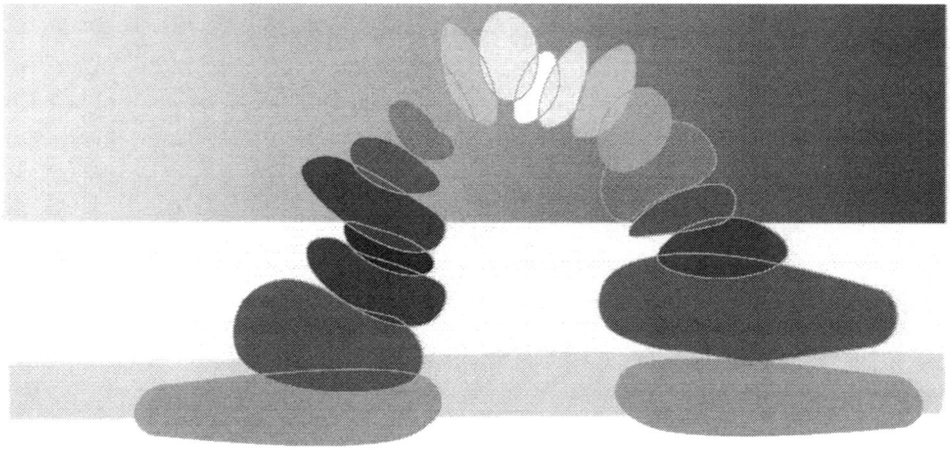

Alternative Therapieansätze

Es gibt eine ganze Reihe sinnvoller alternativer Therapieansätze, die bei einem unerfüllten Kinderwunsch alleine oder in Kombination mit einer Kinderwunschbehandlung die Wahrscheinlichkeit einer Schwangerschaft deutlich steigern können.
Die bekannteste Option ist hier die traditionell chinesische Medizin (TCM), die mit einer Kombination aus Akupunktur und Kräutermedizin in Studien sehr gute Ergebnisse erzielen konnte. Doch auch andere ganzheitliche Therapieansätze wie z.B. Naturheilkunde, Osteopathie ,Fruchtbarkeitsmassage oder Hormon-Yoga können sehr hilfreich sein.

Die Durchblutung ist ein wichtiger Faktor

Oftmals verfolgt man dabei eine Förderung der Durchblutung im gesamten Beckenraum. Hiermit werden vielfältige Vorteile für die Fruchtbarkeit geschaffen:

- Die Gebärmutterschleimhaut baut sich besser auf und bildet dadurch eine bessere Grundlage für die Einnistung eines Embryos
- Die Entwicklung der Follikel wird durch eine bessere Durchblutung der Eierstöcke unterstützt.
- Die Eilleiter profitieren ebenfalls von einer guten Nährstoffversorgung.
- Die Ausbildung des Corpus luteum (Gelbkörper) hängt direkt von einer guten Follikelreifung ab und ist somit auch betroffen.

Alternative Therapieansätze wirken auf Körper und Seele

Man erkennt also, dass eine gute Durchblutung auf allen Ebenen eine große Rolle spielt. Man kann sich den Prozess einer Schwangerschaft wie eine unglaublich komplexe logistische Aufgabe vorstellen, bei der das Blut die Hauptrolle spielt.

So ist das Ziel der meisten alternativen Behandlungsansätze eine Steigerung der Durchblutung und/oder einer Harmonisierung der Abläufe im Körper. Hier kann über unterschiedliche Maßnahmen z.B. auch Einfluss auf ein zu aktives Immunsystem genommen werden, das bei der Einnistung des Embryos zu Problemen führen kann.

Die Gründe für einen unerfüllten Kinderwunsch können auf körperlicher Ebene allerdings so schwerwiegend sein, dass eine rein alternative Therapie nicht ausreicht und man auf jeden Fall auf die Hilfe der Reproduktionsmedizin angewiesen ist. Aber auch in diesen Fällen können die Erfolgschancen durch eine begleitende alternative Therapie häufig deutlich erhöht werden.
Für die traditionell chinesische Medizin gibt es viele Studien, die der Akupunktur einen deutlichen Effekt (etwa eine Steigerung der Schwangerschaftschancen um 30%) zuschreiben (Studien gibt es im Quellenverzeichnis).

Doch nicht nur für den Körper ist eine ergänzende alternative Therapie ein Vorteil. Ich habe besonders auch einen sehr positiven seelischen Effekt gespürt. Als sich durch die regelmäßige Akupunktur und die Osteopathie meine körperlichen Abläufe wieder besser eingespielt haben, habe ich auch gemerkt, dass es mir auch im psychischen Bereich wieder deutlich besser geht. Dieser Effekt war besonders langfristig, aber auch jeweils nach den Behandlungen deutlich zu spüren. Ich denke, dass mir damals nicht nur die Akupunktur sondern auch die „Zeit in Stille" während der Akupunktursitzungen geholfen hat. Leider habe ich erst Jahre später entdeckt, dass Meditation einen ähnlichen Effekt auf mein Wohlbefinden hat.

Kapitel 17

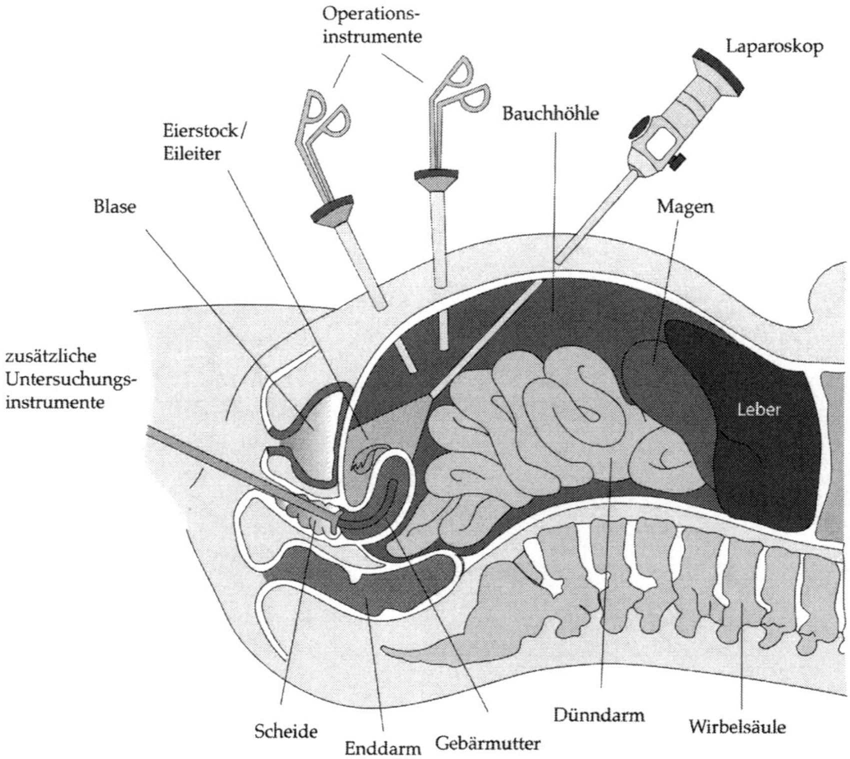

Die Bauchspiegelung

Nachdem ich im Januar mit der traditionell chinesischen Medizin gestartet bin, wartet wenig später der nächste Schritt auf mich, den ich lange Zeit vor mir hergeschoben habe: Die Bauchspiegelung.

Doch jetzt will ich einfach keine diagnostische Chance mehr verpassen, es muss doch einen Grund dafür geben, dass es nach einer erfolgreichen Einnistung immer wieder nur zu einer kurzen Schwangerschaft reicht.
Ich hatte seit meiner Jugend immer große Probleme mit starken Regelschmerzen und so hätte ich mir durchaus vorstellen können, dass ich vielleicht Endometriose habe. Bei einer Endometriose handelt es sich um Gebärmutterschleimhaut, die außerhalb der Gebärmutter wuchert und ebenfalls mit der Regelblutung anfängt zu bluten. Da Endometriose eine entzündliche Krankheit ist, hätte ich mir

vorstellen können, dass es dadurch zu Problemen bei der Einnistung des Embryos kommen könnte. Ich hatte aber auch noch eine ganze Reihe anderer Dinge im Kopf, die alle zu einem Problem bei Einnistung und Schwangerschaft führen könnten. Was es hier nicht alles gibt: mit entzündlicher Flüssigkeit gefüllte Eileiter (Hydrosalpinxs), eine falsch geformte Gebärmutter oder eine Wand, die die Gebärmutter in zwei Hälften teilt (Uterusseptum), Verwachsungen der Gebärmutterschleimhaut (Ashermann-Syndrom) und noch vieles mehr geht mir im Vorfeld der Bauchspiegelung durch den Kopf.

Zum Glück kenne ich die Tagesklinik Altonaer Straße schon von meiner Ausschabung und bin mir sicher, dass ich mich dort in den besten Händen befinde. Die Klinik ist auf gynäkologische Operationen spezialisiert und es werden tagein und tagaus nur Gebärmütter, und was sich sonst noch so im Bauchraum von Frauen befindet, operiert.

Die Vorbereitung der Bauchspiegelung

Zur Vorbereitung der Bauchspiegelung muss ich zum Hausarzt und ein EKG und ein großes Blutbild machen lassen. Im Februar 2015 machen wir uns dann auf den Weg in die Klinik und erhoffen uns endlich neue Ergebnisse. Wie gewohnt ist in der Klinik einiges los und wir müssen uns wieder in Geduld üben, bis es endlich in den OP geht.

Wie schon bei der Ausschabung bekomme ich am Empfang erstmal eine ganze Menge Informationsmaterial, und so habe ich für die erste Wartezeit auch erstmal genug zu tun. Bei mir ist gleich das „Super-Sorglos"-Paket geplant. Es wird eine Bauchspiegelung mit Gebärmutterspiegelung und Eileiterdurchlässigkeitsprüfung gemacht, auf meiner Überweisung steht das sehr kurz ausgedrückt: LSK, HSK und Chromo - das bedeutet Laparaskopie (LSK), Hysteroskopie (HSK) und Chromopertubation (Chromo). Bei den Aufklärungsunterlagen bekommt man einen ganz guten Einblick, was einen erwartet. Es wird wie immer auf die Risiken hingewiesen, die bei der Operation auftreten könnten. Nach den Eingriffen, die ich bisher hinter mir habe, habe ich mich langsam daran gewöhnt, immer wieder zu lesen, welche Dinge im schlimmsten Fall passieren könnten.

Nach etwa einer Stunde geht's dann zum Vorgespräch mit Dr. Nugent. Dieser Mann hat wirklich den richtigen Beruf ergriffen, er ist genau der Arzt, den man sich in dieser Situation wünscht. Ruhig, fachlich auf den Punkt und man fühlt sich sofort wohl und aufgehoben. Nach dem Aufklärungsgespräch ist das mulmige Gefühl von den Unterlagen, die ich vorher durchlesen musste, wieder etwas verflogen.

Nach dem Gespräch geht es dann plötzlich alles ganz schnell. Wird man erstmal in den OP-Bereich gerufen, merkt man, dass die Abläufe gut strukturiert sind und alles ineinander greift. Ich finde das sehr angenehm, denn wenn ich schon irgendwo im OP-Bereich bin, möchte ich nicht noch ewig auf die Operation warten. Im OP werde ich wieder in ein lockeres Gespräch verwickelt, so dass ich die Vorbereitungen für die Narkose gar nicht so richtig mitbekomme und dann gehen auch schon die Lichter aus.

Der Ablauf der Bauchspiegelung

Die Bauchspiegelung selbst habe ich natürlich nicht mitbekommen, aber ich schildere trotzdem einmal, wie der Ablauf so einer Bauchspiegelung aussieht:

Wenn man sich in Narkose befindet, wird der gynäkologische Stuhl so gekippt, dass man mit dem Kopf nach unten liegt. Dies wird gemacht, damit die inneren Organe sich in Richtung Lunge bewegen und so den Blick auf die Gebärmutter und die Eierstöcke freigeben. Bevor die Instrumente in den Bauchraum eingeführt werden, wird der Bauch mit etwa 2,5-3,0 Litern $CO2$ aufgepumpt, so dass die Bauchdecke eine Art Kuppel über den Organen bildet (siehe Zeichnung oben) und der Arzt Platz hat um sich alles genau anzusehen. Darüber hinaus wäre auch die Wahrscheinlichkeit von inneren Verletzungen viel höher, wenn man nicht mit diesem Trick etwas Raum schaffen würde.

Nachdem der Bauch so aufgepumpt wurde, wird im unteren Teil des Bauchnabels ein kleiner Schnitt gesetzt und durch diesen Schnitt wird ein Trokar (ein kleines Röhrchen) mit etwa 5-12mm Durchmesser in den Bauch eingeführt. Durch dieses Trokar wird dann das Laparoskop mit Licht und Kamera eingeführt. Je nachdem, was im Laufe der Bauchspiegelung noch gemacht werden muss (z.B. Verödung von Endometriose oder andere kompliziertere Maßnahmen), können noch weitere Instrumente durch ein oder zwei weitere Schnitte, meistens in der Leistengegend, eingeführt werden.

Der Arzt hat jetzt also die Möglichkeit, die Gebärmutter, die Eileiter und das sie umgebende Gewebe von außen zu untersuchen. Die Untersuchung des Inneren der Gebärmutter wird durch die Gebärmutterspiegelung (Hysteroskopie) erreicht. Dafür wird ebenfalls etwas $CO2$ in die Gebärmutter gepumpt, damit sich die Gebärmutter etwas „entfaltet" und man z.B. Fehlbildungen oder Myome erkennen kann. Zusammen mit der Gebärmutterspiegelung wird dann die Eileiterdurchlässigkeitsprüfung durchgeführt.

Dafür wird eine blaue Farblösung in die Eileiter gespritzt und es wird über das Laparoskop im Bauch geschaut, ob die Farblösung ohne Probleme aus den Eileitern austreten kann. Durch diese Eileiterspülung können sich auch kleine Verklebungen der Eileiter lösen.

Was kann bei einer Bauchspiegelung diagnostiziert werden?

Mit der Bauchspiegelung kann man Endometrioseherde, Zysten, Verwachsungen und gutartige Tumore an Gebärmutter, Eierstöcken und Eileitern diagnostizieren. Im Zusammenspiel mit der Eileiterdurchlässigkeitsprüfung (Chromopertubation) können auch Verklebungen der Eileiter gefunden werden. Die Gebärmutterspiegelung gibt Aufschluss darüber, ob es z.B. Polypen (Schleimhautauswüchse) oder Myome, gutartige Muskelknoten, in der Gebärmutterschleimhaut gibt.

Mögliche Fehlbildungen der Gebärmutter wie ein Septum (eine herzförmig geformte Gebärmutter) oder eine Trennwand aus Bindegewebe in der Gebärmutter (Septumdissektion) würden bei der Kombination aus Bauchspiegelung und Gebärmutterspiegelung ebenfalls gefunden werden. Eine Trennwand in der Gebärmutter (Septumdissektion) könnte man während der OP auch gleich entfernen. Alle diese Krankheitsbilder könnten zu Fehlgeburten führen oder generell das Schwangerwerden erschweren.

Die Diagnose und die Zeit danach

Nachdem ich wieder aus der Narkose aufgewacht bin, war ich natürlich sehr gespannt auf das Ergebnis. Ich fühle mich in so einer Situation immer etwas zerrissen, einerseits möchte man natürlich gesund sein, andererseits möchte man möglichst Anhaltspunkte bekommen, warum es bisher immer wieder zu Fehlgeburten kam.

Dr. Nugent kam dann auch kurz nach der Operation zu mir. Ich war zwar noch etwas benommen, doch bei seinen Ausführungen gab es sowieso nicht so viele komplizierte Details. Ich hatte wenige, kleine Endometrioseherde, die verödet wurden, und darüberhinaus ist alles in bester Ordnung. Meine Eileiter sind durchlässig und auch sonst konnten keine Auffälligkeiten festgestellt werden. Natürlich habe ich mich einerseits gefreut, dass hier nun keine großen Probleme gefunden wurden, aber andererseits bleibt nun weiter die Frage: Was ist bei uns los? Und warum will sich einfach keine der Schwangerschaften weiter entwickeln als bis zur 6.-9. SSW?

Obwohl wir anschließend nicht viel schlauer sind als vorher, bin ich froh, dass ich den Schritt gegangen bin. Die Tage nach der Bauchspiegelung schleppe ich mich etwas gekrümmt durch die Gegend, denn die Naht rund um den Bauchnabel ist doch ganz schön störend. Neben der Naht ist auch das CO2, das erstmal wieder einen Weg aus dem Körper heraus finden muss, unangenehm. Da das Gas einen Nerv im Bauchraum reizt, der bis in den Schulterbereich läuft, bekommt man in den Tagen nach der OP unter Umständen leichte Schulterschmerzen.

Nach zwei Wochen sind aber alle Beschwerden wieder abgeklungen und bis auf eine kleine Narbe am Bauchnabel ist heute nichts mehr von der Bauchspiegelung zu sehen.

Was sagt uns die Diagnose?

Wir haben durch die Bauchspiegelung zwar einerseits keine Probleme gefunden, die wir hätten lösen können, doch andererseits hat es doch für mehr Klarheit gesorgt. Denn wir wussten nun, über welche Themen, wie z.B. Endometriose und Co., wir uns keine Gedanken machen müssen. Damit war auch klar, dass es einen anderen Grund für die Fehlgeburten geben muss.

Ich fing also an, noch mehr als vorher im Bereich der Immunologie nach Anhaltspunkten zu suchen (insbesondere in englischsprachigen Studien und Foren), ob hier unser Problem liegen könnte. Umso mehr ich über das Thema las, desto wütender wurde ich auf die Ärzte meiner ersten Klinik, denn meine Geschichte war alles andere als aussergewöhnlich. Ich stieß auf eine ganze Reihe von Studien zum Thema Reproduktionsimmunologie. Ein Thema, das in Deutschland von vielen Ärzten nach wie vor ignoriert wird.

Die vielen Erfahrungsberichte, Studien und Erhebungen schilderten vielfach genau meine Geschichte: Eine Vergangenheit, in der es irgendeine Art Autoimmunerkrankung gab (bei mir waren das starke Allergien in meiner Jugend) und dann mehrfache Fehlgeburten oder biochemische Schwangerschaften, beim Versuch ein Kind zu bekommen. Ich war nicht alleine… dieser Gedanke tat mir zu dieser Zeit unglaublich gut.

Nun gab es eigentlich nur ein Puzzleteil, das uns für die nächsten Schritte auf dem Weg zu unserem Wunschkind noch fehlte: Eine Klinik bzw. ein Arzt, der das Thema Immunologie nicht einfach mit dem Satz: „…daran glaube ich nicht“ abtut.

Kapitel 18

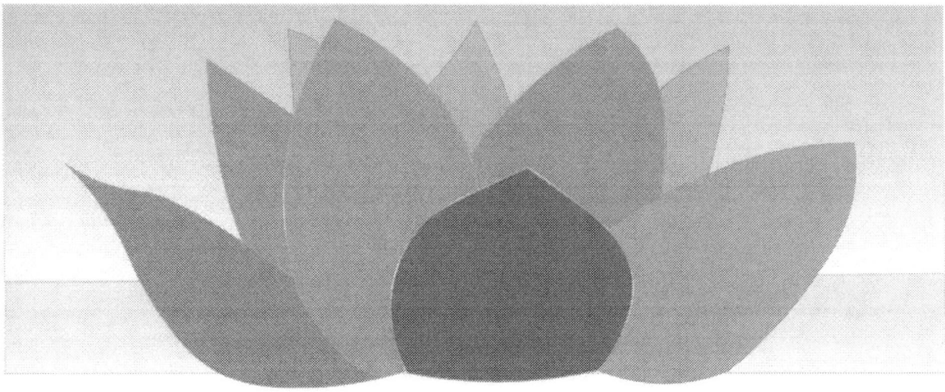

Lebensaufgabe „Mama-sein" - und was wenn nicht?

Das gesamte Jahr 2014 war für mich eine ziemliche Katastrophe und es hat mich Stück für Stück immer trauriger und frustrierter werden lassen. Anfang 2015 beschließe ich, dass es so nicht weiter gehen kann. Was ist, wenn sich unser Kinderwunsch nie erfüllt? Ist mein Leben dann vorbei? Versinke ich dann in Trauer darüber, dass es mein Traumleben mit Mann, Kind und Hund nie geben wird?

Nein! So darf es nicht weiter gehen. Der Kinderwunsch darf nicht mein einziger Fokus sein, es muss mehr in meinem Leben geben, dass wichtig ist und mir einen Sinn gibt. Also fange ich an darüber nachzudenken, wo ich meine Zeit und meine Energie noch einsetzen könnte. Ich überlege, welche meiner Eigenschaften ich einem „höheren Zweck" widmen kann, so dass ich wieder das Gefühl habe, etwas Wichtiges zu bewegen. Es ist ein bisschen wie ganz am Anfang unserer Kinderwunschreise, wo unser neues vierbeiniges Familienmitglied Bella uns eine zeitlang so vom Kinderwunsch abgelenkt hat, dass wir wieder neue Energie und neuen Mut schöpfen konnten.

Doch diesmal ging es nicht um eine Pause, es ging um viel mehr. Es ging um einen neuen Lebenssinn, der kraftvoll genug sein musste, dass er meinem Kinderwunsch ein wenig die Stirn bieten könnte. Diese Zeit stellte mich vor die

Aufgabe, meine Werte und, was ich auf dieser Welt eigentlich erreichen will, zu hinterfragen. Wo möchte ich einen Unterschied machen, wenn es die Lebensaufgabe „Mama sein" für mich nicht gibt?

Ein erster Schritt Richtung Abschied?

Diesen Gedanken habe ich lange nicht zugelassen. Für mich war klar: Bevor ich nicht alles Erdenkliche ausprobiert habe, werde ich meinen Traum vom eigenen Kind nicht aufgeben.

Doch nach dem letzten Jahr werden die Stimmen in mir immer lauter, die sagen, dass ich zumindest einen Zwischenweg finden muss. Mir wird immer klarer, dass es für uns keine Garantie auf ein Kind gibt. Nach den letzten Fehlgeburten, die sich anscheinend niemand so richtig erklären kann, sieht es so aus, als wenn wir an die medizinischen Grenzen stoßen. Ich muss mich also wohl oder übel mit dem Gedanken beschäftigen, dass unser Kinderwunsch unerfüllt bleiben könnte.

Auch wenn Aufgeben weiterhin kein Thema ist, weiss ich, dass ich eine neue Strategie für den Alltag brauche, um diesen Weg weiter zu gehen. Bisher lag meine Lebensqualität in der Hoffnung, es könnte mit unserem Wunschkind nun bald klappen. Ich lebte von Versuch zu Versuch und mit jedem negativen Ergebnis nahm die Enttäuschung immer größere Formen an. Mir wurde klar, wenn ich den Fokus uneingeschränkt auf dem Kinderwunsch lasse, dann riskiere ich nicht nur meine eigene (besonders seelische) Gesundheit, sondern auch meine Beziehung. Ich muss mir ein Leben neben dem Kinderwunsch aufbauen, das mir wieder neue Lebensfreude und Kraft gibt. Auch wenn ich es für mich zu dieser Zeit nicht so genannt habe, war es ein erster Schritt in Richtung Abschied vom Kinderwunsch. Ich stellte mir also die alles entscheidende Frage: Wo kann ich in meinem Leben neue Erfüllung finden?

Wohin soll die Liebe fließen?

Also überlege ich, was in meinem Leben wirklich wichtig ist? Woran hängt mein Herz und was erfüllt mich mit Leidenschaft? Neben meinem Mann und meiner Familie waren dies immer die Tiere, die mich in meinem Leben begleitet haben. Mit Bella bin ich, zumindest gefühlsmäßig, schon ein bisschen „Mama" geworden. Also fing ich an, im Internet nach Möglichkeiten zu suchen, mich aktiv für Tiere engagieren zu können, und bin schnell auf den Tierschutzverein Streunerglück e.V. gestoßen. Ich durchstöberte die Homepage und war begeistert von der Liebe, mit der jede Beschreibung der Schützlinge formuliert war. Ich las die

Geschichten der Hunde und Katzen und häufig kamen mir die Tränen bei den Fotos, die zeigten in welch schlechtem Zustand sie vorgefunden wurden und wie wundervoll gesund und fröhlich sie auf späteren Fotos aussahen, wenn sie erfolgreich in ein neues „Forever-Home" vermittelt werden konnten.

Das war es! Hier wollte ich mitarbeiten. Also schrieb ich eine E-Mail über das Kontaktformular und wenige Tage später telefonierte ich mit Stefanie Grabs, die den Verein mit gegründet hatte und sogar in Hamburg wohnte. Wir machten einen Termin für ein Kennenlernen aus und trafen uns auf einen Kaffee. Ich war zwar vorher schon Feuer und Flamme - aber nach diesem Gespräch gab es kein Halten mehr. Neben ihrer Tätigkeit als Ärztin für Allgemeinmedizin mit eigener Praxis, hatte Steffi Grabs schon mehrere Tierschutzvereine aufgebaut, zu Hause warteten neben Mann und 2 Kindern noch eine Katze, 2 Hunde und ein Pferd auf sie. Was für eine Powerfrau!

So startete ich bei Streunerglück und fing an, Texte zu schreiben, Events zu planen und dabei zu helfen, ein Schulprojekt auf die Beine zu stellen, das die Kinder in Mostar (Bosnien-Herzegowina) dafür sensibilisieren sollte, dass Hunde und Katzen Lebewesen sind, die es verdient haben mit Respekt behandelt zu werden. Auf einmal war ich von Menschen umgeben, die leidenschaftlich dafür kämpften, dass sich die schlimmen Verhältnisse für die Tiere in Bosnien-Herzegowina verbessern würden. Und genau das hatte ich gebraucht, hier ging es darum, Leben zu retten und einen Unterschied zu machen. Frei nach dem Streunerglück Zitat: „Man kann nicht alle Tiere der Welt retten, aber man kann die ganze Welt eines Tieres retten."

So vergingen die ersten Monate im Jahr 2015 und die Vorbereitungen auf die nächste ICSI, die Wahl einer neuen Kinderwunschklinik und weitere diagnostische Schritte wie die Bauchspiegelung hatten zwar einen Platz in meinem Leben. Doch sie bestimmten nicht mehr meine Gedankenwelt.

Meine Zeit war so angefüllt mit Aufgaben, die mir Sinn gaben: Ich war Klassenlehrerin und hatte meine Aufgaben in der Schule, nachmittags und am Wochenende gab es immer Streunerglück-Projekte und ich konnte mit meinem Mann endlich wieder über andere Themen sprechen, als nur den Kinderwunsch. Auch wenn das tiefe Bedürfnis, Mama zu werden, dadurch nicht wegging, es konnte in meinem Leben dafür sorgen, dass es wieder mehr positive Momente gab.

Und auch, wenn damit nicht alles gut war, war doch endlich wieder alles besser als vorher!

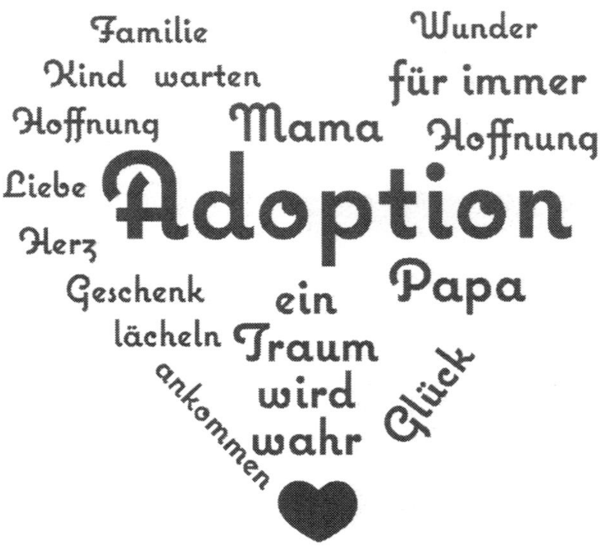

Ein Plan B für die eigene Familie

Was kann man tun, wenn es mit dem eigenen Kind nicht klappt?

Diese Frage stellt sich immer wieder und die meiste Zeit schiebt man sie erstmal weit von sich, denn man möchte die Hoffnung und das Vertrauen darauf, dass es noch klappen wird, nicht in Gefahr bringen. Wo die Grenze ist, bei der man sich wirklich mit diesem Problem auseinandersetzen muss, ist individuell sehr verschieden. Man kann also weder ein Alter noch eine Anzahl von Versuchen als „Grenze“ nehmen, wann man die Hoffnung auf ein eigenes Kind in Frage stellen sollte.

Es gibt Frauen, die schon mit Anfang 30 mit frühzeitigen Wechseljahren konfrontiert werden, und wo es möglicherweise schon in diesem Alter nötig wird, sich über alternative Möglichkeiten Gedanken zu machen. Genauso kann eine Frau mit 46 Jahren noch erfolgreich mit eigenen Eizellen eine Schwangerschaft erreichen, aber natürlich nimmt in diesem Alter die Wahrscheinlichkeit deutlich ab. Genauso gibt es Frauen, die erst bei der 15. ICSI Behandlung schwanger geworden und geblieben sind. Hier liegt es häufig daran, dass vorher bestimmte Dinge (wie z.B. eine Gerinnungsstörung oder ein Problem mit dem Immunsystem) nicht diagnostiziert wurden. Grundsätzlich gibt es also erstmal keine Regeln.

Den Plan B zusammen entwickeln

Der richtige Zeitpunkt für einen Abschied vom (genetisch) eigenen Kind, muss von beiden Partnern gemeinsam gefunden werden.

Dies ist häufig eine schwere Aufgabe und ich würde hier empfehlen schon frühzeitig über alternative Möglichkeiten mit dem Partner zu sprechen. Wenn die Situation noch nicht akut ist, ist es meistens einfacher, offen über die eigenen Gefühle, Wünsche, aber auch Grenzen zu reden. Außerdem nimmt ein Plan B auch während der Zeit der Kinderwunschbehandlungen ein gutes Stück vom Druck. Es fühlt sich einfach gut an, wenn man bereits einen weiteren Weg zu einem Leben als Familie in der Hinterhand hat.

Was für Möglichkeiten gibt es also?

Eizellspende

Durch eine Eizellspende ist es für das Paar doch noch möglich, dem eigenen Kind ganz nah zu kommen. Denn da der Mann weiterhin der genetische Vater ist und die Frau eine ganz normale Schwangerschaft und Geburt erleben kann, gibt es für beide Partner eine enge Beziehung zum Kind. Da die Eizellspende in Deutschland bisher verboten ist, müssen Paare leider in das europäische Ausland (z.B.: nach Süd- oder Osteuropa) ausweichen. Hier ist die Eizellspende eines der Standardverfahren und wird von sehr vielen Kliniken angeboten.

Wenn eine anonyme Eizellspende nicht in Frage kommt, gibt es auch die Möglichkeit eine Spenderin für eine Eizelle „mitzubringen". Natürlich ist das nicht für jedermann möglich, hat man aber eine enge Freundin oder vielleicht auch Verwandte, die sich eine Eizellspende vorstellen könnte, wäre dies durchaus denkbar.

Auf der Homepage der Kinderwunschberaterin Christine Büchel zum Thema Eizellspende gibt es viele gute Informationen zur Situation in den verschiedenen europäischen Ländern:
http://www.eizellspende.com.de/laender/Ueberblick-Europa.htm

Fremdsperma

Liegen die schlechten Chancen einer Kinderwunschbehandlung daran, dass zu wenig, keine oder nur sehr schlechte Spermien gefunden werden können, gibt es die Möglichkeit einer Behandlung mit Fremdsperma.

Vorher kann man natürlich erstmal versuchen durch eine TESE oder eine MESA bessere Spermien zu finden. Wenn dies nicht gelingt, ist eine Behandlung mit Fremdsperma in Deutschland ohne Probleme möglich. Allerdings werden die Kosten der Behandlung in diesem Fall nicht von den Krankenkassen übernommen, da die Richtlinien vorschreiben, dass nur Spermien und Eizellen des Ehepaares verwendet werden dürfen (eine Situation, die sich neben vielen anderen Ungerechtigkeiten im Bereich der Reproduktionsmedizin unbedingt ändern sollte).

In diesem Fall muss man dann leider mit hohen Kosten durch die Behandlung und auch noch mit zusätzlichen Kosten für das Fremdsperma rechnen. Auch im Falle eines Gendefektes auf männlicher Seite, ist eine Samenspende oftmals die einzige Möglichkeit doch ein gesundes Kind zu bekommen.

Embryonenspende

Seit dem Jahr 2013 gibt es das Netzwerk Embryonenspende, bei dem sich einige bayrische Reproduktionsmediziner zusammengeschlossen haben, um Paaren in Deutschland die Adoption von Embryonen zu ermöglichen. Die Embryonen stammen aus erfolgreichen Kinderwunschbehandlungen, bei denen überzählige Embryonen eingefroren werden konnten.

Eine Embryonenspende ist in Deutschland nicht per se verboten, allerdings gibt es nur sehr wenige Embryonen, die bisher zur „Adoption“ freigegeben werden. Außerdem wurde im März 2018 festgestellt, dass sogenannte 2-PN-Zellen (also Zellen im Vorkernstadium) nicht gespendet oder adoptiert werden dürfen, da die Befruchtung hier noch nicht komplett abgeschlossen ist. Da aber die meisten Eizellen im Vorkernstadium eingefroren werden, verschlechtert sich die Chance auf eine Embryonenspende in Deutschland dadurch zusätzlich.
Informationen zur Embryonenspende in Deutschland gibt es auf der Homepage des Netzwerk Embryonenspende:
https://www.netzwerk-embryonenspende.de/index.html

Adoption

Eine Adoption ist in Deutschland, aber auch im Ausland möglich. Für den Start in das Adoptionsverfahren ist es Voraussetzung, dass die Kinderwunschbehandlung abgeschlossen ist - das wird zumindest von manchen Jugendämtern verlangt. Andere Jugendämter wollen lediglich über einen Kinderwunschbehandlungszyklus informiert werden, damit das Adoptionsverfahren so lange ausgesetzt werden kann. Es ist also grundsätzlich sinnvoll, das Gespräch mit dem zuständigen Jugendamt zu suchen.

Eine Altersgrenze gibt es bei der Adoption nur als Mindestalter (ab 25 Jahre ist eine Adoption möglich). Ein Höchstalter ist bei Inlands- und meistens auch bei Auslandsadoptionen nicht vorgesehen. Für eine Inlandsadoption wird aber maximal ein Altersunterschied von 40 Jahren zwischen Eltern und Kind angestrebt.

Ein Adoptionsverfahren ist generell sehr zeit- und kostenintensiv. Bei einer Inlandsadoption sind die Chancen auf ein Kind (besonders auf einen Säugling) sehr gering und das Verfahren ist mit langen Wartezeiten und bürokratischen Hürden verbunden. Im Ausland sind die Chancen auf ein Kind häufig besser, doch dafür muss man Zeit und Kosten für Auslandsaufenthalte und Bürokratie einplanen.

Viele gute Informationen zum Thema Adoption findest Du auf dem tollen Familienblog von Bärbel Haselhorst:
https://www.familienwunsch.com/adoption/

Weitere gute Informationen zum Thema Auslandsadoption findest Du auf der Homepage des Vereins "Help a Child e.V." hier:
https://www.helpachild.de/de/

Pflegekind

Ein Pflegekind ist auf der einen Seite der „einfachste" Weg und doch irgendwie der Schwierigste. Wie ich darauf komme? Es gibt in Deutschland viel zu wenig Familien, die bereit sind, ein Pflegekind aufzunehmen, und deswegen ist die Chance auf ein Pflegekind auch recht groß. Allerdings müssen einige Voraussetzungen von den zukünftigen Pflegeeltern erfüllt werden.

Wichtig ist dabei der Blick auf die oftmals sehr schwierige Herkunft eines Kindes, das durch das Jugendamt von seiner Familie getrennt wird. Oftmals sind die Kinder traumatisiert und brauchen sehr lange eine ausgeprägte Unterstützung und besondere Behandlung durch die Pflegeeltern. Um auf die Herausforderung des Alltags mit einem Pflegekind vorbereitet zu werden, gibt es Schulungen und Begleitung durch das zuständige Jugendamt, die auf die Aufnahme eines Pflegekindes vorbereiten.

Neben den täglichen Problemen, die möglicherweise auf die Pflegeeltern zukommen, muss einem unbedingt auch klar sein, dass das Jugendamt (bzw. das Familiengericht) jederzeit entscheiden kann, dass das Kind zurück in seine Herkunftsfamilie geht. Selbst wenn das Kind selbst das nicht möchte. Es ist also auch eine sehr große seelische Herausforderung, mit der emotionalen Unsicherheit dieser Situation umzugehen. Die besten Informationen zum Thema Pflegekind bekommst Du beim zuständigen Jugendamt an deinem Wohnort.

Der Abschied vom Kinderwunsch

Neben der Möglichkeit sich einen Plan B für die Familienbildung zu überlegen, gibt es natürlich noch die Alternative, sich mit der Situation abzufinden und ein Leben ohne Kinder zu planen. Wie schwer oder einfach dieser Schritt fällt, ist eine zutiefst persönliche und individuelle Sache. Hier kommt es sehr darauf an, wie stark der eigentliche Kinderwunsch ausgeprägt ist, wie das eigene Leben sonst aufgestellt ist und welches Gefühl man mit einem eigenen Kind verbindet.

Nehmen wir einmal mich als Beispiel:

Schon als Jugendliche wusste ich, dass ich irgendwann Kinder haben möchte. Dies war nicht einmal eine aktive Entscheidung, sondern etwas worüber ich keine Sekunde nachdenken musste. Die Frage ob Kinder oder ob keine Kinder gab es schlicht nicht. Die einzige Frage, die sich für mich lange gestellt hat ist: Kinder mit wem?

Ich hatte also schon immer einen tiefverwurzelten Kinderwunsch und selbst in den schwärzesten Stunden unserer Kinderwunschbehandlung, habe ich mir nur die Frage nach dem wie und nie die Frage nach einem Abschied vom Kinderwunsch gestellt. Ein zweiter wichtiger Punkt, war das Gefühl, dass ich im Zusammenhang mit Kindern und Familie leben wollte: Ich wollte einfach Mutter sein. Dabei ging es mir nicht unbedingt darum, dass es hätte mein leibliches Kind sein müssen. Ich wollte einfach ein Familienleben, eine ganz besondere Verbindung zu den Menschen, mit denen ich mein Leben verbringe. Ich wollte bedingungslos lieben und diese Liebe verbinde ich am allermeisten mit einem Kind. Außerdem wollte ich mich zugehörig fühlen und ganz einfach ein Leben haben wie alle anderen - ein Familienleben. Diese Gefühlskomponente und die Sehnsucht nicht mehr bei allem aussen vor zu sein, waren die wichtigsten Gründe für meinen Kinderwunsch und so gab es für mich vielfältige Wege, wie ich diesen Wunsch hätte erfüllen können.

Das leibliche Kind

Ganz anders ist die Situation, wenn sich der Kinderwunsch auf ein leibliches Kind beschränkt. Denn hier muss man irgendwann der Wahrheit ins Auge blicken, dass es ab einem bestimmten Zeitpunkt keine großen Chancen mehr gibt, sich diesen Wunsch zu erfüllen. Auch wenn man wirklich alles versucht, kann es sein, dass das Wunschkind nicht kommt. In dieser Situation bleibt einem nichts anderes übrig, als sich irgendwann mit dem Abschied vom Kinderwunsch auseinanderzusetzen und für sich einen neuen Lebensplan zu schmieden.

Der Abschied vom Kinderwunsch ist ein Trauerprozess

Egal, ob es sich um einen kompletten Abschied vom Kinderwunsch oder um einen Abschied vom leiblichen Kind handelt. Den Schmerz des Verlustes wird man verarbeiten müssen. Ich denke, die größte Hilfe bietet die Suche nach Dingen, die das eigene Leben auf andere Weise erfüllen können. Auch Hobbys und Ehrenämter können sicherlich hilfreich sein und dem Leben eine neue, sinnvolle Ausrichtung geben.

Fällt einem dieser Prozess sehr schwer, kann eine professionelle Begleitung hilfreich sein. Auch wenn das Kind, das man sich so sehr gewünscht hat, nie gelebt hat, ist es ein Trauerprozess. Der Schmerz wird irgendwann ein Teil des Lebens sein und man wird lernen, im Täglichen trotzdem Freude, Glück und Leichtigkeit wiederzufinden. Doch wie bei jedem Verlust, wird man eine ganze Weile brauchen, um sich mit der Situation abzufinden und so ganz verschwinden wird der Schmerz wohl nie.

Kapitel 19

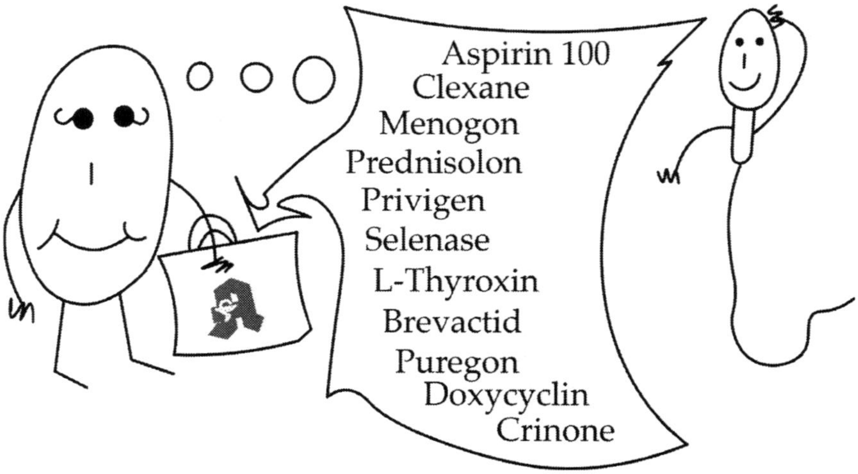

Neustart zur 4. ICSI

Schon nach der 3. ICSI war klar, dass wir die Klinik wechseln würden. Nachdem wir fast jeden Arzt in unserer Klinik ausprobiert hatten, mussten wir einfach einsehen, dass die Klinik und wir irgendwie einfach nicht zusammenpassen. Die Vertrauensbasis war durch die vielen Dinge, die auf unserem Weg schief gelaufen sind, gestört und so machte eine weitere Behandlung keinen Sinn.

Aber wie sollte es nun weiter gehen? Bei meinen Recherchen zu den unterschiedlichen Hamburger Kinderwunschkliniken traf ich immer wieder auf begeisterte Patienten unserer ersten Klinik.

Also lag es vielleicht einfach an uns, dass es mit der Klinik einfach nicht geklappt hat. Vielleicht hat einfach die Chemie nicht gestimmt, denn viele andere Patienten schienen mit der Klinik sehr zufrieden zu sein. So musste ich also mein liebstes Rechercheinstrument - das Internet - aufgeben und mich wohl oder übel ganz altmodisch auf die Suche nach einer neuen Klinik machen.

So wollte ich mir zuerst einen Eindruck von einer anderen großen Kinderwunschklinik machen. Auch hier waren die meisten Erfahrungsberichte im Internet sehr positiv. Alles, was ich wollte, war jemand, der ein paar neue Ideen für unsere Behandlung haben würde. Ich brachte also meinen ganzen Behandlungsordner mit zum Gespräch und die Ärztin schaute sich alle Ergebnisse an. Leider wurden meine Hoffnungen dann ziemlich schnell enttäuscht, denn sie machte sehr klar, dass es bei ihnen keine anderen Therapieoptionen geben würde. An mögliche Probleme mit dem Immunsystem würden sie nicht „glauben" und daher auch keine Untersuchungen und keine Therapien in der Richtung anbieten. Und auch sonst wäre ihr Tipp, einfach alles so weiter zu machen wie bisher und auf den „richtigen Embryo" zu warten.

Auch wenn es nicht das war, was ich eigentlich hören wollte, so machte es doch die Auswahl einer Klinik sofort sehr viel leichter. Denn die Strategie, alles so weiter zu machen wie bisher, kam für uns einfach nicht mehr in Frage.

Arbeitet eine kleine Kinderwunschklinik besser?

Nach dieser Enttäuschung entschieden wir uns dafür, auch einmal einer kleinen Klinik eine Chance zu geben, und machten einen Termin bei der Praxisklinik Fleetinsel. Die Klinik wurde uns schon länger von einem Freund meines Mannes empfohlen und nach unseren bisherigen Erfahrungen konnte es sowieso nicht mehr viel schlechter werden.

Dieses mal gingen mein Mann und ich zusammen zum Gespräch. Die Unterlagen hatte ich der Klinik schon im Voraus geschickt, damit der Arzt sich schon vor unserem Gespräch ein Bild von der Lage machen konnte. Leider hatten wir an diesem Tag kein Glück, denn der zweite Arzt der Klinik war ausgefallen und nun mussten alle Patienten von einem Arzt behandelt werden. Auch wenn wir irgendwie dachten „Wo sind wir hier gelandet?" haben wir gewartet und nach ungefähr einer Stunde sind wir dann auch dran gekommen. Auch wenn der Start damit etwas holprig war, war das Gespräch mit Dr. List umso besser. Er erklärte uns (obwohl der Tag bisher purer Stress gewesen sein muss) geduldig und ohne, dass man ihm den Zeitdruck angemerkt hat, was er uns empfehlen würde. Und endlich kamen Vorschläge, auf die ich schon lange gewartet hatte:

„Wir untersuchen nochmal all ihre Blutwerte, auch Nährstoffunterversorgungen wie z.B. Vitamin D, B12, Eisen etc. und wir überprüfen die Basisparameter Ihres Immunsystems und schauen, ob da etwas nicht stimmt. Die Gerinnung wurde ja bereits getestet und hier würden wir bei der bisherigen Therapie mit niedrigdosiertem Aspirin und Heparin bleiben".

Die Untersuchung der Immunologie

Endlich ein Arzt, der nicht einfach nur weiter machen will wie bisher. Natürlich waren wir dann sehr gespannt, was das alles kosten würde. Denn in unserer ersten Klinik sollte die Überprüfung der Immunologie mindestens zwischen 1000€ und 2000€ kosten.

Die Antwort überraschte uns dann noch mehr, denn Dr. List war davon überzeugt, dass die Krankenkasse die Kosten ohne Weiteres übernehmen würde, da die Blutuntersuchungen einfach Teil der Anamnese (also der Diagnostik vor einer Behandlung) wären. Und so entschieden wir uns gleich vor Ort, dass wir es für die 4. ICSI mit der Klinik Fleetinsel probieren wollen. Im Anschluss wurden mir dann ganze 14 Röllchen Blut abgenommen, zum Glück hatte ich schon Übung im Blutabnehmen und konnte die Menge mit Humor nehmen. Ich wollte einfach, dass endlich herausgefunden wird, was bei uns nicht stimmt. Meine ganze Hoffnung lag nun auf der Untersuchung der Immunologie, denn die Symptome für ein immunologisches Problem (immer wiederkehrende Fehlgeburten oder biochemische Schwangerschaften) passten zu 100% zu dem, was ich in den letzten Jahren durchgemacht hatte.

Und je mehr ich zu diesem Thema las, desto überzeugter war ich davon, dass ich unser Problem - theoretisch - schon gefunden hatte. Denn es gab in meinem bisherigen Leben schon andere Probleme mit meinem Immunsystem: ich litt lange Zeit in meiner Jugend unter starken Allergien und hatte schubweise hier und da neurodermitisartige Ekzeme. Beides weist darauf hin, dass es in meinem Körper ein gewisses „autoimmunes Geschehen" gibt und das ist ein klarer Risikofaktor, bei dem es Sinn macht, die Immunologie zu überprüfen. Leider hatte mich bisher kein Arzt danach gefragt, ob es in meiner Familie Autoimmunerkrankungen gab oder ob ich hier irgendwelche Risikofaktoren mitbringe.

Das Ergebnis

Aber nun hieß es erstmal wieder zwei Wochen warten, bis die Ergebnisse der Blutuntersuchung da sein würden. Auch zum nächsten Termin gingen mein Mann und ich wieder zusammen, denn wir waren beide so gespannt auf die Ergebnisse. Und dann bekamen wir endlich die Antwort, auf die wir so lange gewartet hatten:

„Ja, da stimmt etwas nicht …ihr Immunsystem produziert zu viele Stoffe, die dem Embryo schaden und zu wenig Stoffe, die den Embryo vor den schädlichen Stoffen schützen." So erklärte Dr. List mir das immunologische Problem, das zusammen mit meiner Blutgerinnungsstörung immer wieder zu den Fehlgeburten geführt haben könnte. Endlich hatten wir zumindest die Hoffnung, dass wir den Fehler nun gefunden haben. Natürlich war mir trotzdem klar, dass es keine Garantie gibt, dass dies wirklich der Kern des Problems ist. Aber es war endlich etwas Neues und Dr. List erklärte uns dann auch, wie wir mit dem Problem umgehen würden.

Die Therapie der Immunologie

Auch wenn die Therapie umstritten ist, empfiehlt er uns vor dem Embryotransfer bereits mit Immunglobulin-Infusionen (IVIG) zu starten, um mein Immunsystem auf den Embryo vorzubereiten. Zusätzlich würde ich neben Heparin und Aspirin auch noch Kortison bekommen, um das Immunsystem generell etwas herunterzuregeln. Auch meine Schilddrüsenantikörper waren etwas erhöht, und dafür wird mir ein hochdosiertes Selen-Präparat verschrieben. Falls sich der Embryo einnistet, müsste ich bis zur 23. SSW alle 4 Wochen für eine weitere Immunglobulin-Infusion in die Klinik kommen.

Der AMH-Wert

Eine weitere Sache brachte mich bei diesem Termin zum Staunen: Mein AMH-Wert (Anti Müller Hormon - ein wichtiger Parameter für die Eizellreserve) war seit der letzten Messung von 1,12 auf 3,34 gestiegen. Ich bin eigentlich davon ausgegangen, dass der AMH-Wert mit dem Alter nur weiter in den Keller fallen kann, doch irgendwann las ich in einem Forum, dass eine Unterversorgung mit Vitamin D ein Problem für den Kinderwunsch darstellen kann. An diesem Tag habe ich mir sofort ein Vitamin-D-Präparat besorgt und zum Zeitpunkt der Blutabnahme zur 4. ICSI hatte ich bestimmt schon seit einem halben Jahr darauf geachtet, dass ich meinen Körper beim Thema Vitamin D unterstütze. So war mein Vitamin-D-Wert auch deutlich besser, als bei uns in Norddeutschland im allgemeinen üblich und Dr. List erklärte mir, dass sich damit dann auch der AMH-Wert wieder verbessern kann.

So weit so gut… der Sommer stand vor der Tür und da Dr. List noch im Urlaub sein würde und auch wir noch einen Urlaub geplant hatten, war die nächste ICSI für Mitte August geplant. Fast ein Jahr nach der 3. ICSI hatte ich endlich wieder Hoffnung darauf, dass wir unser Wunder vielleicht doch noch bekommen würden.

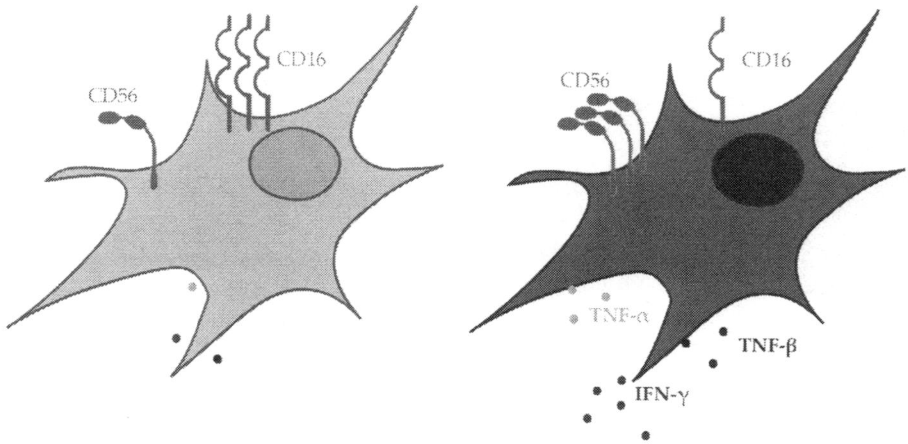

Die Immunologie

Die Immunologie (oder Immunbiologie) beschäftigt sich mit dem Einfluss des Immunsystems auf den Körper.

Für den Kinderwunsch spielt die Immunologie besonders für die Einnistung des Embryos eine entscheidende Rolle. Da der Embryo zur Hälfte die genetischen Informationen des Vaters trägt, muss das Immunsystem der Mutter davon abgehalten werden, den „fremden" Embryo anzugreifen. Dies geschieht über einen komplizierten Prozess, in dem der Embryo von Anfang an mit der Mutter Kontakt aufnimmt. Daraufhin wird das Immunsystem der Mutter über verschiedene Regelmechanismen daran gehindert, dem Embryo zu schaden. Wie dieser Ablauf genau vor sich geht und welche Faktoren hier eine Rolle spielen, wird heute nach wie vor erforscht.

Der Einfluss des Immunsystems auf die Einnistung eines Embryos ist heute unbestritten. Allerdings herrscht eine breite Uneinigkeit darüber, wie groß dieser Einfluss ist und ob Einnistungsversagen, biochemische Schwangerschaften und frühe Fehlgeburten wirklich auf ein immunologisches Problem zurückgeführt werden können.

Besonders bei Untersuchungen, die sich auf wiederholte Fehlgeburten beziehen, wird aber immer mehr deutlich, dass das Immunsystem hier wahrscheinlich eine große Rolle spielt. Trotzdem gibt es besonders zu den Therapiemöglichkeiten immer wieder Studien, die sich gegenseitig widersprechen. Viele Ärzte schenken dem Thema Immunologie deswegen wenig Aufmerksamkeit und bieten hier weder Diagnostik noch Therapie an.

Wenn es aber bereits zu mehrfachem Einnistungsversagen, biochemischen Schwangerschaften oder Fehlgeburten gekommen ist, sollte man auch die Überprüfung der Immunologie in Betracht ziehen. Dies ist auch unabhängig von der eigenen Kinderwunschklinik möglich. Bekannte Ärzte auf diesem Gebiet sind Frau Dr. Reichel-Fentz, Herr Dr. Pfeiffer und Frau Dr. Graf. In den Quellen findest Du die jeweiligen Internetseiten. Auch die transfusionsmedizinische Abteilung einer Uniklinik könnte die Immunologie testen und wäre als Ansprechpartner denkbar.

Diagnostik im Bereich der Immunologie

Folgende Diagnostik kann im Bereich der Immunologie vorgenommen werden (teilweise gibt es auch Zusammenhänge mit einer gestörten Blutgerinnung):

- Bestimmung von Natürlichen Killerzellen (NK) im Blut
- Bestimmung von Natürlichen Killerzellen der Gebärmutterschleimhaut (u-Nk- Zellen)
- Bestimmung der KIR (Killer-Cell Immunoglobulin-like Receptor) Gene = KIR Typisierung
- Bestimmung von Antiphospholipid Antikörpern, Antiphospholipid-Syndrom
- NK- Zytotoxizitätstest
- Bestimmung des Th1/Th2 Index
- Bestimmung des Human Leukocyte Antigen (HLA-Bestimmung) von Mann und Frau (Voraussetzung für eine aktive Immunisierung)
- Bestimmung von Schilddrüsenantikörpern
- Bestimmung des Hitzeschockproteins (Heat Shock Proteine)
- Abklärung von Gluten-, Laktose- und Fruktoseunverträglichkeit

Therapiemöglichkeiten im Bereich der Immunologie

Falls Auffälligkeiten gefunden werden, die auf eine immunologische Störung hinweisen, kann mit den folgenden Therapieoptionen gearbeitet werden:

- Partnerlymphozyten-Therapie - aktive Immunisierung
- Endometrial Scratching
- Intralipidtherapie (Omegaven, Intralipid)
- Therapie mit Wachstumshormonen
- Therapie mit Immunglobulin-Infusionen (IVIG) - passive Immunisierung
- Therapie mit Wachstumshormonen G-CSF (Granocyte®)
- Immuntherapie mit TNF-a-Rezeptorblocker (Enbrel) im Off Label Use
- Einnistungsspülung mit HCG
- Einnistungsspülung mit aktivierten weißen Blutkörperchen und 5 IU HCG
- Endometriumaufbauspülung mit G-CSF im Off- Lable-Use
- Kortisontherapie (Prednisolon oder Dexamethason) bei Dauerentzündungen
- Antibiotikatherapie bei wiederholten Chlamydieninfektionen und positivem Heatshockprotein
- Immunmodulation mit einer DHA Therapie (Fischöl und Vitamin B6 und Vitamin B12)

Kapitel 20

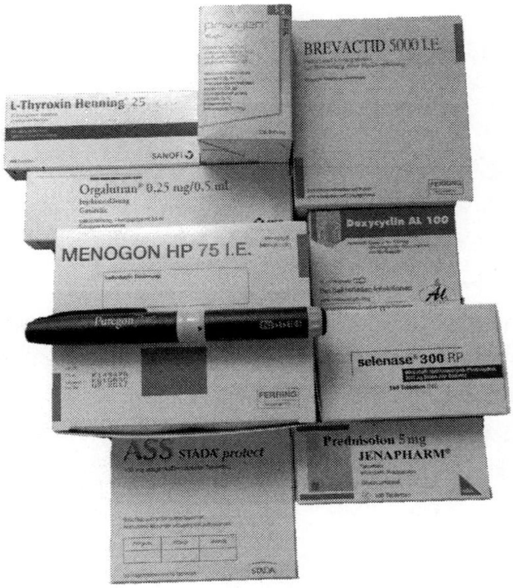

Die 4. ICSI - Stimulation, Punktion und Embryotransfer

Bevor wir richtig in die 4. ICSI starten, geht es noch einmal in den Urlaub. Wir genießen die Sommertage und anders als bei den letzten Behandlungszyklen, freue ich mich auf den Neustart. Natürlich ist die Hoffnung groß, dass diesmal alles besser laufen wird und wir mit der neuen Diagnose und der angepassten Therapie endlich Erfolg haben.

Im Urlaub tritt das Thema dann auch etwas in den Hintergrund und wir können einfach die Zeit zusammen genießen. Für unsere Partnerschaft war die Zeit seit der 3. ICSI sehr wichtig, denn der viele Ärger und die Enttäuschungen in der ersten Klinik haben auch zwischen uns immer mehr zu Spannungen und Konflikten geführt. Die Pause gab uns die Möglichkeit, dass sich die Emotionen auf beiden Seiten wieder beruhigen konnten und wir uns so ein Stück wiedergefunden hatten, bevor mit der 4. ICSI die nächste große Herausforderung vor uns lag.

ICSI und Ferien - eine gute Kombination

Glücklicherweise fiel der Start unserer 4. ICSI dann auch noch in die Sommerferien, was für mich ein großes Glück war. Ich wollte nicht schon wieder in der Schule fehlen und da es als Lehrerin nicht möglich ist, die Arbeitszeiten zu verschieben oder sich einen Tag Urlaub zu nehmen, waren die Ferien die beste Chance, um einen Behandlungszyklus zu planen.

Auch wenn es sicher auch anders möglich gewesen wäre, habe ich mich immer besser gefühlt, wenn ich neben Stimulation, Ultraschallterminen, Punktion und Embryotransfer nicht auch noch 28 Teenager unterrichten musste. Lehrerin ist zwar ein toller Beruf und ich mochte meine Schüler sehr, aber auch wenn man es noch so sehr mag, sind Teenager im Alter zwischen 15 und 17 Jahren eben doch oft ganz schön anstrengend. Für diesen entscheidenden nächsten ICSI-Versuch wollte ich aber möglichst die besten Voraussetzungen haben und Stress ist da auf keinen Fall das Richtige.

Dass sich zeitlich alles so gut gefügt hat, war aber nicht von uns geplant, sondern es lag eher daran, dass Dr. List noch in den Urlaub fahren würde und wir keinen anderen Arzt wollten. So war es uns auch Recht, dass wir ein paar Wochen auf den Start der 4. ICSI warten mussten. Dass sich so eben auch noch Zeit für unsere Urlaubsplanung ergab, war ein weiterer Vorteil.

Wenn der erste Zyklustag sich nach vorne verschiebt

Am letzten Urlaubstag, noch fern von der Heimat, wurde ich dann von meiner Regel überrascht, denn sie kam ungefähr 2 Tage früher als gedacht. Eigentlich kann ich die Uhr danach stellen, wann ich die ersten Anzeichen meiner Regel bekomme und so hatte ich gar nicht damit gerechnet, dass sie sich nach vorne verschieben würde. So flogen wir zurück nach Hause und am nächsten Tag (Zyklustag 2) ging es gleich in die Klinik zum Ultraschall, zur ersten Privigen-Infusion und zum Stimulationsstart. Es ging also irgendwie von 0 auf 100 mit dem Kinderwunsch weiter und vielleicht war das auch gerade gut, denn ich war noch ganz im „Urlaubsfeeling" und fühlte mich entspannt und ausgeglichen.

Unterschiede zwischen unseren Kinderwunschkliniken

Beim Start in die Stimulation ist mir dann einmal mehr aufgefallen, dass in der Praxisklinik Fleetinsel viele Dinge anders laufen als wir es gewohnt waren.

Betreuung durch die Sprechstundenhilfen

In der ersten Klinik gab es sehr viele Ärzte und sozusagen ein Team an Sprechstundenhilfen, das für alle Ärzte zuständig war. Für die Blutabnahmen gab es wieder andere Sprechstundenhilfen, die nur für die Blutabnahmen zuständig waren und das war in der Klinik ein „Fulltime-Job", denn morgens zwischen 7- und 12 Uhr war das Wartezimmer zu jeder Zeit mit Patientinnen und Patienten gefüllt, die auf ihre Blutabnahme warteten.

In unserer neuen Klinik gab es für jeden Arzt eine Sprechstundenhilfe, die im Kern alle Blutabnahmen und Absprachen mit den Patientinnen für ihren Arzt übernahm. Natürlich gab es in der Klinik mehr als 2 Sprechstundenhilfen, aber man hatte trotzdem meistens eine Ansprechpartnerin und die Blutabnahmen wurden zu 90% von der gleichen Person gemacht. Auch wenn das nur eine Kleinigkeit ist, hat das sehr dazu beigetragen, dass ich mich dort viel wohler gefühlt habe.

Blutabnahme

Genauso gab es auch noch weitere Dinge, die nicht entscheidend, aber doch angenehm waren. Für die Blutabnahmen wurden z.B. immer ganz dünne Nadeln verwendet, die mit einem kleinen Schlauch mit der eigentlichen Spritze verbunden wurden (sogenannte Butterfly-Kanülen). Es war also kein Problem, wenn das Blut mal etwas langsamer floss, denn die Spritze konnte während der Blutabnahme ruhig bewegt werden.

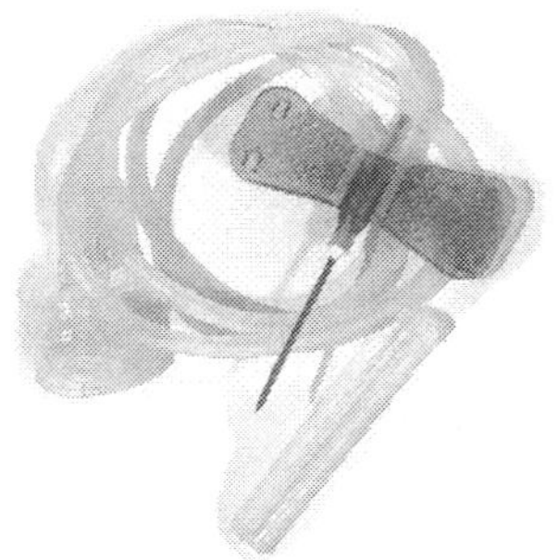

Bei der ersten Klinik hatte ich immer einen Horror vor einer der Sprechstundenhilfen, die es einfach nicht hinbekam, die Spritze beim Blutabnehmen stillzuhalten. Da hier immer mit einer einfachen Kanüle gearbeitet wurde, war das Bewegen der Spritze sehr unangenehm und beim Warten hoffte ich jedes Mal, dass der Zufall mir eine Begegnung mit der „zittrigen" Sprechstundenhilfe erspart, leider hat das häufig nicht geklappt und das Ergebnis konnte ich dann am nächsten Tag mit teilweise bemerkenswerten blauen Flecken am Arm bewundern.

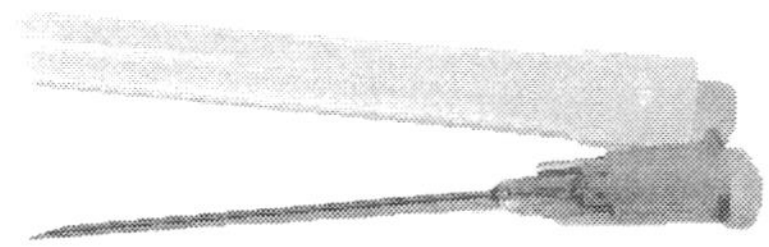

Auch wenn das im Hinblick auf all die Eingriffe, Narkosen und Untersuchungen bei einem Behandlungszyklus wirklich nur Kleinigkeiten sind, konnte man hier einfach sehen, dass in der PraxisPraxisPraxisPraxisPraxisklinik Fleetinsel zumindest versucht wurde, die Abläufe für die Patienten zu optimieren und nicht für die Klinik. Das ist mir an vielen Dingen aufgefallen, die mir jetzt gar nicht mehr unbedingt einfallen, doch die Sache mit der Blutabnahme war einer der Unterschiede, die mir wirklich im Kopf geblieben sind. So würde ich heute auch jeder Patientin empfehlen, wenn sie die Blutabnahmen als unangenehm empfindet, ganz aktiv nach einer Butterfly-Kanüle zu fragen (wenn sie nicht standardmäßig verwendet werden, hat eigentlich jede Klinik welche vorrätig).

Das Stimulationsprotokoll

Auch mein Stimulationsprotokoll wurde für die 4. ICSI etwas verändert.

Ich sollte zuerst ab dem 2. Zyklustag bis zum 7. Zyklustag mit 150IE FSH (Puregon-Pen) stimulieren und dann wurde das Protokoll ab dem 7. Zyklustag etwas abgewandelt. Ab diesem Zeitpunkt bekam ich dann 100IE FSH und zusätzlich eine Ampulle Menogon HP (das aus einer Mischung aus 75IE FSH und 75IE LH besteht). Die so abgewandelte Stimulation (mit einer Kombination aus follikelstimulierendem Hormon - FSH - und luteinisierendem Hormon -LH) hat in Studien bei älteren Patientinnen (über 35 Jahre) oder bei Patientinnen mit einer geringen Eizellreserve zu besseren Schwangerschaftsraten geführt. Ich war gespannt, ob diese Veränderung auch bei mir zu einer besseren Qualität der Embryonen führen würde.

Während der Stimulation hatte ich alle drei Tage einen Termin zur Blutabnahme und zum Ultraschall und wenn es etwas Besonderes gab wurde ich nachmittags angerufen (z.B. war mein Schilddrüsenwert an einem Tag zu hoch und so wurde das Schilddrüsenhormon L-Thyroxin für die nächste Zeit etwas erhöht). Ab dem 7. Zyklustag habe ich dann zusätzlich täglich Orgalutran gespritzt, das ist ein GnRH-Antagonist, der einen vorzeitigen Eisprung unterdrückt.

Die Medikamente

Um die Medikamente alle im Blick zu behalten, hatte ich einen Kasten, in dem alles aufbewahrt wurde, und ich hatte einen Plan, wann ich welche Medikamente nehmen muss, denn zusammen mit den Nahrungsergänzungsmittel und den chinesischen Kräutern kam da doch einiges zusammen.
So sah mein Medikamentenplan für die Stimulation der 4. ICSI aus:

Medikament	Grund	Zeitpunkt
L-Thyroxin	um die Schilddrüse einzustellen	mindestens eine halbe Stunde vor dem Frühstück oder 2 Stunden danach, da das Essen sonst negative Auswirkungen auf die Wirksamkeit haben kann
Selenase	gegen die Schilddrüsenantikörper	vor dem Frühstück
Prednisolon 15mg (Kortison)	um das Immunsystem herunterzuregeln	nach dem Frühstück
Fragmin P forte (Heparin)	zur Blutverdünnung	morgens
Puregon (FSH)	Stimulation der Follikel	abends
Ab ZT 7 Puregon (FSH) Menogon (FSH und LH)	Stimulation der Follikel	abends
Orgalutran	Unterdrückung des Eisprungs	abends
Chinesische Kräuter Nahrungsergänzung Schwangerschaftsvitamin+ Magnesium/Calcium Vitamin D Folsäure	optimale Nährstoffversorgung	3 mal täglich

Unterstützung durch Akupunktur und Osteopathie

Zusätzlich zu den Medikamenten ging ich in der Zeit der Stimulation zweimal pro Woche zur Akupunktur. Bei diesem Termin bekam ich zusätzlich auch immer noch eine osteopathische Behandlung.

Bei jeder Akupunktursitzung stellte ich mir vor, wie die Eizellen sich entwickeln und wie eine dieser Eizellen sich hoffentlich zu unserem kleinen Wunder entwickeln würde. Die Sitzungen waren für mich so eine Art „Zwangspause", denn mit Nadeln am ganzen Körper blieb einem sowieso nichts anderes übrig, als sich ein paar gute Gedanken zu machen.

Lange bevor ich in den Kontakt mit der positiven Kraft von Meditationen gekommen bin, hat es sich damit ergeben, dass ich ganz intuitiv zweimal pro Woche eine Art „Zwangsmeditation" eingelegt habe. Und so hatte ich bei diesem Behandlungszyklus wirklich das Gefühl: „Mehr geht nicht!"

Wenn es diesmal nicht klappt, dann gibt es nur noch wenig, was wir zusätzlich tun könnten. Das gab mir einerseits Hoffnung, dass wir nun auf dem richtigen Weg sein müssten, aber ganz weit weg, in einem kleinen versteckten Teil meines Herzens, hatte ich auch die Sorge: „Was, wenn es wieder nicht klappt? Was dann?"

Think positive!

Diesmal wollte ich nicht auf Sicherheit spielen, ich wollte nicht schon vorher meine Hoffnung und meinen Optimismus beschneiden, damit die Enttäuschung nicht so groß sein würde. Das habe ich bei den ersten 3 Versuchen irgendwie immer im Kopf gehabt und es hat mir nicht geholfen - es hat die Verzweiflung nur noch größer werden lassen. Auch wenn mir klar war, dass es keine Garantie gibt und ein Negativ bei diesem Versuch mich tief treffen würde, hieß es bei diesem Versuch „Think positive!".

Die Follikelpunktion

Bei jedem Ultraschall war ich dann gespannt auf die Ergebnisse. In beiden Eierstöcken entwickelten sich zum Glück mehrere Follikel und am 12. ZT gab es schon Follikel mit einem Durchmesser über 20mm. Mein Körper war also bereit für die Follikelpunktion und die sollte am 14. ZT stattfinden.

So durfte ich am Montag, den 10.08.2015 an Zyklustag 12 um 18:30 Uhr den Eisprung mit 5000IE Brevactid auslösen (HCG - Schwangerschaftshormon zur Auslösung des Eisprungs).

Für Mittwochmorgen um 6:00 Uhr war dann die Punktion geplant. Auch wenn man zuerst etwas schluckt, wenn man einen so frühen Termin in der Klinik bekommt. Eigentlich ist es das Beste, was einem passieren kann. Denn die Wahrscheinlichkeit, dass sich im OP-Ablauf etwas verzögert, ist so früh natürlich noch nicht sehr hoch. Und da ich wegen der Narkose wie immer nüchtern erscheinen musste, war mir der frühe Termin doppelt recht, denn ich bin ganz schlecht darin, lange nichts zu essen. Auch der sonst üppige Hamburger Stadtverkehr kann einem morgens um 6:00 Uhr egal sein, denn wir waren fast alleine auf den Straßen und die Parkuhr mussten wir auch nicht füttern.

So kamen wir zwar etwas müde, aber sonst total entspannt in der Klinik an. Ich durfte gleich weiter in den OP-Bereich gehen und mich umziehen. Mein Mann sollte seine Spermien erst dann abgeben, wenn ich in den OP gebracht werde, da die Eizellen und Spermien dann sozusagen ganz „frisch" behandelt werden. Auch dies war eine Feinheit, die bei unserer ersten Klinik keine Rolle spielte. Um ehrlich zu sein, ist es mir dort nicht einmal aufgefallen. Aber als uns in der PraxisPraxisPraxisPraxisPraxisklinik Fleetinsel der Ablauf erklärt wurde, fand ich dieses Vorgehen sehr logisch, denn es macht einfach Sinn, dass die Eizellen und die Spermien so schnell wie möglich zusammen gebracht werden, wenn sie sich außerhalb des Körpers befinden. Wieder einmal freute ich mich, dass in unserer neuen Klinik eben auch auf solche „Kleinigkeiten" Wert gelegt wurde.

Die Punktion lief ab wie immer und als ich wieder aus dem OP zurück war, wurde mir auch gleich das Ergebnis gesagt: Es konnten 8 Eizellen punktiert werden. Da beim letzten „Follikel-TV" 4 Follikel im rechten und 8 Follikel im linken Eierstock zu sehen waren, war ich fast ein bisschen enttäuscht von diesem Ergebnis. Aber ich wusste auch, dass die Qualität der Eizellen für uns viel wichtiger sein würde als die Anzahl. Während ich darauf wartete, dass wir wieder den Weg nach Hause antreten könnten, bekam ich auch noch die nächste Privigen-Infusion und dann hatten wir den ersten großen Schritt geschafft.

Die Befruchtungsrate

Die große Frage war jetzt: Wie hoch würde die Befruchtungsrate sein?

Am nächsten Tag bekam ich dann den erlösenden Anruf: Von den 8 Eizellen waren 7 Eizellen reif und davon ließen sich 6 Eizellen erfolgreich befruchten. Das war ein richtig gutes Ergebnis für uns, denn meistens hatten wir nur eine Befruchtungsrate, die irgendwo um die 50% oder 60% lag.

Der Embryotransfer

Auch für den Embryotransfer empfahl uns Dr. List ein neues Vorgehen. Wir sollten nicht wie sonst darauf hoffen, dass sich eine perfekte Blastozyste an Tag 5 entwickelt. Er war der Meinung, dass es am besten ist, die befruchteten Eizellen möglichst schnell wieder in ihre natürliche Umgebung zurückzubringen. Also war der Embryotransfer schon zwei Tage nach der Punktion geplant. Ich war zwar nach wie vor der Meinung, dass eine Blastozystenkultur Vorteile haben kann, doch dieses Mal wollte ich die Dinge einfach anders machen. Wir hatten immer versucht, gute Embryonen an Tag 5 zu bekommen, und das hat für uns nie wirklich funktioniert. Auch hier einen anderen Weg zu gehen, fühlte sich also einfach richtig an.

Am Freitag nach der Punktion holten wir also unsere beiden 4-Zeller in der Praxisklinik Fleetinsel ab. Im Transferraum erklärte uns der Biologe, wie unsere beiden entwickelt sind und dass sie beide richtig gut aussehen. Wir konnten sie uns auch auf einem Monitor ansehen und ich war ganz verliebt in diese beiden winzig kleinen Lebewesen.

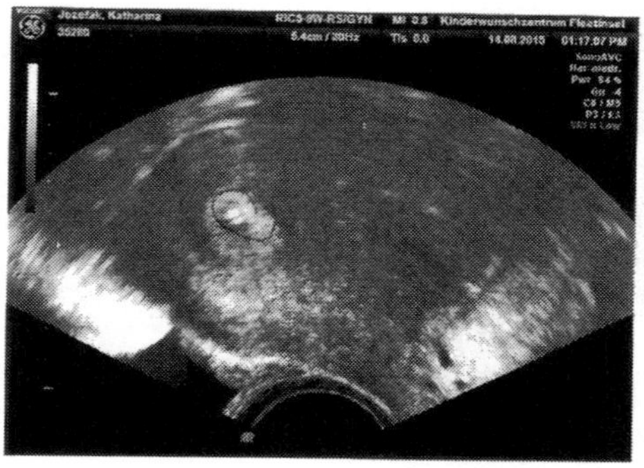

Der Transfer war zum Glück ganz unproblematisch und wir bekamen sogar ein Ultraschallbild, auf dem man sehen konnte, wo die beiden Embryonen abgesetzt wurden.

Wir waren beide glücklich. Zum ersten Mal hatte auch mein Mann ein gutes Gefühl und freute sich über diesen wichtige Schritt. Wir bekamen noch ein Foto von den beiden Hoffnungsträgern - auch das zum ersten Mal.
In der ersten Klinik vertrat man die Meinung, dass es nicht sinnvoll ist, Fotos von den Embryonen auszuhändigen. Die Paare würden sich dadurch schon emotional binden und dann einen gescheiterten Versuch weniger gut vertragen.

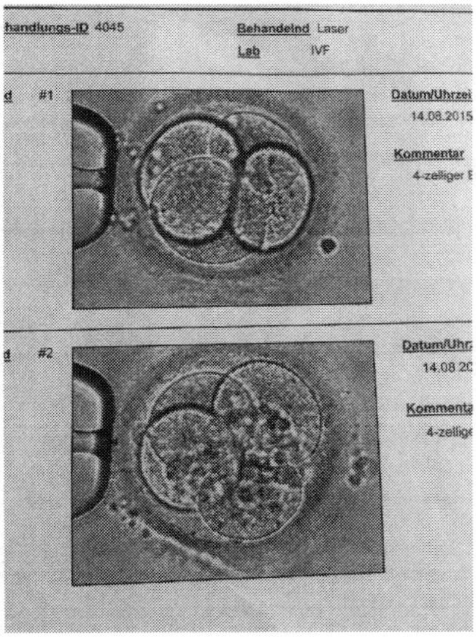

Ich bin aber irgendwann zu dem Schluss gekommen, dass man sich wohl eher nicht die Arbeit machen wollte, für jedes Paar Bilder auszudrucken und diese dann auszuhändigen. Außerdem wären dann Rückfragen in Bezug auf die Qualität der Embryonen deutlich wahrscheinlicher und auch dieses Thema wollte in der ersten Klinik niemand gerne besprechen.

Die Zeit nach dem Transfer

Nach dem Transfer fuhren wir ganz glücklich nach Hause. Endlich sah einmal alles richtig gut aus. Aber natürlich wusste ich auch, dass der wirklich schwierige und entscheidende Teil des Behandlungszyklus erst jetzt wirklich beginnt. Am Nachmittag nach dem Transfer hatte ich noch einen Termin zu Akupunktur und in der Ruhe, ganz alleine, ohne Ablenkung fühlte ich die neue Verbindung. Ich fühlte mich nicht allein, da waren diese unendlich kleinen Lebewesen, die mich nun hoffentlich für den Rest meines Lebens begleiten würden. Ein unglaublicher Gedanke, aber in diesem Moment war ich so voller „guter Hoffnung“. Ich fühlte die Freude und die Angst. An diesem Tag fing ich an, mit den Beiden zu sprechen:

„Bitte bleibt bei uns, wir lieben euch heute schon so sehr!“

Kapitel 21

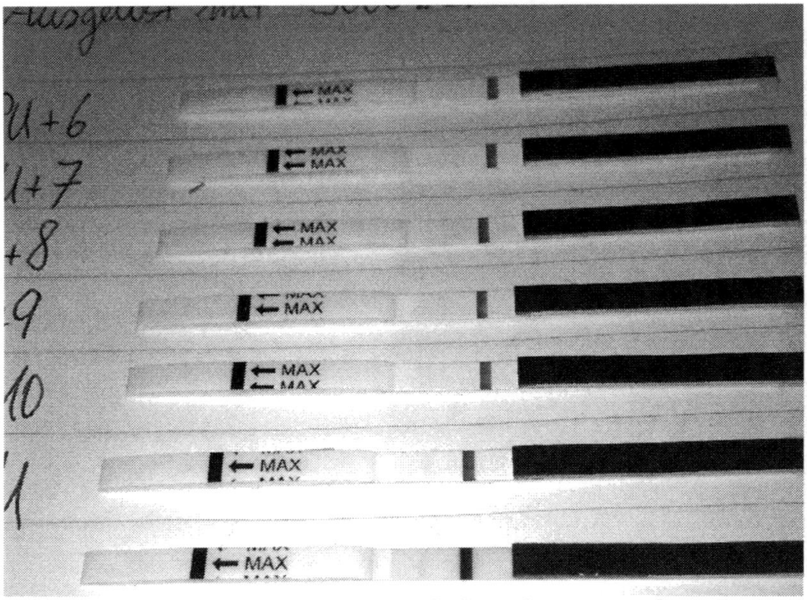

Die 4. ICSI - Warteschleife und Bluttest

Geduld war noch nie meine Stärke

Wenn es etwas gibt, das während der Zeit des Kinderwunsches wirklich auf die Probe gestellt wird, dann ist es die Geduld. Um ehrlich zu sein, war das noch nie meine Stärke. So hätte ich auch schon viel früher mit dem aktiven Kinderwunsch starten wollen, da ich mir sowieso sicher war, dass das jetzt der Mann fürs Leben ist. Warum also warten?

Anschließend haben wir noch eine ganze Zeit darauf vertraut, dass es schon auf natürlichem Weg klappen wird. Dann wartet man auf die Ergebnisse des ersten Spermiogramms, dann auf die Ergebnisse des zweiten Spermiogramms. Dann braucht es Zeit, einen Termin in der Kinderwunschklinik zu bekommen, und dann wartet man von Versuch zu Versuch darauf, dass es endlich klappt. Schon das „normale" Warten fand ich ehrlich gesagt unglaublich zermürbend. Man hat das Gefühl alles, was man tut oder was untersucht wird, braucht eine Unmenge an Zeit.

Die ultimative Geduldsprüfung - die Warteschleife

Doch nichts ist mit den 14 Tagen Wartezeit zwischen Transfer und Bluttest zu vergleichen. Die berüchtigte „Warteschleife" hätte aus meiner Sicht durchaus einen weniger harmlosen Namen verdient und trotzdem weiß jeder, der diese zwei Wochen schon einmal hinter sich gebracht hat, dass sich diese 14 Tage anfühlen können wie eine Ewigkeit.

Nun ist es schon schlimm genug, so lange geduldig auf etwas warten zu müssen. Die Warteschleife stellt einen aber vor ganz besondere Herausforderungen und obwohl es schon der 7. Transfer war, war die Warteschleife der 4. ICSI besonders schwierig für mich.

Was ist, wenn es nun doch nicht klappt?

Ich hatte mich fast ein ganzes Jahr auf diesen nächsten ICSI-Versuch vorbereitet, das führte dazu, dass die Erwartungen nun besonders groß waren. Ich war auf der einen Seite sehr optimistisch und versuchte bei diesem Versuch auch, ganz aktiv positiv zu denken. Während der Akupunktursitzungen, die ich noch zweimal die Woche bekam, sprach ich liebevoll mit meinen beiden Krümeln. Der Tag war nach wie vor mit den verschiedenen Medikamenten, Kräutern und Nahrungsergänzungsmitteln verplant. Ansonsten achtete ich darauf, dass ich alles entspannt und ohne Stress mache. Da ich noch Sommerferien hatte, war das auch kein Problem. Ich war nun an dem Punkt angekommen, dass ich mir keine weitere Verbesserung meiner Behandlung vorstellen konnte und genau da lag das Problem. Auch wenn ich versuchte, die Angst in den Hintergrund zu drängen, ich wusste, wenn es diesmal auch schief geht, dann würde ich in ein unglaublich tiefes Loch fallen.

Die erste Hälfte der Warteschleife

Die ersten Tage der Warteschleife waren meistens noch kein Problem. Ich hatte mir viel vorgenommen und da man sowieso noch nichts sehen oder fühlen konnte, war ich einfach weiter positiv. Ich hoffte darauf, dass sich auch bei diesem Versuch einer oder beide Embryonen einnisten würden. Da dies nun schon fünfmal geklappt hatte, war ich, was diesen Teil der Warteschleife anging, ganz zuversichtlich.

Da mein Eisprung mit HCG (dem Schwangerschaftshormon) ausgelöst worden war, fing ich schon an Punktion + 6 Tage mit meiner Testreihe an. Ich wollte wissen, ob noch ein Teil des HCGs aus der Spritze im Urin zu finden wäre. Die Schwangerschaftstests waren aber schon bei PU+6 blütenweiß und so wusste ich, dass wenn sich der Schatten eines zweiten Striches zeigen würde, dies auf jeden Fall von den beiden kleinen Embryonen kam und nicht von der Auslösespritze. Auch dieses Mal musste ich wieder ganz schön lange warten, bis man wirklich etwas sehen konnte. An PU+11 war der Schwangerschaftstest für die geübten Kinderwunschaugen deutlich positiv. Man konnte also den Schatten eines zweiten Striches erkennen (auf dem Foto am Anfang des Kapitels kannst Du die Schwangerschaftstests sehen).

Was man als Kinderwunsch-Paar nie haben wird

Ich war also erstmal vorsichtig zuversichtlich. Was ich aber unglaublich schade fand war, dass wir uns nie ausgelassen über einen positiven Schwangerschaftstest freuen würden. Hat man eine längere Kinderwunschgeschichte hinter sich und musste man vielleicht schon Fehlgeburten erleben, dann verliert dieser Augenblick des zweiten Striches auf einem Schwangerschaftstest alle Leichtigkeit. Die Sorge und die Angst vor den Gefühlen ist einfach viel zu groß. Aber natürlich haben wir uns gefreut, aber eben ganz vorsichtig und immer mit einem „Aber" im Hinterkopf.

Der erste Bluttest und die Tage davor

So vergingen die Tage und jeden Morgen machte ich einen weiteren Frühtest, den ich in mein Kinderwunschbuch klebte. So konnte man erstaunlich gut erkennen, wie sich der HCG-Wert entwickelte.
Am Tag des Bluttests ging ich dann auch gut gelaunt in die Kinderwunschklinik, denn ich wusste bereits, dass der Bluttest nicht negativ sein könnte. Allerdings war mir auch schon klar, dass die Warteschleife mit diesem Test auch irgendwie in die Verlängerung geht. Denn man kann sagen nach dem Bluttest ist vor dem Bluttest. Wirklich aussagekräftig ist eigentlich erst der zweite Bluttest, bei dem man abschätzen kann, ob sich der Embryo zeitgerecht entwickelt. Normalerweise sollte der Wert sich nun alle 48 Stunden mindestens verdoppeln.

Am Nachmittag des ersten Bluttests bekam ich dann das Ergebnis. Es war wie erwartet positiv, doch der Wert von 153 war einmal wieder am untersten Ende des Normalbereichs (156-433). Also ging das große Zittern weiter, nun würde es auf den zweiten Blutwert ankommen, der zwei Tage später abgenommen werden sollte. Obwohl man denkt die Warteschleife wäre 14 Tage lang, merkt man an dieser Stelle, dass das Warten erstmal nicht mehr aufhören wird. Denn im Grunde wartet man so lange auf den nächsten Schritt, bis man das kleine Wesen endlich in seinen Armen hält.

Die Warteschleife

Die Warteschleife stellt die Psyche vor eine besonders große Herausforderung. Ständig pendeln die Gedanken und Gefühle zwischen Gefühlen der Hoffnung, der Freude, des Vertrauens und dann kommen aber auch immer wieder Sorge und Angst in den Vordergrund.

Man findet sich schnell in einem Gedankenkarussell wieder, das alle körperlichen und seelischen Anzeichen versucht zu interpretieren, und macht sich dabei vollkommen verrückt. Wie schon oben erwähnt, gibt es in der Phase direkt nach der Einnistung des Embryos kaum bis gar keine Anzeichen und die Anzeichen, die es geben könnte, lassen sich meistens nicht von den Nebenwirkungen des Progesterons unterscheiden.

Je nachdem, wie man als Mensch „tickt", gibt es in dieser Phase verschiedene Strategien, um den bestmöglichen Umgang mit einem negativen Ergebnis vorzubereiten.

Der eine versucht die Erwartungen von Anfang an niedrig zu halten, damit die Enttäuschung nicht zu groß ausfällt. Allerdings stellt man sich in diesem Fall wahrscheinlich die Frage, ob die eigene negative Einstellung nicht vielleicht auch negative Auswirkungen auf das Ergebnis haben könnte. Welche Auswirkungen die Gedanken und die Psyche auf körperliche Vorgänge haben, wird heute vielfach erforscht und es ergibt sich dabei immer mehr ein Bild, das einen deutlich engeren Zusammenhang zwischen Körper und Psyche sieht, als bisher vermutet. Mit dem Blick darauf, die Behandlung möglichst positiv zu beeinflussen, würde ich heute auf jeden Fall immer eher auf die guten Gefühle setzen, denn Ängste, Sorgen und negative Gedanken kann ich mir auf keinen Fall förderlich vorstellen.

14 Tage voller Hoffnung

Es gibt auch noch einen zweiten Aspekt, der für mich eher für einen hoffnungsvollen Ansatz spricht. Das ist das persönliche Erleben dieser 14 Tage:

Eigentlich sind ja gerade diese zwei Wochen eine Phase, in der wir als Paar unserem Traum von der eigenen Familie besonders nah kommen. Dieser Umstand ist erstmal ein Grund zur Freude, denn wir haben schon einige Herausforderungen auf dem Weg zum Embryotransfer gemeistert und nun konnten wir dieses unglaublich kleine Wunderwesen in der Kinderwunschklinik abholen - was für ein toller Moment. Versuchen wir uns in dieser Situation nicht zu schützen, in dem wir die eigene Situation „schlecht denken", können wir die 14-tägige Warteschleife zu einer Zeit der größten Hoffnung, des Vertrauens und der Freude machen. All diese Gefühle führen dazu, dass sich die Körperchemie für den Embryo ideal entwickeln kann. Es gibt viele Studien, die positive Gefühle der Liebe und der Freude untersucht haben und dabei herausfanden, dass gleichzeitig z.B. die Konzentration der Stresshormone im Blut abnahm. Dies hat wiederum einen direkten Einfluss auf viele andere Körperfunktionen (wie z.B. auch das Immunsystem), die für den Embryo entscheidend sein können. Aber natürlich verbirgt sich in dieser „Optimismus-Strategie" auch eine Gefahr: Es gibt keine Erfolgsgarantie. Ist der Schwangerschaftstest nach den langen zwei Wochen dann trotzdem negativ, ist der gefühlsmäßige Fall sicherlich tiefer, als hätte man sich von Anfang an keine Chancen ausgemalt.

Aber sehen wir es einmal so: Ein negatives Ergebnis ist immer ein Schlag und muss erstmal wieder verdaut werden. Hier sollte man sich auch die Zeit nehmen, um zu trauern. Doch wenn man von Anfang an von einem schlechten Ergebnis ausgeht, hat man einerseits schon während der zweiwöchigen Wartezeit eine Menge Stress und schlechte Gefühle und nach dem negativen Ergebnis geht es einem seelisch meistens noch schlechter. Versucht man es von Anfang an positiv zu sehen, gibt man dem Embryo die besten Chancen, kann als Paar hoffentlich eine schöne und hoffnungsvolle Zeit zwischen Punktion und Schwangerschaftstest verbringen und sammelt Energie, die man möglicherweise braucht, um aus dem Tief nach einem negativen Schwangerschaftstest wieder herauszukommen.

Meditation kann eine große Hilfe sein

In mehreren Studien konnte gezeigt werden, dass eine regelmäßige Meditationspraxis einen sehr positiven Effekt auf die psychische Stabilität von Kinderwunsch-Patienten hat. Teilweise waren auch die Schwangerschaftsraten höher und es ging den Frauen auch nach einem negativen Ergebnis deutlich besser, als den Teilnehmerinnen der Kontrollgruppen, die nicht an einem Meditations-Programm teilgenommen hatten.

Ein weiteres wirkungsvolles Mittel, um die eigene seelische Situation zu stabilisieren, ist ein Dankbarkeit-Journal, in das man täglich z.B. morgens und abends drei Dinge einträgt, für die man an diesem Tag dankbar ist. Diese Technik stammt aus der positiven Psychologie und wird in der Psychotherapie schon länger erfolgreich angewendet.

Merkt man, dass die Situation immer mehr zu einer massiven Belastung der Seele wird und man aber noch nicht zu einem Psychotherapeuten gehen möchte, dann würde ich empfehlen beiden Techniken einmal eine Chance zu geben. Beispiele für Meditationen finden sich auf meiner Homepage, man kann aber auch bei Youtube geeignete Meditationen finden.

Kapitel 22

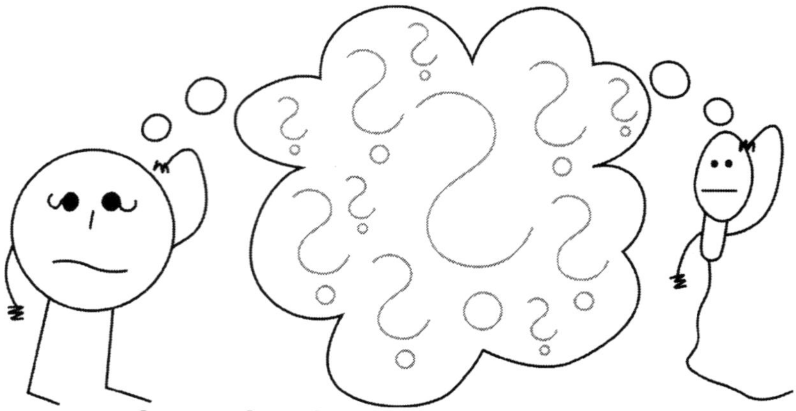

HCG Auf und Ab

Der erste Bluttest fand an einem Freitag statt und so muss ich einen Tag länger als üblich auf den zweiten Bluttest warten. Wie auch schon die Tage vorher mache ich jeden Tag nach dem Aufstehen einen Frühtest. Auf allen Tests ist der zweite Strich zwar deutlich zu sehen, aber ich kann keine Entwicklung erkennen. Am Montagmorgen habe ich sogar das Gefühl, dass der zweite Strich etwas blasser geworden ist. Ich will zuversichtlich sein, doch der Anblick des Tests in meiner Testreihe beunruhigt mich.

Nun könnte man denken, dass es vielleicht Unterschiede zwischen den Tests gibt und es nur eine „Messungenauigkeit" ist. Doch eigentlich wusste ich, wie unwahrscheinlich das ist. Denn ich nutze schon seit der zweiten ICSI immer die gleichen Schwangerschaft-Frühtests, die man relativ günstig beim größten deutschen Versandkaufhaus bekommt. Also sind eigentlich alle Tests gleich und meine Erfahrung mit diesen Tests hat bisher gezeigt, dass sie erstaunlich genau die Entwicklung des HCGs im Blut widerspiegeln.

Am Boden zerstört

So gehe ich also am Montag, dem 31.08.2015, zum zweiten Bluttest und hoffe, dass das Ergebnis trotz meiner Befürchtungen positiv ausfallen wird. Am Nachmittag erreicht mich dann der Anruf der Sprechstundenhilfe: „Der HCG-Wert ist auf 125 gesunken, es tut mir sehr leid, bitte setzen sie die Medikamente ab und warten sie auf die Blutung".

Eigentlich höre ich nur den Wert und in diesem Moment bricht die Welt um mich zusammen. Die vielen Rückschläge auf unserem Weg, die Fehlgeburten und die Enttäuschungen haben mich in den letzten Jahren in so manches Loch gestoßen. Doch an diesem Montagnachmittag liege ich das erste Mal laut weinend auf dem Küchenfußboden. Es zieht mir den Boden unter den Füßen weg und die Gedanken rauschen wie ein schwarzer Bach aus Schmerz durch meinen Kopf.

Was mache ich jetzt? Wie geht es jetzt weiter? Warum? Bis ich wieder einigermaßen klar denken kann, dauert es. Ich weiß, ich muss meinem Mann Bescheid geben und meinen Eltern. Alle warten gespannt auf das Ergebnis des zweiten Bluttests. All den Schmerz, den ich gerade fühle, muss ich nun an die liebsten Menschen um mich herum weitergeben. Nicht nur mein Traum zerbricht gerade, unsere Familien fiebern bei jedem Schritt mit uns mit, und manchmal habe ich das Gefühl, dass meine Mutter noch mehr unter der Situation leidet als wir.

Ich greife also zum Telefon und schreibe eine Nachricht nach der anderen, telefonieren kann ich nicht - nur tippen. Durch den Schleier aus Tränen, die mir immer noch über das Gesicht laufen schreibe ich die Worte die so unendlich weh tun: „Der Wert ist gefallen… es hat wieder nicht geklappt." Ich kopiere den Text und schicke ihn an all die Menschen, die gerade darauf warten, dass ich mich melde. Meine Freundin, die wenige Häuser weiter in unserer Straße wohnt, steht nur 5 Minuten später vor meiner Tür. In den letzten Wochen hatten wir uns fast täglich gesehen, sind mit unseren Hunden ausgegangen. Sie hat jeden Schritt bei dieser 4.ICSI miterlebt und wir waren beide sicher, dass es diesmal klappt. Und nun weinen wir zusammen…

Es dauert, bis ich wieder einen klaren Gedanken fassen kann. Ständig erreichen mich Nachrichten von Freunden und Familie. Allen tut es leid und ich glaub niemand findet so recht Worte für unsere Situation. Ich fühle mich wie taub, es ist ein wunderschöner Sommertag, die Sonne scheint vom strahlendblauen Himmel. Doch in mir fühlt es sich an, als hätte jemand einen großen Topf graue Farbe ausgeschüttet. Der schneidende Schmerz weicht einem tauben Gefühl. Ich fühle mich die ganze Zeit, als wäre ich gerade aus einem schlechten Traum aufgewacht, um dann zu realisieren, dass es kein Traum war, sondern Realität.

Und wieder alle Medikamente absetzen und warten

Ich setze also alle Medikamente ab und, auch wenn ich noch so sehr versuche, mich an die Tage nach dem 31.08.2015 zu erinnern, es gelingt mir nicht. Es gibt schemenhafte Erinnerungen, dass meine Mutter zu uns gekommen ist, dass ich noch einmal mit Dr. List telefoniert habe.

Doch ich kann weder sagen, wann oder wie das alles stattgefunden hat. Die Tage, nachdem ich erfahren habe, dass sich unsere beiden wundervollen Embryonen nicht weiter entwickelt haben, vergehen und meine Erinnerung hat sie einfach gelöscht.

Vielleicht habe ich den ganzen Tag auf der Couch gelegen und geweint, vielleicht habe ich aber auch wie sonst eine Unmenge Blumen gekauft und in unseren Garten gepflanzt. Es hört sich komisch an, aber das war das, was ich meistens getan habe, wenn es mir sehr schlecht ging. Ich habe immer gewitzelt, dass man es an der Farbenpracht unseres Gartens erkennen kann, wie es mir geht. Als wenn ich mir damit beweisen musste, dass es zumindest Blumen schaffen, sich in unseren Beeten wohl zu fühlen.

Wo bleibt die Regel?

Ich warte also darauf, dass sich meine Regel mit Schmierblutungen ankündigt. Ich nehme schon seit fast einer Woche keine Medikamente mehr.

Am Samstag kommt mir die Situation dann irgendwie komisch vor, denn es passiert nichts. Ich habe keine Schmerzen und auch keine Schmierblutung… einfach gar nichts. Ich habe seit fast einer Woche auch keinen Schwangerschaftstest mehr gemacht. Warum auch, denn ich weiß ja, das der immer noch positiv wäre, da sich das HCG erstmal wieder abbauen muss. Aber eigentlich hätte meine Regel nun schon längst kommen müssen. So beschließe ich am Samstagabend, nun doch einmal wieder einen Test zu machen. Nur um zu schauen, wie weit das HCG schon gesunken ist.

Wie ich es erwartet habe, ist da schnell eine zweite Linie, doch sie ist nicht blass. Es ist kein Absinken des HCG zu erkennen. Nun bin ich verwirrt. Was ist hier los? Am nächsten Morgen mache ich einen weiteren Test und der ist nun sofort fett positiv. Noch viel deutlicher als der Test am Vorabend. Ich gehe zu meinem Mann und zeige ihm den Test. Ich habe keine Ahnung, was los ist, aber es ist nicht so, wie wir dachten.

Am Montag, dem 07.09.2015, rufe ich schon um kurz nach 7:00 Uhr in der Kinderwunsch-Klinik an und bitte um einen „Notfalltermin“. Zum Glück ist es kein Problem, dass wir einen weiteren Bluttest und einen Ultraschall machen. Was ist bei mir los? Habe ich vielleicht eine Eileiterschwangerschaft und der Verlauf ist deswegen so sonderbar?

Und wieder ein Bluttest

Ein Ultraschall würde zu dieser Zeit keinen Sinn machen, da man so oder so noch nichts sehen könnte, wir sollten erstmal den Bluttest abwarten, rät Dr. List. Am Nachmittag bekomme ich das Ergebnis: Das HCG liegt bei 1266. Ich soll ab heute wieder alle Medikamente nehmen und dann übermorgen wieder zu einem weiteren Bluttest kommen. Die Punktion liegt jetzt ganze 27 Tage zurück und ein normaler HCG Wert würde etwa bei dem dreifachen liegen. So gibt es nun irgendwo ganz tief in mir doch die Hoffnung, dass noch nicht alles vorbei ist, doch andererseits ist es mir auch bewusst, dass eine intakte Schwangerschaft bei diesem HCG-Verlauf sehr unwahrscheinlich ist.

Zwei Tage später gehe ich zum nächsten Bluttest und wir machen nun doch einen Ultraschall, um vielleicht eine Eileiterschwangerschaft ausschließen zu können. Dieses Mal ist nicht nur Dr. List beim Termin anwesend, sondern auch noch eine weitere Ärztin, ich komme mir ein bisschen vor wie ein Tier im Zoo, also ein so komischer Fall, dass andere auch nochmal draufschauen wollen.

Der erste Ultraschall

Aber im Endeffekt ist das alles egal, ich will nur endlich wissen, ob es eine Fruchthöhle gibt! Und dann kann man im Ultraschall wirklich eine Fruchthöhle sehen und Dr. List vermutet auch einen Dottersack. Wir beschließen, dass ich nach der Blutabnahme auch gleich noch eine weitere Immunglobulin-Infusion bekommen soll, denn auch damit hatten wir erstmal pausiert. Am Nachmittag bekomme ich dann wieder das nächste Ergebnis und dieses Mal hat sich das HCG fast verdoppelt und liegt jetzt bei 2030.

Das Vanishing-Twin-Syndrom

An dieser Stelle fange ich wieder an, im Internet nach Antworten zu suchen. Zum Glück gibt es heute auch zu den sonderbarsten Situationen meist schon jemanden, der es auch so erlebt hat. Auf deutschen Seiten konnte ich keine Erfahrungsberichte dazu finden, dass das HCG gefallen und dann wieder gestiegen ist UND es doch eine intakte Schwangerschaft gab. Doch in englischsprachigen Foren bin ich dann auf das seltene Phänomen des „Vanishing-Twin-Syndroms“ gestoßen. Dabei kommt es zuerst bei beiden Embryonen zu einer Einnistung und man hat eine Zwillings-Schwangerschaft. Wenn sich dann aber einer der Embryonen nicht weiter entwickelt, kommt es im HCG-Verlauf zu einem kurzen Einbruch der Werte, da das HCG des zweiten Embryos plötzlich fehlt. So könnte es also gewesen sein.

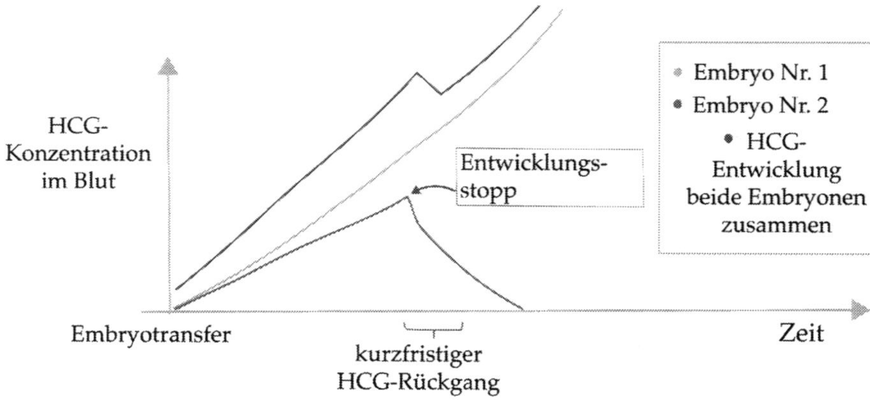

Der Glaube an ein Wunder wächst

Zwei Tage später folgt der nächste Ultraschall bei SSW 6+2 (bedeutet, dass der Embryo nun 6 Wochen und 2 Tage alt ist). Dieses Mal ist auch mein Mann dabei. Ich zittere, als ich mich auf den Stuhl setze und mein Mann versucht angestrengt, ein paar Witze zu machen, um die Situation zu entspannen. Was nicht besonders gut gelingt…

Alles, was mich nun interessiert ist, ob es im Ultraschall eine Entwicklung gegeben hat und ob man nun vielleicht auch einen Embryo sehen kann. Dr. List ist weiterhin sehr verhalten optimistisch und macht deutlich, dass er so etwas bisher noch nicht erlebt hat.

Doch das Ultraschallbild spricht eine andere Sprache, da ist unser kleiner Krümel, unser „Kampf-Krümel“, denn wir sehen einen Embryo und einen Herzschlag. Etwas schneller als normal… aber das liegt sicher auch daran, dass ich unglaublich aufgeregt bin. Wir haben also einen lebendigen Embryo und einen Herzschlag, es ist wie ein Wunder. Natürlich trauen wir es uns nicht wirklich, uns richtig zu freuen. Ich weiß nicht, wie ich meinen Zustand beschreiben soll. Es ist eine sehr komische Situation, denn auch wenn es jetzt sicher ist, dass ich schwanger bin, kann man trotzdem immer noch nicht glauben, dass bei diesem Krimi wirklich alles gut ausgehen könnte. Dr. List vermisst den Embryo, die Fruchthöhle und den Dottersack. Die Fruchthöhle ist etwas kleiner, als sie sein soll, ist das nun ein wichtiger Faktor? Ich weiß es nicht. Doch an diesem Punkt beschließe ich, dass ich an unseren kleinen Kämpfer glauben will, denn nun hat er es soweit geschafft, ohne dass irgendjemand noch daran geglaubt hat. Der Lebenswille dieses kleinen Wesens scheint wirklich stark zu sein, denn er hat es überstanden, dass plötzlich alle Medikamente abgesetzt wurden und ist trotzdem geblieben. Ich weiß, dass es noch lange dauern wird, bis ich wirklich darauf vertrauen werde, dass wir in 9 Monaten Eltern werden. Aber an diesem Tag finde ich meinen vorsichtigen Optimismus wieder. Gerade jetzt schlägt dieses kleine Herz in mir, unglaubliche 170 mal pro Minute, voller Leben und das ist an dieser Stelle schon ein Wunder.

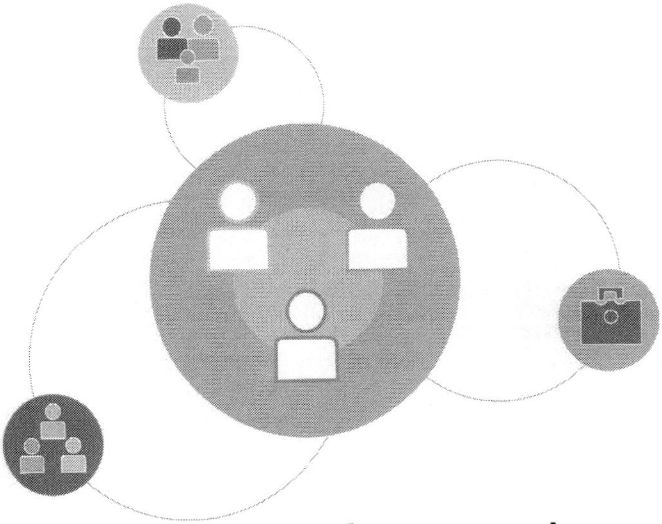

Offen über den Kinderwunsch sprechen?

Kinderwunschbehandlungen stellen uns auf sehr vielen Ebenen gleichzeitig vor eine Herausforderung. Einerseits soll das normale Leben möglichst auch ganz normal weiter laufen und andererseits merkt man immer mehr, dass dies an manchen Stellen einfach nicht mehr funktioniert.

Ob es die immer wiederkehrenden Arzttermine oder die Phasen von psychischer Erschöpfung sind. Besonders wenn man mehr als einen Behandlungszyklus benötigt, wird es schnell schwierig, mit der Situation nicht offen umzugehen. Denn besonders Freunde und Familie verstehen bei diesem Gefühlschaos sonst irgendwann nicht mehr, was überhaupt los ist. Was soll man also tun, um diese wichtigen Beziehungen nicht zu gefährden?

Es gibt nicht DEN richtigen Weg

Beide Möglichkeiten, also ein offener Umgang mit der Thematik und eine dauerhafte Geheimhaltung, haben Vor- und Nachteile.

Geht man mit der Situation offen um, kann man bei den meisten Menschen, besonders wenn es sich um Freunde und Familie handelt, davon ausgehen, dass es ein Maß an Empathie für die eigene Situation gibt und ein seelisches Tief nach einem negativen Ergebnis erstmal kein Problem darstellt.

Und trotzdem hat ein offener Umgang hier auch nicht nur Vorteile, denn im Laufe einer Behandlung wollen die Menschen im engsten Umfeld natürlich immer auf dem Laufenden bleiben. Das tut auf der einen Seite gut und man fühlt sich auch unterstützt. Wenn dann aber doch wieder alles schief läuft, dann ist es doppelt schwierig, auch noch allen Freunden und Familienmitgliedern zu schreiben, dass es wieder nicht geklappt hat. Auch für das Umfeld ist es schwierig, insbesondere wenn der unerfüllte Kinderwunsch über Jahre bestehen bleibt. Es ergibt sich eben doch, dass man immer wieder über das Thema spricht, es aber keine großen Neuigkeiten gibt, außer dass es wieder nicht geklappt hat. Hier bin ich irgendwann dazu übergegangen, dass ich über die Behandlungen nur gesprochen habe, wenn von meinem Gegenüber das Thema aufgebracht wurde.

Was ist mit dem Arbeitgeber?

Neben Freunden und Familien, ist es besonders im beruflichen Umfeld schwierig, eine längere Zeit der Kinderwunschbehandlungen geheim zu halten.

Bei meiner ersten Fehlgeburt war ich 14 Tage nicht in der Lage, wieder vor einer Klasse zu stehen und zu unterrichten. Als ich mich endlich wieder stabil genug fühlte, wollte mein Schuldirektor gerne mit mir über die Situation sprechen. Auch wenn es ganz sicher gut gemeint war, hat mir dieses Gespräch doch einiges abverlangt. Was ist aber, wenn es nicht vorstellbar ist, dass man die Situation dem Arbeitgeber gegenüber offenlegt? Hier ist es erstmal sinnvoll, dass man auf jeden Fall mit dem eigenen Frauenarzt oder Hausarzt spricht, denn falls man einmal eine Krankschreibung benötigt, wäre dies der erste Ansprechpartner. Außerdem muss man in diesem Fall natürlich versuchen, die Termine so zu legen, dass man möglichst selten fehlen muss. Man sollte sich vielleicht schon beim Start in die Kinderwunschbehandlung eine Situation überlegen, die auch häufiger als „Notlüge“ herhalten könnte. Denn wenn eine längere Behandlung notwendig sein sollte, möchte man natürlich nicht in die missliche Lage kommen, dass man sich ständig neue Krankheiten ausdenken muss. Hier steigt dann auch die Gefahr, dass die eigene Geschichte irgendwann unplausibel wird.

Da es als Lehrerin nicht einmal möglich ist, sich einen einzelnen Vormittag frei zu nehmen, war für mich schnell klar, dass ich meiner Schule gegenüber offen sein muss. In meinem Fall habe ich sehr gute Erfahrungen damit gemacht, natürlich gab es trotzdem Gespräche und Situationen, auf die ich gerne verzichtet hätte. Doch im Rückblick hat es das Leben für mich in der Situation eher leichter gemacht.

Kinderwunschbehandlung und Stress im Job

Falls der eigene Job sehr stressig ist und man das Gefühl hat, dass man während eines IVF- oder ICSI-Versuchs dadurch noch sehr viel mehr belastet wirst, sollte man darüber nachdenken, ob man sich zumindest für die sensible Phase zwischen Embryotransfer und Bluttest Urlaub einplant, oder man sich krankschreiben lässt.

Falls eine Kinderwunschbehandlung die einzige Chance auf eine eigene Familie ist, dann sind diese 2 Wochen eines Behandlungszyklus viel zu wichtig, als dass man die Erfolgschancen durch zusätzlichen Stress im Job in Gefahr bringen sollte. Nach einem Beschluss des Bundesarbeitsgerichts wird im Falle einer Kinderwunschbehandlung aber möglicherweise keine Lohnfortzahlung im Krankheitsfall fällig. Weitere Informationen zu diesem Thema gibt es hier:
Bundesarbeitsgericht: Bei einer künstlichen Befruchtung keine Lohnfortzahlung![1]

1 http://ra-kinderwunschrecht.de/bundesarbeitsgericht-bei-einer-kuenstlichen-befruchtung-keine-lohnfortzahlung/

Kapitel 23

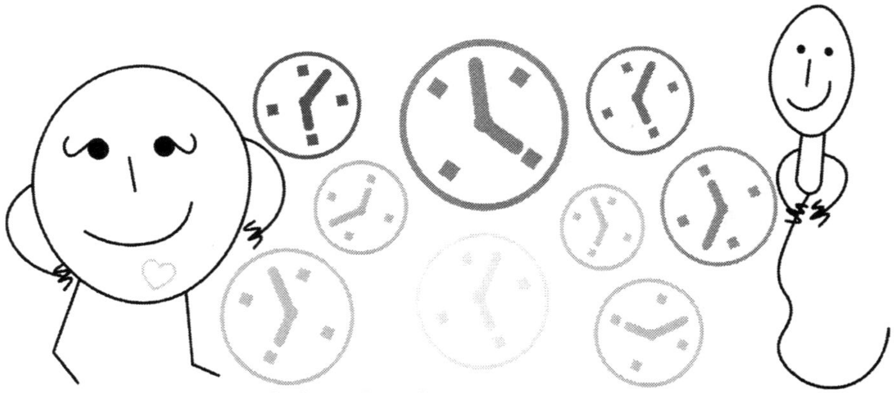

Die Warteschleife bis zur 12. SSW

Nach unserem sehr holprigen Start in die Schwangerschaft ist jeder Termin in der Kinderwunsch-Klinik oder bei meiner Frauenärztin eine Zitterpartie. Immer begleitet mich die Angst davor, dass wieder kein Herzschlag gefunden werden könnte. Dass mein Arzt oder meine Ärztin anfängt, auf dem Ultraschall nach dem Herzschlag zu suchen und sich die Gesichtszüge verfinstern.

So sitze ich also vor jedem Ultraschalltermin mit zitternden Händen im Wartezimmer, oft begleitet mich meine Mutter, immer in der Sorge, es könnte wieder vorbei sein. Aber unserem kleinen Kämpfer geht es gut.

Auf Grund meiner Vorgeschichte und meines Alters (ich bin jetzt 37 Jahre alt) gilt die Schwangerschaft als Hochrisikoschwangerschaft und ich habe wöchentlich einen Termin zum Ultraschall. Unser Umfeld fiebert bei unserem Schwangerschafts-Krimi mit und nach jedem Ultraschalltermin kann ich zum Glück endlich einmal gute Nachrichten an Freunde und Familie schreiben. Das Herzchen schlägt und der kleine Krümel wächst genau so, wie er soll. Es ist alles gut!

Das sind auch die Worte, die ich mir täglich sage, wenn mich einmal wieder die Angst packt. Nach den Ultraschallterminen geht es immer ein paar Tage gut, bis dann wieder die Sorge aufkeimt. Bis zum nächsten Ultraschalltermin. Doch das ist alles ok, wie soll es anders sein, wenn man schon so viele Male enttäuscht wurde.

Schwangerschaftsübelkeit... von der fiesen Sorte

Ziemlich schnell kommt dann auch in der achten Schwangerschaftswoche die Übelkeit zurück, die ich schon aus meiner ersten Schwangerschaft kannte. Dieses Phänomen hatte ich mir immer ganz anders vorgestellt, ein bisschen wie im Film. Dass man sich eben morgens einmal übergibt und dann den Rest des Tages normal verbringen kann. Leider hat meine Übelkeit damit so gar nichts zu tun.

Ab der 8. SSW ist sie plötzlich da und dann geht sie auch erstmal nicht wieder weg. Also gar nicht, sie ist da, wenn ich morgens aufwache und wenn ich abends wieder ins Bett gehe und natürlich auch den Rest des Tages. Auch wenn die Übelkeit mir zeitweise sehr zusetzt, ist sie aber eben auch ein gutes Zeichen. Ein Zeichen dafür, dass sich das kleine Lebewesen in meinem Bauch fleißig weiterentwickelt. Doch so sehr man es positiv sehen will, Übelkeit ist etwas Schlimmes, wenn sie auf unbestimmte Zeit erstmal nicht wieder weggeht. Zum Glück hatte ich aus meiner ersten Schwangerschaft schon Erfahrungen und wusste, dass ich so viele kleine Mahlzeiten wie möglich essen muss, damit es sich einigermaßen aushalten lässt. Einzig Liegen hat darüber hinaus noch geholfen und so habe ich die schlimmsten Wochen zwischen Couch und Bett verbracht.

An Arbeiten war während dieser Zeit nicht zu denken, auch wenn ich mich nicht übergeben musste, ging es mir so schlecht, dass mit mir leider nicht viel anzufangen war. Meine Essgewohnheiten waren leider auch nicht so, wie man es sich als „noch nicht Schwangere" vorgestellt hatte. Natürlich habe ich mich in der Schwangerschaft viel gesundes Obst und Gemüse essen sehen, ich dachte, ich würde mir die schönsten gesunden Mahlzeiten kochen und meinen Körper so mit den besten Nährstoffen versorgen. Aber Pustekuchen!

Mein Körper hatte hier seine ganz eigene Meinung und gab mir ganz klar zu verstehen, was geht und was nicht.

Schon beim Gedanken an eine Tasse Kaffee drehte sich mir der Magen um und leider hatte mein Körper die gleiche Abneigung gegen eine ganze Reihe eigentlich gesunder Lebensmittel. Gekochtes Gemüse war „BÄH" und an Fleisch war schon gar nicht zu denken. Es gab häufig eine spezielle Sache, die ich mir zumindest vorstellen konnte, sie zu essen und es war meistens nichts, was ich eigentlich als „gesunde Ernährung" bezeichnen würde. Aber was will man tun, denn gar nicht essen war keine Option und so isst man das, was der Körper überhaupt zulässt.

So gab es in den ersten Wochen der Schwangerschaft häufig Pizza, die ging zum Glück fast immer, allerdings auch nur mit „ohne alles", also nur Pizza Margherita ohne weitere Zutaten. Als absolute Notlösung, wenn es ganz schlimm wurde, musste auch hier und da ein Schluck kalte Cola her. Das war eines der wenigen Dinge, die mein Mann mir wirklich, ganz klassisch, nachts von der Tankstelle holen musste. Wenn man es zusammenfassen wollte, war die Schwangerschaftsübelkeit wie ein sehr langer Magen-Darm-Infekt, denn leider wollte sie auch nicht wie eigentlich üblich in der 12./13. SSW wieder weggehen, sondern begleitete mich bis zur 20. SSW.

Planung des Ersttrimester-Screenings

Neben der Übelkeit war aber sonst alles gut. Nachdem die ersten Ultraschalltermine überstanden waren, machte ich einen Termin für den ersten großen Ultraschall, das Ersttrimester-Screening. Das sollte für mich der Termin werden, bei dem es nochmal richtig drauf ankam.

Denn das Ersttrimester-Screenings kann in einem speziellen Pränatalzentrum durchgeführt werden, das mit seinen genauen Ultraschallgeräten und den besonders geschulten Ärzten dann auch mögliche Auffälligkeiten des Kindes finden könnte, die auf eine Krankheit oder eine genetische Störung hinweisen würden. Dies war natürlich unsere allergrößte Sorge, was ist, wenn unser kleiner Kämpfer doch nicht gesund ist. Eine Horrorvorstellung, denn mein Mann und ich konnten uns kein Leben mit einem behinderten Kind vorstellen und so hoffte ich, dass wir nicht auch noch vor diese Herausforderung gestellt werden würden. So war der Termin im Pränatalzentrum für mich das Datum, an dem ich beschloss loszulassen, wenn denn alles gut gehen würde. Ab diesem Termin wollte ich glauben, dass wir wirklich Eltern werden.

Hebammensuche und viel zu spät dran

Doch bis dahin musste noch in der 10. und 11. SSW alles gut laufen und neben all den Sorgen und der täglichen Übelkeit kamen dann auch Themen auf, die bisher so weit weg schienen. Ein Thema war die Suche nach einer Hebamme für die Geburt.

Die Geburt? Ja, das schien noch Lichtjahre entfernt. Doch als ich in der 10. SSW bin, wird mir nach einem Gespräch mit meiner besten Freundin (die zu dieser Zeit gerade in der 22. SSW ist) klar, dass ich mich dieses Themas vielleicht doch einmal annehmen muss.

Als ich anfange, über das Thema Geburt nachzudenken, wird mir klar, dass mir das gehörige Angst macht. Denn wenn ich meinem Körper schon beim Schwangerwerden nicht so richtig vertrauen konnte, wie soll das denn bei der Geburt werden?

Nach ein paar Geburtsberichten und anderen Dingen, die man zu dem Thema besser NICHT lesen sollte, beschließe ich, dass ich unbedingt eine Beleghebamme für die Geburt haben möchte. Eine Beleghebamme arbeitet nicht zu festen Terminen im Kreissaal, sondern begleitet jeweils eine Frau bei der Geburt. Da in vielen Kliniken immer etwa 3 Hebammen auf 6 Kreissäle kommen, kann man sich vorstellen, was passiert, wenn alle Kreissäle besetzt sind. Die Vorstellung, unter der Geburt keinen verlässlichen Ansprechpartner zu haben, beunruhigte mich sehr. Denn leider kann bei einer Geburt eine Menge schief laufen. Natürlich ist dies eher eine Ausnahme, aber mit Ausnahmen kannte ich mich leider schon zur Genüge aus, und da wollte ich bei der Geburt so gut es ging auf „Nummer sicher" gehen. Bei meinen Recherchen kam dann das eigentliche Problem zum Vorschein. Es gibt kaum noch Hebammen, die überhaupt Geburten betreuen.

Wie?!? Was machen Hebammen denn sonst? Dachte ich da im ersten Moment. Doch wenn man anfängt, zu diesem Thema Informationen zu sammeln, wird das Problem schnell klar. Hebammen müssen seit einigen Jahren immer höhere Haftpflichtprämien zahlen und das besonders, wenn sie bereit sind, Geburten zu betreuen, da es gerade hier zu Situationen kommen kann, für die die Hebamme im Nachhinein verklagt werden könnte. Also hat man irgendwann beschlossen, dass Hebammen, die viele Geburten betreuen, mehr für ihre Versicherung bezahlen müssen. Dass dies natürlich dazu führt, dass viele Hebammen nur noch bereit sind, die Vorbereitung und die Nachsorge von Geburten zu übernehmen, daran hat anscheinend niemand gedacht. Kurzum, wir haben in Deutschland ein sehr großes Versorgungsproblem, wenn es um die Hebammenbegleitung von Geburten geht.

Als ich mich also in der 10. SSW auf die Suche nach einer Hebamme für meine Geburt machen, merke ich, dass ich viel, viel, viel zu spät dran bin. Die meisten Hebammenpraxen geben auf ihrer Homepage an, dass man sich möglichst in der 5.-7. SSW für eine Geburtsbegleitung anmelden sollte. Tja, da hatte ich andere Sorgen…

Was also tun? Ich fange an, an alle Hamburger Hebammenpraxen, die Geburtsbegleitung anbieten, verzweifelte E-Mails zu schreiben. Ich setze mich auch ans Telefon und mache „Bettelanrufe". Doch erstmal bekomme ich nur Absagen. Und was sollen die Hebammen auch machen, denn sie können nicht mehr Schwangere zur Betreuung annehmen, als sie auch betreuen können. Viele Absagen sind sehr nett formuliert und ich merke, dass viele der Hebammen mir wirklich gerne helfen wollen, aber es sind eben bisher alle ausgebucht.

Die Wahl der Geburtsklinik

Parallel gibt es noch ein zweites Problem: meine Frauenärztin empfiehlt mir die Geburt auf jeden Fall in einem Krankenhaus mit Säuglingsintensivstation zu planen. Besonders nach einer Kinderwunschbehandlung kommt es häufiger vor, dass Kinder zu früh oder mit einem zu geringen Geburtsgewicht zur Welt kommen und da ich fast 38 Jahre alt sein werde, wenn die Geburt ansteht, ist schon dies ein Risikofaktor. Es kommt also gar nicht jede Hamburger Geburtsklinik für uns in Frage.

Nun reicht es also nicht einmal, eine Hebamme zu finden, die meine Geburt begleiten würde, ich bräuchte auch noch eine Hebamme, die mit einer großen Hamburger Klinik (mit Säuglingsintensivstation) zusammenarbeitet. Ich bin kurz davor aufzugeben - raffe mich dann aber auf und starte einen letzten Versuch. Ich recherchiere bei allen Krankenhäusern, die in Frage kommen, mit welchen Hebammenpraxen sie zusammenarbeiten und schicke an alle Praxen einen langen Brief, in dem ich meinen Weg und meine Sorgen zur Geburt beschreibe. Wieder bekomme ich sehr nette, aber eindeutige Absagen am laufenden Band. Langsam wird mir klar, dass ich eben einfach zu spät dran bin und es wohl oder übel ohne Beleghebamme klappen muss.

Ich ärgere mich darüber, dass ich am Anfang der Schwangerschaft immer gedacht habe „Wer weiß schon ob es diesmal klappt…ich warte noch…". Das war auf jeden Fall ein Fehler und nun stehe ich doof da.

Die Entlassung aus der Kinderwunschklinik

Anfang der 11. SSW (10+1 SSW) erreichen wir den nächsten Meilenstein. Die offizielle Entlassung aus der Kinderwunschklinik. Es wird nochmal ein ausführlicher Ultraschall gemacht und wir können unseren kleinen „Gummibären" sogar im 3D-Ultraschall bewundern. Dr. List macht viele Ultraschallfotos und wir bekommen alle Bilder auf eine CD gebrannt mit nach Hause. Zusätzlich gibt es einen ausführlichen 4-seitigen Entlassungsbericht, in dem es sogar noch ausgedruckte 3D-Fotos gibt. Alle wichtigen Infos zu meiner Medikation und die aktuelle Situation der Schwangerschaft sind im Entlassungsbericht aufgeführt. Auch hier bin ich von der Klinik-Fleetinsel begeistert. Bei unserer ersten längeren Schwangerschaft wurden wir auch irgendwann entlassen, aber einen Entlassungsbericht in dieser Form haben wir von der ersten Klinik nicht bekommen.

Die Diagnose am Ende des Entlassungsberichtes lese ich an diesem Tag noch so einige Male durch: „Unauffällige, zeitgerecht entwickelte Einlingsschwangerschaft, Hypothyrose, Thrombophilie, immunologisch bedingte Infertilität". Für mich kommt es natürlich nur auf die ersten 4 Worte an, direkt darunter ist das erste 3D-Bild. Man kann schon die kleinen Arme und die kleinen Beine erkennen. Es ist schon alles dran, an diesem kleinen Wundermenschlein. Und mein Herz schmerzt einerseits vor unendlichem Glück und andererseits immer noch etwas vor Sorge. Was mache ich bloß mit all dieser Liebe in mir, wenn doch noch irgendetwas schief läuft. Was wäre, wenn... ? Doch diesen Gedanken schiebe ich weit von mir, unser kleiner Kämpfer muss einfach gesund sein.

In einer Woche habe ich den Termin im Pränatalzentrum und ich hoffe so sehr, dass wir dann Klarheit bekommen und ich mich dann endlich aus ganzem Herzen freuen kann.

Ein glücklicher Zufall

Und dann passiert doch noch etwas, womit ich gar nicht mehr gerechnet habe. Ich bekomme eine E-Mail von einer Hebammenpraxis und es ist keine Absage. Sie erklären, dass sie gerade eine weitere Hebamme in ihre Praxis aufnehmen und sie deshalb doch unverhofft zwei weitere Frauen für die Geburtsbetreuung aufnehmen können. Da meine Geschichte sie bewegt hat, würden sie mir gerne einen der Plätze anbieten, ob ich noch Interesse habe?

Ich schreibe sofort zurück, dass ich mich unglaublich freue und ich auf jeden Fall interessiert bin. Die Praxis arbeitet auch noch mit dem Marienkrankenhaus in Hamburg zusammen, das sowieso eine meiner bevorzugten Kliniken für die Geburt war. Was für ein Glück. Erst jetzt merke ich, wie groß der Stein ist, der mir an dieser Stelle vom Herzen fällt. Denn ich war langsam sicher, dass die Schwangerschaft endlich halten würde und das nächste, woran ich gedacht hatte war dann, wie ich das kleine Wunder nun heil wieder rausbekomme. Die Zusage der Hebammenpraxis nimmt mir ein Stück dieser Sorge und lässt mich nun mit Zuversicht in Richtung Geburt schauen.

Falls ich noch einmal schwanger werden würde, ist für mich auf jeden Fall klar, dass ich sofort beim ersten positiven Schwangerschaftstest bei der Hebammenpraxis anrufe, denn schon an diesem Punkt steht einem die Betreuung durch eine Hebamme zu. Falls es dann wirklich zu einer Fehlgeburt kommen sollte, ist die Hebamme auch hier eine wertvolle und empathische Unterstützung.

Kapitel 24

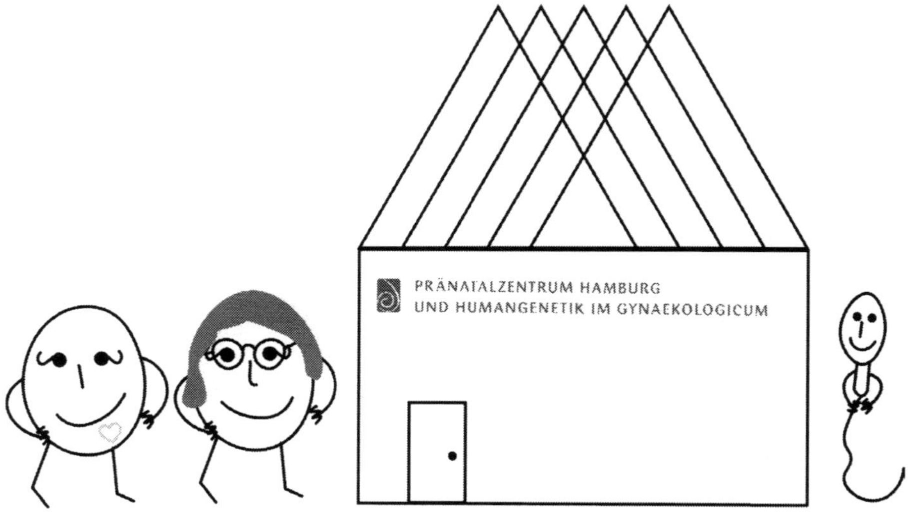

Termin im Pränatalzentrum

Während der Schwangerschaft gab es für mich ein sonderbares Phänomen: Die ersten Wochen ziehen sich wie Kaugummi und es fühlt sich so an, als wenn man noch eine Ewigkeit schwanger sein wird. Jede Woche zählt man die Tage und fiebert auf den nächsten Meilenstein hin. SSW 8+0, SSW 9+0, SSW 10+0, jeder Wochenwechsel gibt wieder ein kleines Stück mehr Sicherheit. Trotzdem drehen sich viele meiner Gedanken noch um die Sorgen, die man sich in dieser Phase der Schwangerschaft macht. Und am meisten geht es nun darum, ob das kleine Wesen gesund sein wird.

Das Ersttrimesterscreening

Ich bin zu diesem Zeitpunkt 37 Jahre alt und mein Mann 40 Jahre und natürlich wissen wir, dass das Risiko ein krankes Kind zu bekommen für uns schon deutlich erhöht ist. Ich fiebere also dem Termin beim Pränatalzentrum entgegen, denn dort gibt es Spezialisten, die mit einem besonders hochauflösenden Ultraschallgerät alle Körperteile unseres Bauchbewohners untersuchen können.

Das sogenannte Ersttrimesterscreening kann man zwischen der 11. und der 14. SSW machen. Leider ist es keine Kassenleistung und wird nicht von der gesetzlichen Krankenkasse bezahlt. Die Kosten liegen meist zwischen 150€ und 200€. Wenn man sich dafür entscheidet, lohnt es sich auf jeden Fall in ein spezielles Pränatalzentrum zu gehen.

Besonderes Augenmerk wird im Ersttrimesterscreening auf die Nackenfalte des Kindes gelegt, da sich z.B. ein Herzfehler oder eine chromosomale Fehlverteilung (z.B. eine Trisomie 21) an einer verdickten Nackenfalte (>2,5mm) zeigen kann. Die Nackenfalte des Kindes ist ein kleiner mit Flüssigkeit gefüllter Raum im Nackenbereich, der sich später wieder zurück bildet. Neben der Vermessung der Nackenfalte wird auch Blut abgenommen und der HCG-, sowie der Papp-A-Blutwert bestimmt. Alle Werte zusammen ergeben dann einen statistischen Wert, der die Wahrscheinlichkeit für eine Erkrankung des Kindes darstellt. Da es sich nur um einen statistischen Wert handelt, ist die Untersuchung durchaus umstritten, denn hier wird keine Erkrankung diagnostiziert, sondern nur die Möglichkeit einer Erkrankung „vermutet". Das Ersttrimesterscreening sollte also nur als Entscheidungsgrundlage für eventuelle weitere Untersuchungen genommen werden, falls es Auffälligkeiten gibt.

Beide Möglichkeiten, also ein auffälliges oder ein unauffälliges Ergebnis, geben keinen sicheren Aufschluss darüber, ob das Kind krank oder gesund sein wird. Selbst bei einem auffälligen Ergebnis kommen 90% der Kinder vollkommen gesund auf die Welt. Durch die Vermessung der Nackenfalte können etwa 75% der kranken Kinder entdeckt werden, nimmt man noch die Blutwerte (HCG und Papp-A) dazu liegt die Rate bei 90%.

Pränataldiagnostik

Falls beim Ersttrimesterscreening auffällige Werte gemessen werden, gibt es heute verschiedene Möglichkeiten um dieses Ergebnis zu überprüfen:

Die Fruchtwasseruntersuchung (Amniozentese)

Eine Fruchtwasseruntersuchung ermöglicht die genaueste Diagnostik chromosomaler Fehlverteilungen. Da im Fruchtwasser bereits kindliche Zellen schwimmen, können diese Zellen auf ihre Genetik hin untersucht werden und man bekommt eine relativ klare Aussage darüber, ob es beim Kind eine genetische Fehlverteilung gibt. Ab der 16. SSW können neben einer ausführlichen Untersuchung im Hinblick auf genetische Fehlverteilungen, auch Muskel- und Stoffwechselerkrankungen diagnostiziert werden. Die Fruchtwasseruntersuchung (Amniozentese) ist aber auch mit einem relativ hohen Fehlgeburtsrisiko von 0,1-0,2% verbunden (es kommen also etwa 1-2 Fehlgeburten auf 1000 Fruchtwasseruntersuchungen). Auch wenn die Fruchtwasserentnahme unter Ultraschallsicht durchgeführt wird, gibt es ein zusätzliches Risiko, dass das Baby durch die Punktionsnadel verletzt wird.

Für mich wäre eine Fruchtwasseruntersuchung wirklich nur im Notfall eine Option gewesen, denn das Risiko der Fehlgeburt hätte ich nach unserem langen Weg nicht auf mich nehmen wollen.

Der Praena-Test

Zum Glück gibt es mit dem Praena-Test heute aber auch eine Alternative zur Fruchtwasseruntersuchung, um zumindest einige chromosomale Fehlverteilungen auszuschließen. Der Test nutzt den Umstand, dass auch im Blut der Mutter kindliche Zellen vorhanden sind. Durch die Verbindung von Mutter und Kind über die Plazenta, gelangen kindliche Zellen in den Blutstrom der Mutter. Über das mütterliche Blut können diese kindlichen Zellen gewonnen und anschließend untersucht werden.

Mit einer Wahrscheinlichkeit von über 99% können die häufigsten Chromosomenstörungen (Trisomie 21, 18, 13, das DiGeorge-Syndrom und X/Y-chromosomale Störungen) dann ausgeschlossen werden. Zusätzlich bekommt man eine sichere Auskunft über das Geschlecht des Kindes.

Einziger Nachteil des Bluttests ist, dass die Kosten nicht von der Krankenkasse übernommen werden. Sie liegen beim Praena-Test bei 299€, wenn man alle Störungen testen lässt. Es gibt aber auch günstigere Varianten, die dann z.B. nur die Trisomie 21 (199€) oder nur die Trisomie 21, 13, 18 (269€) einschließen. Die Geschlechtsbestimmung gibt es bei allen Varianten des Praena-Test dazu. Neben dem Praena-Test gibt es noch verschiedene andere Bluttests, wie z.B. den Harmony- und den Panorama-Test. Die Leistungen sind fast identisch, wobei sich die Preismodelle aber leicht unterscheiden.

Endlich, die 12. Schwangerschaftswoche

Und dann erreiche ich endlich die 12. SSW (11+0) und der Termin im Pränatalzentrum steht an. Zusammen mit meiner Mutter fahre ich nach Hamburg in die Praxis in der Altonaer Straße. Wie schon oft sitzen wir mit gemischten Gefühlen zusammen im Wartezimmer. Einerseits freuen wir uns darauf unseren kleinen Kämpfer heute einmal ganz genau ansehen zu können, andererseits ist aber auch die Sorge vor einem auffälligen Ergebnis da. Auch hier ist das Wartezimmer gut gefüllt und es dauert eine Weile, bis wir endlich dran kommen. Die Ärztin schaut sich zuerst meine Akte an und stutzt dann erstmal bei meiner

Geschichte. Sie fragt etwas fassungslos, ob das wirklich schon meine 6. Schwangerschaft ist. Man merkt ihr an, dass sie sich vorstellen kann, wie schwierig der Termin mit dieser Vorgeschichte für mich sein muss.

Ablauf der großen Ultraschalluntersuchung

„Dann wollen wir uns das Herzchen mal ganz genau anschauen…" sagt die Ärztin mit einer wirklich lieben Art und nimmt mir so etwas die Anspannung. Da sie wohl merkt, dass ich ganz schön aufgeregt bin, geht sie dann auch gleich zu den wichtigen Dingen über, „damit ich den Rest der Untersuchung genießen kann", wie sie sagt.

Sie misst die Nackenfalte aus und erklärt bei jedem Bild und Schritt, den sie mit dem Ultraschallgerät vornimmt, was wir da gerade sehen. Es ist unglaublich faszinierend. Denn es ist sogar möglich den richtigen Blutfluss im Herzen des Babys zu beobachten. Und bei jedem Schritt erklärt sie auch, woran man nun erkennt, dass alles in Ordnung ist und ich mir keine Sorgen machen brauche.

Die Bilder sind wirklich toll und mit dem Ultraschallbild, dass ich von meiner Frauenärztin oder der Kinderwunschklinik gewöhnt bin, nicht zu vergleichen. Die Untersuchung umfasst wirklich alle Organe, es wird geschaut, ob auch alles dort ist, wo es hingehört und das gesamte Kind wird genau vermessen. Auch Dinge wie ein offener Rücken (Spina Bifida) oder andere Fehlbildungen würde man bei diesem Termin bereits finden. Etwa 30 Minuten schaut sich die Ärztin alles ganz genau an.

Ein unerwartetes Coming-Out

Ganz am Ende fragt die Ärztin, ob ich unser kleines Wunder auch kurz einmal mit dem 3D-Ultraschall anschauen möchte. Natürlich möchte ich. Sie stellt das Ultraschallgerät um und da erfahre ich noch eine weitere Sache, mit der ich eigentlich nicht gerechnet hatte.

Wir bekommen einen Sohn! Unser Kleiner liegt genau so, dass es absolut keinen Zweifel gibt. Die Ärztin tut so, als hätte sie nichts gesehen und bewegt schnell den Ultraschallkopf, damit wir einen anderen Teil unseres Krümels anschauen können. Denn normalerweise soll das Geschlecht erst ab der 13. SSW gezeigt werden, da bis dahin theoretisch noch abgetrieben werden könnte.

Als meine Mutter und ich dann noch kurz im Wartezimmer auf den Bericht warten, schreibe ich meinem Mann:
„Es ist alles wunderbar, alles gesund und fit und wir bekommen ein Bübchen!"

Kapitel 25

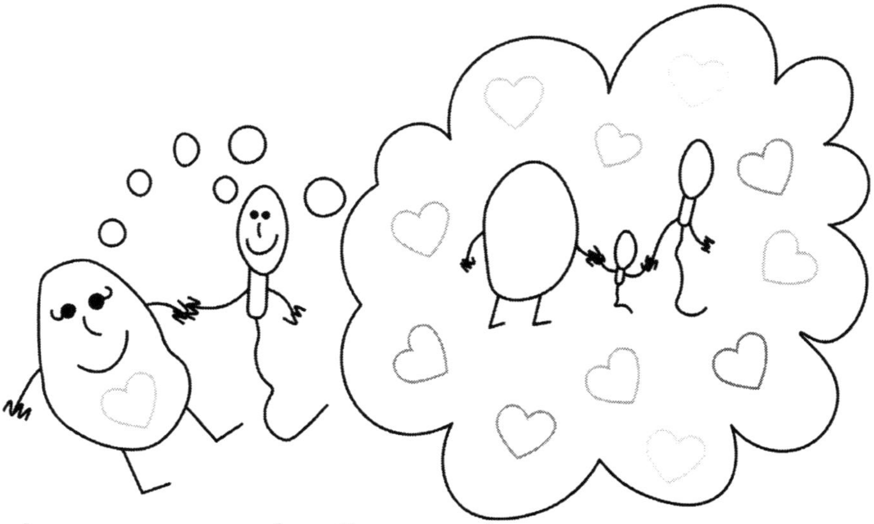

Schwangerschaftswoche 12-38

Nach unserem Termin im Pränatalzentrum komme ich endlich in der Schwangerschaft an. Die Schwangerschaftsübelkeit macht mir zwar immer noch zu schaffen, aber das Gefühl der Angst tritt Stück für Stück in den Hintergrund und macht dem Gefühl der Vorfreude langsam Platz.

Entspannung mit dem Fetal-Doppler

In der Zeit zwischen der 12. SSW und der 20. SSW fühlt man das kleine Lebewesen oftmals noch nicht und natürlich kommt dann doch manchmal die Angst zurück.

Für diese Momente habe ich mir ein tolles kleines Gerät besorgt, das sich Fetal-Doppler nennt. Mit Hilfe von Ultraschallwellen ist es möglich, die Herztöne des Babys mit dem Gerät abzuhören. Da das Herz des Babys deutlich schneller schlägt als das eigene Herz, gibt es hier auch keine Verwechslungsgefahr. Da es nicht ausgeschlossen werden kann, dass die Ultraschallwellen für das Baby störend sind, habe ich das Gerät maximal einmal am Tag benutzt, um mich einfach etwas zu beruhigen.

Die Geräte kosten um die 50€ und lassen sich etwa zwischen der 12. und 20. SSW sinnvoll nutzen. Vor der 12. SSW ist es teilweise noch nicht möglich, den

Herzschlag des Babys zu finden. Dies hängt auch davon ab, wie die Plazenta liegt und ob man sehr schlank oder etwas fülliger ist. Ich konnte den Herzschlag unseres Kleinen etwa ab der 11. SSW (10+1 SSW) finden.

Zwischen der 18. und 20. SSW hat der Fetal-Doppler irgendwann ausgedient, da man das Baby nun meistens spüren kann und somit auf wundervolle Art immer wieder daran erinnert wird, dass es dem kleinen Wesen gut geht. Aber natürlich kann man den Doppler auch jetzt noch verwenden, wenn sich die Angst einmal wieder zurückmeldet.

Zurück an der Schule

Ist man in der Schwangerschaft endlich angekommen und kann diesen ganz besonderen Lebensabschnitt endlich genießen, fängt die Zeit auch schon an zu rennen.

Als es mir etwa ab der 15. SSW endlich wieder etwas besser geht, fange ich an, wieder an der Schule zu unterrichten. Zum ersten Mal kann ich mich fühlen wie eine ganz „normale" Schwangere. Es ist langsam auch schon ein Bäuchlein zu sehen und wenn ich darauf achte, dass ich regelmäßig Kleinigkeiten esse, lässt sich die Übelkeit weitestgehend kontrollieren. So habe ich endlich wieder einen geregelten Tagesablauf und renne nicht mehr nur von einem Arzttermin zum anderen. Meine Frauenärztin gibt mir aber trotzdem immer wieder mit auf den Weg, dass ich darauf achten soll, mich nicht zu stressen, und falls irgendwas wäre, könnte ich jederzeit in ein Beschäftigungsverbot wechseln. Auf Grund meiner Vorgeschichte gelte ich als „Hochrisiko-Schwangere" und meine Ärztin befürchtet, dass unser Sohn aufgrund unserer Vorgeschichte wahrscheinlich früher zur Welt kommt.

Tag der offenen Tür in der Geburtsklinik

Neben meinen Unterrichtsstunden in der Schule habe ich nun wöchentlich einen Termin bei meiner Frauenärztin und einen Termin mit einer meiner Beleghebammen, die mich eventuell bei der Geburt betreuen wird. Die Wahl der Geburtsklinik ist durch die Hebammenpraxis sowieso schon festgelegt, da die Praxis mit dem Marienkrankenhaus in Hamburg zusammenarbeitet. Zu meinem Glück hat das Marienkrankenhaus eine ganz neue Säuglingsintensivstation, die genau über dem Kreissaal eingerichtet wurde.

Aus Neugier gehen mein Mann und ich aber trotzdem zu einer der wöchentlichen Infoveranstaltungen des Marienkrankenhauses. Hier wird erstmal vieles erklärt, was die Geburt angeht und man kann alle Fragen stellen, die einem auf dem Herzen liegen.

Zum Schluss gibt es dann noch eine kurze „Besichtigungsrunde" durch den Kreissaal, was durchaus etwas komisch anmutet, da natürlich auch zu diesem Zeitpunkt gerade Geburten stattfinden. Als wir kurz einen Blick in den Kreissaal werfen, ist an diesem Tag aber alles ruhig. Auch wenn man schon vorher weiß, dass so eine Geburt kein Spaziergang ist, wollte ich mit der nackten Realität nicht unbedingt schon vorher konfrontiert werden.

An diesem Tag notiere ich mir im Stillen, dass die Geburt bitte nicht an einem Dienstag stattfinden soll. Denn da ist immer „Tag der offenen Tür" und die Vorstellung, mitten in den Wehen 20-30 Menschen zu begegnen, die sich gerade den Kreissaal anschauen möchten, ist für mich alles andere als angenehm.

Der Dammriss - kein schönes Thema

Apropos „unangenehm" - das Hauptthema beim Informationsabend sollte mich dann auch für die nächsten Wochen begleiten: das Dammriss-Risiko.

Zu diesem Thema kamen ganz besonders viele Fragen und die erfahrene Hebamme tat hierzu dann auch ganz offen ihre Meinung kund. Der Dammriss gehört sozusagen zur Geburt dazu (bei über 90% der Geburten kommt es zu einem Dammriss) und man kann sich eben aussuchen, ob es einfach so reisst oder ob vorher ein Dammschnitt gesetzt wird.

Um ehrlich zu sein, waren für mich beide Optionen der absolute Graus. Auch die weiteren Ausführungen, dass man sich hier nicht so viele Gedanken machen sollte, den Riss oder Schnitt würde man unter der Geburt „gar nicht merken", fand ich wenig aufbauend. Die Schmerzen werden so schlimm sein, dass ich es nicht merke, wenn mir jemand mit einem Skalpell „den Arsch aufschneidet" ??? Und das soll mich jetzt beruhigen?

Ok, ich muss zugeben, ich war von diesen Informationen so gar nicht begeistert und nahm mir vor, hier nach anderen Möglichkeiten zu suchen. Die nachfolgenden Fragen drehten sich dann verständlicherweise auch um das Thema Schmerztherapie unter der Geburt. Hier gab es dann auch die üblichen Informationen zu PDA (Peridualanästhesie) und Co. Für mich stand zu diesem Zeitpunkt schon fest, dass ich auf jeden Fall die Schmerztherapie haben möchte, die für das Kind sicher ist und die mir zumindest ein einigermaßen entspanntes Geburtserlebnis ermöglichen könnte.

Geburtsvorbereitung durch meine Beleghebammen

Bei meinem nächsten Termin mit einer meiner Geburtshebammen haben wir diese Themen dann auch besprochen und sie konnte mir zum Glück einmal wieder einen großen Teil meiner Sorgen nehmen.

Dies ist für mich auch der ganz große Vorteil einer Beleghebamme, die einen zur Geburt begleitet. Man lernt sich schon vorher kennen und sie weiß, was man sich für eine Geburt wünscht. Mein Alptraum wäre es, zwischen den Wehen mit einer Hebamme diskutieren zu müssen, ob ich nun ein Schmerzmittel oder eine PDA bekomme oder nicht. Hier gibt es ja nach wie vor die Verfechterinnen der „natürlichen“ Geburt ohne Schmerzmittel. Da ich aber keine Medaille für die tapferste Gebärende anstrebe, möchte ich die Möglichkeiten die es gibt, auch gerne nutzen.

Dammrissprävention mit dem Epi-No

Nachdem die Frage der Schmerzmittel für mich beantwortet war, lag mir das „Dammriss-Problem“ noch schwer im Magen. Auch im Geburtsvorbereitungskurs wurde darüber fast jedes Mal gesprochen und auch hier war das Credo eindeutig: Dammriss ist Standard und wer glaubt er käme ohne davon, wird wahrscheinlich eines Besseren belehrt. Toll, das will man jetzt nicht unbedingt hören und damit kann ich mich irgendwie auch nicht zufrieden geben.

So fange ich wieder einmal an das Internet nach Möglichkeiten zu durchkämmen. Erstmal kommt man dann natürlich zu den üblichen Empfehlungen: Himbeerblättertee trinken um das Gewebe zu entspannen, Heublumenbäder und Dammmassage.

Ein Test macht für mich schnell klar, dass das nix für mich ist. Neben der Tatsache, dass ich die Massage ziemlich unangenehm finde, scheint das Konzept auch nicht gerade erfolgreich zu sein, denn ich finde viele Erfahrungsberichte, die trotz Massage und Co. von schlimmen Dammrissen berichten.

Und dann stoße ich aber auch noch auf eine andere Option: den Epi-No. Der Name ist hier Programm und ist von „no Episotomie“, was soviel heißt wie „kein Dammschnitt“, abgeleitet.

Der Epi-No ist ein kleiner Ballon, mit einer Einschnürung in der Mitte. Er lässt sich mit einer Pumpe aufblasen und nimmt so an Umfang zu. Dies ist soweit möglich, dass der normale Kopfumfang eines Baby simuliert werden kann (etwa 36cm Umfang oder 10-11cm Durchmesser).

Beim Epi-No-Training führt man diesen Ballon in die Scheide ein, pumpt ihn so lange auf, wie es noch angenehm ist und schiebt ihn dann langsam aus der Scheide raus. Es ist sozusagen eine kleine „Testgeburt". Das hört sich für mich vom Konzept her überzeugend an. Die Erfahrungsberichte sind auch viel positiver als bei den anderen Vorbereitungsmöglichkeiten. Empfohlen wird das Epi-No-Training vom Hersteller ab der 37. SSW. Diese Empfehlung ist einfach darauf zurückzuführen, dass ab diesem Zeitpunkt das Baby nicht mehr als Frühgeburt gilt und der Hersteller so auf Nummer sicher gehen kann. Man muss nämlich im Hinterkopf behalten, dass durch das Epi-No-Training Kontraktionen der Gebärmutter auftreten könnten. Gibt es also einen verkürzten Gebärmutterhals oder andere Schwierigkeiten, die auf eine zu frühe Geburt hinweisen, darf man den Epi-No auf keinen Fall verwenden.

Die Erfahrungsberichte zum Epi-No schildern aber meistens eine Vorbereitung etwa ab der 33. - 34. SSW. Da es mir zu diesem Zeitpunkt wunderbar ging, habe ich ebenfalls ab der 33. SSW mit einem vorsichtigen Training begonnen. Natürlich habe ich die Reaktionen meines Körpers ganz genau beobachtet und wenn ich hinterher eine Anspannung im Bauch oder ähnliches gespürt hätte, hätte ich das Training auch wieder abgebrochen. Doch irgendwie fand ich das Training sogar entspannend.

Wichtig ist, dass man dabei sehr auf die Hygiene achtet, da man sich kurz vor der Geburt natürlich keine Scheideninfektion einfangen möchte. Ich habe den Ballon also immer mit einem Kondom benutzt und alle Teile hinterher mit einem Desinfektionsmittel gereinigt.

Jeden Tag habe ich mir also etwa 30 Minuten für das Epi-No-Training genommen und schon nach wenigen Tagen habe ich ganz deutliche Fortschritte bemerkt.

Neben der immer einfacher werdenden Dehnung des Dammbereichs, fand ich es auch sehr hilfreich, dass ich üben konnte, mit welcher Art Muskelarbeit ich den Ballon langsam aus der Scheide rausdrücken konnte. Diese Muskeln hatte ich bis zu diesem Zeitpunkt noch nie aktiv benutzt. Außerdem habe ich ausprobiert, in welcher Position es besonders einfach war den Ballon zu „gebären". Auch die aktive Entspannung der Muskulatur, die nötig war, als der Durchmesser des Ballons immer größer wurde, konnte ich mit dem Epi-No schon einmal testen.

Nach 2-3 Wochen Training hatte ich so dann schon sehr viel „Geburtserfahrung" und ich hatte meinen Damm bis auf 35cm Umfang vorgedehnt. Das gab mir zumindest für meine Sorge was den Dammriss anging ein gutes Gefühl.

Natürlich weiß man nie, ob die echte Geburt etwas mit diesen Trockenübungen gemeinsam hat, aber das Selbstvertrauen und das Körpergefühl konnte ich mit dem Epi-No auf jeden Fall steigern.

Ab auf die Couch!

Zum Ende der Schwangerschaft machte es mein Sohn dann doch noch spannend, denn etwa um die 36. SSW war der Gebärmutterhals plötzlich verkürzt und meine Frauenärztin ging davon aus, dass die Geburt nun bald anstehen würde. Ab diesem Punkt habe ich dann alles dafür getan, dass mein Sohn wenigstens noch bis zum Anfang der 38. SSW wartet und damit dann nicht als Frühgeburt auf die Welt kommt.

In dieser Situation gibt es nur eine sinnvolle Strategie und die heißt Ruhe und Liegen. Ich machte es mir also auf der Couch gemütlich und versuchte so wenig wie möglich auf den Beinen zu sein. Auch wenn sich das theoretisch ganz entspannt anhört, fand ich diese zwei Wochen zermürbend. Auf der Couch liegen und lesen oder fernschauen ist wirklich nur für ein oder zwei Tage ganz nett und dann wird es sehr, sehr langweilig. So habe ich mich dann auch gefreut, als ich am 20.04.2016 endlich bei der 38+0 SSW ankam und mein Sohn nun kommen durfte. Endlich konnte ich wieder raus in die Natur, Spazierengehen und Familie und Freunde besuchen, allerdings hatte ich immer im Hinterkopf, dass es mit der Geburt nun jederzeit losgehen könnte.

Kapitel 26

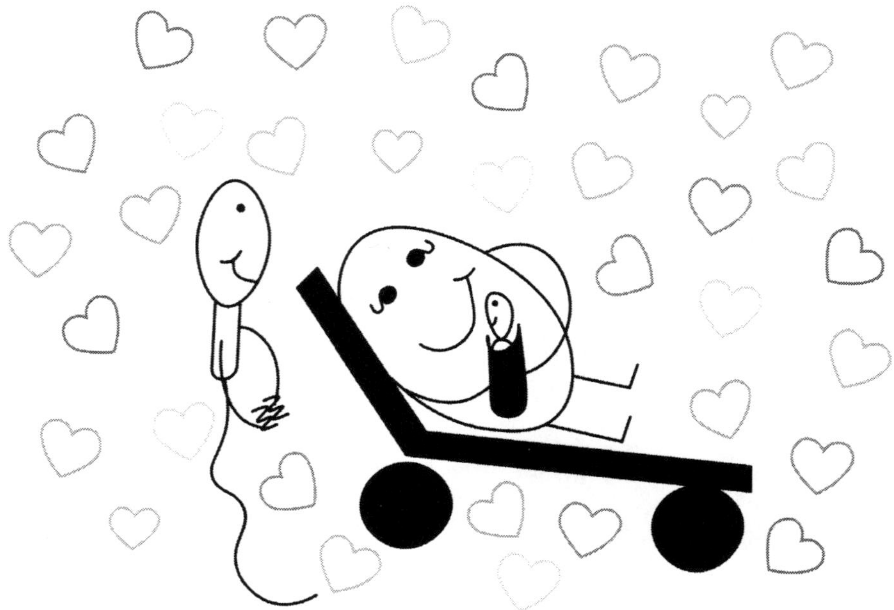

Willkommen geliebtes Wunder!

Ich wache von einem starken Ziehen im Bauch auf, sofort ist mir klar, dass ich dieses Gefühl so noch nicht kenne. Man hat ja hier und da in der Endphase der Schwangerschaft ganz leichte Übungswehen, aber dieses Gefühl hebt sich davon ganz deutlich ab und ich denke sofort, jetzt geht's los!

Alles ganz entspannt?

Der 23.04.2016 ist ein wunderschöner sonniger Frühlingstag. Paul und ich waren mittags noch zusammen essen und irgendwann bin ich dann auf der Couch im Wohnzimmer eingeschlafen. Als mich dieses Gefühl aus dem Schlaf reißt, ist es ungefähr 18:30 Uhr. Ich gehe zu Paul und sage ihm, dass es nun vielleicht soweit ist. Ganz sicher bin ich mir nicht, ob es nicht vielleicht doch nur wieder eine Übungswehe ist. Um das zu überprüfen, wurde mir von meiner Hebamme geraten, dass ich mich kurz in die warme Badewanne legen soll, denn Übungswehen gehen dann meistens wieder zurück. Echte Wehen allerdings nicht.

Auch in der Badewanne habe ich wieder ein relativ starkes Ziehen im Bauch und somit ist die Wahrscheinlichkeit, dass die Geburt nun wirklich losgeht, groß. Ich rufe also das Geburtentelefon der Hebammenpraxis an und gebe Bescheid, dass es heute wohl soweit ist. Wir hatten schon im Vorfeld über diese Situation gesprochen und meine Hebamme meinte, dass man sich meistens erstmal noch viel Zeit lassen kann bzw. sollte, denn man möchte nicht unbedingt stundenlang in einem Vorwehenzimmer im Krankenhaus sitzen. Da ist es zu Hause doch deutlich schöner. Ich gehe also erstmal davon aus, dass wir noch einige Stunden warten müssen, bis die Geburt so richtig Fahrt aufnimmt.

Doch kein Fernsehabend

Wir setzen uns also erstmal gemütlich vor den Fernseher und beschließen noch eine Folge unserer Lieblingsserie zu schauen. Meine Hebamme meinte, wir sollten uns erst wieder melden, wenn die Wehen in einem Abstand von 5 bis 7 Minuten kommen, und dann wäre auch Zeit, dass wir uns auf den Weg ins Krankenhaus machen. Ich rechne also damit, dass es noch einige Stunden dauern kann, bis wir wirklich die Kliniktasche nehmen und uns auf den Weg machen.

Allerdings hat unser Sohn ganz andere Pläne. Gerade einmal 7 Minuten können wir unseren „Fernsehabend" genießen, da kommt auch schon die erste echte Wehe. An dieser Stelle tut mir mein Mann so richtig leid, denn mein Körper beschließt, nun erstmal jeden unnötigen Ballast über Bord zu werfen. Was bedeutet, dass ich den Salat und die leckere Ofenkartoffel mit Sour Cream großflächig über den Wohnzimmertisch, den Teppich und alles was dazwischen liegt, verteile. Diese Wehe hatte eine ganz andere Qualität und gibt mir einen unschönen Vorgeschmack auf das, was da noch vor mir liegt. Da auch meine Kleidung nicht von meinem Mageninhalt verschont blieb, gehe ich erstmal wieder in die Badewanne. Schon nach etwa fünf Minuten kommt die nächste Wehe und irgendwie wird mir klar, dass wir nicht lange zu Hause warten sollten. Während mein Mann noch versucht, das Wohnzimmer einigermaßen zu reinigen, rufe ich wieder bei meiner Hebamme an. Es sind gerade einmal etwa 35 Minuten seit der ersten Wehe vergangen, doch die Hebamme ist ebenfalls der Meinung, dass wir uns gleich auf den Weg ins Krankenhaus machen sollten.

Schon auf dem Weg habe ich etwa alle 5 Minuten Wehen, die aus meiner Sicht bitte nicht mehr viel schlimmer werden sollten. Natürlich weiß man, dass so eine Geburt keine Wellnessbehandlung ist, doch die Wehen kommen so schnell hintereinander, dass ich mich zwischenzeitlich kaum ausruhen kann.

Wir wohnen etwa 30 Minuten mit dem Auto von der Klinik entfernt und kommen an diesem Tag zum Glück auch gut durch den Verkehr. Etwa gegen 20 Uhr kommen wir beim Krankenhaus an und unsere Hebamme erwartet uns schon vor dem Eingang. Ich bin wirklich froh, jetzt jemanden bei mir zu haben, der sich mit dieser Ausnahmesituation auskennt.

Das Geburtsräumchen

Doch beim Empfang in der Geburtenstation wartet dann ein echtes Problem auf uns. Der Kreissaal des Marienkrankenhaus ist komplett belegt. Alle Kreissäle und Vorwehenzimmer sind vergeben und es weiß schlicht niemand, wo wir bleiben sollen.

Normalerweise wären wir in dieser Situation in ein anderes Krankenhaus geschickt worden. Allein der Umstand, dass wir mit unserer Beleghebamme zur Geburt angemeldet sind, ermöglicht es uns im Marienkrankenhaus zu bleiben, denn in ein anderes Krankenhaus können wir daher nicht gehen.

Trotzdem stehen wir erstmal im Flur vor dem Kreissaal und meine Wehen sind so schlimm, dass ich dabei weder stehen, noch sitzen, noch gehen kann. Einige Minuten später bekommen wir als Zwischenlösung einen winzigen Raum zugewiesen, der eigentlich für Blutabnahmen gedacht ist. Der Raum hat kein Fenster und ist ungefähr 5 Quadratmeter groß. Außerdem ist es in dem Raum unerträglich warm. Schon jetzt bin ich fix und alle und habe das Gefühl, ich kann nicht mehr. Als meine Hebamme zum ersten Mal den Muttermund überprüft, wird uns dann auch klar, warum es mir so geht, denn er ist schon etwa 8cm geöffnet. Es fehlen theoretisch also nur noch 2 cm und dann könnte schon die letzte Phase der Geburt anstehen.

Auch wenn ich mir sicher eher eine 2 Stunden Geburt, als eine 25 Stunden Geburt wünschen würde, hatte ich mir das alles etwas anders vorgestellt. Ich liege auf einer etwa 50cm schmalen Pritsche und da wir nicht einmal im Vorwehenzimmer sind, darf ich eigentlich auch keine „echten" Medikamente zur Schmerzlinderung bekommen. So quäle ich mich von einer Wehe zur anderen. Meinem Sohn geht es zum Glück gut, was die ganze Zeit über ein CTG beobachtet werden kann. Doch mein Zustand verschlechtert sich immer mehr.

Warten und leiden

Obwohl der Muttermund schon sehr weit geöffnet ist, passiert erstmal nicht mehr viel. Etwa nach 2,5 Stunden können wir wenigstens in ein etwas größeres

Kämmerlein mit Fenster ziehen. Die frische Luft tut gut, allerdings sind weiterhin alle Kreissäle belegt und ich werde mindestens noch 1,5 Stunden warten müssen, bis es die Möglichkeit einer PDA geben wird.

An dieser Stelle beschließt meine Hebamme, dass sie mir zumindest eine Meptid-Infusion gibt, damit sich mein Zustand wieder etwas verbessert und ich für den anstrengenden Teil der Geburt noch etwas Energie behalte. Meptid ist ein Opiat, das einen relativ starken schmerzlindernden Effekt hat und häufig bei Geburten eingesetzt wird.

Darüber, dass es noch schlimmer werden könnte, als es schon ist, möchte ich gar nicht nachdenken. Als die Infusion dann endlich läuft, werden die Schmerzen zum Glück deutlich erträglicher. Sie sind zwar noch da, aber man muss es sich so vorstellen, dass man nur noch einen Basisschmerz spürt und die richtigen Schmerzspitzen aber vom Medikament unterdrückt werden. Eine Wohltat!

Ich kann nun einigermaßen normal denken, etwas trinken und bin wieder ansprechbar. Wir bekommen die Information, dass einer der Kreissäle nun nur noch gereinigt werden muss und ich dann umziehen könnte. Die Meptid-Infusion neigt sich auch langsam dem Ende zu und mehr als eine Infusion ist nicht möglich. Nach weiteren 30 Minuten, es ist kurz vor 0 Uhr, können wir endlich in den Kreissaal wechseln. Und Kreissaal bedeutet, dass ich nun auch eine PDA (Periduralanästhesie) bekommen kann. Zu meinem Glück hat der Anästhesist gerade nicht viel zu tun und ist schon nach 15 Minuten da, um den Zugang zum Periduralraum zu legen. Damit sich die PDA während der restlichen Geburt nach Bedarf dosieren lässt, wird ein kleiner Schlauch zwischen zwei Lendenwirbeln in den Periduralraum gelegt. Über einen Knopf kann man das Schmerzmittel dann jederzeit nach Bedarf dosieren.

Was soll ich sagen, es ist absolut fantastisch. Vom Legen des Zuganges merke ich wirklich kaum etwas und es geht so schnell, dass ich gar nicht glauben kann, dass es schon erledigt ist. Ab diesem Zeitpunkt sind die Schmerzen plötzlich weg. Unsere Hebamme schlägt uns vor, dass wir uns erstmal etwas ausruhen sollen. So sitzen mein Mann, unsere Hebamme und ich in dem tollen Kreissaal und unterhalten uns einfach nur. Ich kann meine Beine normal bewegen und spüre auch sonst alles, nur die unerträglichen Schmerzen sind zum Glück weg. Nach einer halben Stunde kommt die zuständige Ärztin zur Visite und kontrolliert, ob es unserem Kleinen gut geht. „Alles in Ordnung, aber wir sollen uns jetzt auch langsam mal an die Arbeit machen, damit das auch so bleibt" sagt sie uns, bevor sie den Kreissaal wieder verlässt.

Meine Hebamme empfiehlt mir, dass ich nun am besten aufstehe und durch kreisende Hüftbewegungen versuche den Kleinen tiefer ins Becken zu bewegen. Ich knie also umgekehrt auf dem Kreissaal-Bett und drehe meine Hüfte mit den Wehen hin und her. Die Wehen kann ich auf einem Monitor beobachten und ich bin mehr als dankbar für die PDA, denn die Ausschläge der Wehen sind noch viel größer als vorher und ohne Schmerzmittel wäre das keine schöne Vorstellung.

Etwa nach einer weiteren Stunde wird unsere Ärztin ungeduldig und meint, dass der Kleine jetzt aber auf die Welt kommen muss, denn seine Sauerstoffwerte sind zwar noch im grünen Bereich, sind aber durchaus schlechter geworden und wir wollen kein Risiko eingehen. Damit mein Körper nun ein bisschen auf Trab kommt, bekomme ich einen Wehentropf und zu meinem Glück darf ich kurz vorm Endspurt auch nochmal auf das „PDA-Knöpfchen" drücken.

Und dann geht alles ganz schnell

Die letzte Phase der Geburt wird dann auch richtig sportlich. Ich muss mit aller Kraft versuchen, unseren Kleinen Stück für Stück herauszuschieben. An dieser Stelle bin ich sehr dankbar für das Epi-No-Training, denn dadurch habe ich schon ein Gefühl dafür, welche Muskeln ich benutzen muss. Und nun tut sich auch etwas!

Um 2:15 kommt unser Sohn endlich auf die Welt. Dank der PDA hatte ich auch in der letzten Phase der Geburt keine schlimmen Schmerzen mehr. Ich spürte nur einen gewissen Druck, den ich schon vom Epi-No-Training kannte. Überhaupt war ich vom Ergebnis des Trainings wirklich überrascht. Ich hatte absolut gar keine Geburtsverletzungen. Doch das Wichtigste war natürlich, dass unser Sohn es nun heil ans Licht der Welt geschafft hatte. Obwohl ich es mir eigentlich nicht vorstellen konnte, habe ich meinen Kleinen nach der Geburt selbst auf meine Brust gehoben. Es war wie ein natürlicher Instinkt, über den ich gar nicht lange nachgedacht habe und ich bin froh, dass meine Hebamme mir diese Möglichkeit gegeben hat. So lagen wir nach der Geburt erstmal ganz selig im abgedunkelten Kreissaal und konnten uns ganz in Ruhe kennenlernen. Ein unbeschreibliches Gefühl von Glück, wenn man das erste Mal in diese kleinen zerknautschten Augen schaut.

Wenn die Plazenta nicht will, wie sie soll

Unsere Zweisamkeit wurde aber bald durch eine etwas nervöse Ärztin gestört, denn die Plazenta hatte sich bisher nicht gelöst und langsam wurden meine Hebamme und die Ärztin unruhig. Ich bekam noch ein zusätzliches Medikament gespritzt und sie versuchten alles, um die Plazenta doch noch zu befreien. Es wurde gedrückt und gezogen, doch die Plazenta bewegte sich kein Stückchen.

So entschied die Ärztin etwa nach einer weiteren halben Stunde, dass uns wohl nur der Weg in den OP bleibt.

Ab in den OP

Natürlich war das nicht gerade meine Wunschvorstellung, doch an diesem Punkt war mir einfach alles egal.

Unser Sohn war heil auf der Welt und mein Glück konnte an diesem Tag durch nichts getrübt werden. Unser Kleiner kam dann bei Papa auf die Brust, wo er weiter kuscheln konnte, und ich kam in den OP.

Nach all den Eingriffen der letzten Jahre, hatte ich die Angst vorm OP schon lange verloren und da ich auch keine Vollnarkose brauchte (ich hatte ja schon den Zugang von der PDA und es konnte nun einfach ein anderes Narkosemittel gespritzt werden) war es irgendwie eine skuril lustige Situation. Noch heute bin ich davon überzeugt, dass es bestimmt selten so gut gelaunte Patienten im OP gibt. Es zählte nur eins, wir hatten alles gut überstanden und mein Sohn ist heil auf der Welt angekommen.

Zum Glück hat die Geburt nicht „nur“ 2 Stunden gedauert, denn dann hätte ich die beste Zeit auf jeden Fall verpasst. Und auch wenn der Start und das Ende meiner Geburtserfahrung etwas holprig war, werde ich die Geburt an sich immer als etwas Wunderschönes in Erinnerung behalten.

Epilog

Endlich Mama...

Die Geburt meines Sohnes hat mein ganzes Leben verändert und obwohl das wohl allen frischgebackenen Eltern so geht, ging die Veränderung für mich noch so viel tiefer. Denn dieser Moment als ich meinen Sohn zum ersten Mal in den Armen halten konnte beendete meinen unerfüllten Kinderwunsch und gab mir damit mein Leben zurück.

Das hört sich extrem an, doch für mich war es genau das. Als die Sprechstundenhilfe mir nach dem 2. Bluttest der 4. ICSI sagte, dass das HCG gesunken ist, brach meine Welt zusammen. Noch heute kann ich mich an die Zeit danach kaum erinnern, sie ist wie in einen dicken Nebel getaucht und tief in meinem Unterbewusstsein vergraben. Doch eines weiß ich noch genau, mir war klar, dass ich nicht einfach so weiter machen könnte. Es hätte nicht einfach eine 5. ICSI gegeben, denn ich war am Ende. Hätte mein Sohn sich nicht durchgekämpft, wäre mein Weg erstmal in eine Klinik gegangen, denn psychisch hatte ich meine Belastungsgrenze schon weit hinter mir gelassen.

Die Zeit des unerfüllten Kinderwunsches ist und bleibt mein Trauma. Fast 2 Jahre hab ich das Thema ganz weit vom mir geschoben, fast vergessen. Bin ganz eingetaucht in meine Mutterrolle, habe vom Babymassage-Kurs, Babyschwimmen, Pekip, Spielgruppen und Kinderturnen ab 12 Monate wirklich alles mitgemacht.

Stück für Stück habe ich mich so wieder erholt. Bin wieder ich selbst geworden.

Dann wurde mir Anfang 2018 eines klar: Meine Geschichte sollte mehr sein, als einfach ein (teilweise) trauriges Kapitel in meinem Leben. Ich habe so viel gelernt auf diesem Weg, wenn ich mit meinem heutigen Wissen gestartet wäre, dann hätte ich mein Wunschkind wahrscheinlich schon nach der 1. oder 2. ICSI im Arm gehalten. Denn ich hätte gewusst was zu tun ist, wie ich mit den Ärzten sprechen muss, wie ich argumentieren muss, wo ich Informationen finde und noch vieles mehr.

Was ist nun mit der Frau (oder dem Paar), die so wie ich damals am Beginn dieses Weges steht? Wir kennen uns nicht, aber ich könnte ihr helfen. Ich könnte dafür sorgen, dass sie nicht die gleichen Fehler macht wie ich.

Diese Frage hat mich nicht mehr losgelassen!

Es war, als hätte sich der Nebel meines Traumas verzogen und mir wurde klar, dass mein Weg, meine Erfahrungen und mein Wissen so vielen Menschen auf ihrem Weg weiterhelfen könnten. Es war wie der Schritt vom Schatten ins Licht. Es war eine Entscheidung, die auf einmal da war. Ich werde nicht normal wieder zurück in die Schule gehen. Ich kann nicht mehr einfach Mathe und Physik unterrichten, wenn ich doch weiss, dass ich mit meinem Wissen vielleicht dazu beitragen könnte, dass ein Paar doch noch sein Wunschkind bekommt.

Und so entstand die Idee zu „Ein Bisschen Schwanger" im Januar 2018. Die erste Podcast-Folge ging am 1 März 2018 online.

Seitdem habe ich unglaublich viele tolle Menschen kennengelernt, habe mein Wissen weiter vertieft und ich habe mich noch nie so sehr am richtigen Platz gefühlt wie heute. Irgendwie bin ich auch heute noch Lehrerin, doch eben für ein Thema, für das ich wirklich brenne.

Doch es geht nicht nur darum Wissen zu vermitteln. Ich möchte echte Veränderungen im Kinderwunsch-System bewirken. Auch wenn es sich dabei um ein langfristiges Ziel handelt. Zusammen mit allen anderen Bloggern, Coaches und Experten möchte ich dafür sorgen, dass die Reproduktionsmedizin besser wird. Es soll schlicht nicht mehr möglich sein, schlecht zu behandeln, weil die Patienten einfach zu viel wissen und eine schlechte Behandlung dazu führt, dass die Kinderwunsch-Klinik schnell ihr „Geschäft" aufgeben muss.

Ich möchte erreichen, dass das Problem des unerfüllten Kinderwunsches in der Gesellschaft ernster genommen wird und betroffene Paare in jeder Hinsicht besser unterstützt werden.

Wünscht man sich aus ganzem Herzen ein Kind, ist dies eines der existenziellsten menschlichen Bedürfnisse und niemand sollte gezwungen sein, dieses Bedürfnis vorschnell aufgeben zu müsse, weil z.B. das Geld für eine weitere Behandlung nicht reicht. Weiter sollte die Kostenübernahme weder vom Beziehungsstatus des Paares, noch von der sexuellen Orientierung, noch vom Alter abhängen… die Natur setzt uns ihre ganz eigenen Grenzen und natürlich ist mir auch klar, dass es diese Grenzen gibt und die Grenzen sich nicht unendlich verschieben lassen. Doch unser Blick sollte trotzdem auf den Chancen liegen.

Ich bin mir sicher, dass mehr Informationen und eine offene Gesprächskultur zum Thema unerfüllter Kinderwunsch eine ganze Menge in unserer Gesellschaft verändern kann. Ich freue mich darauf ein Teil dieser Veränderung zu sein und auch wenn nur ein Paar wegen dieses Buchs, einer Podcastfolge, eines Youtube-Videos oder einem anderen meiner Inhalte schneller sein Wunschkind in den Armen halten kann, dann war es jede Minute, jeden Satz und jedes Wort wert.

Ich wünsche dir alles Gute und aus ganzem Herzen, dass du dein Wunder bald in deine Arme schließen kannst!

Alles Liebe,

Deine Katharina

Danke!!

Um dieses Buch zu dem zu machen, was es heute ist, habe ich unglaublich viel Hilfe von so vielen Seiten bekommen und an dieser Stelle möchte ich gerne „Danke“ sagen:

Unendlich viele Tipps und Hinweise habe ich von meinem Wunderteam bekommen. Der frühen Leserschaft meines Buches, die vom unfertigen Manuskript, bis zum fertigen Hörbuch jeden Schritt dieses Prozesses begleitet haben.

Besonders erwähnen möchte ich hier die Leserinnen, die sich so viel Mühe, mit seitenlangen E-Mails, markierten PDFs und vielem mehr, gegeben haben. Jeder Hinweis und jeder Rechtschreibfehler, den ich so noch finden konnte, hat das Buch ein Stückchen besser gemacht!

Ich danke also ganz besonders:

Nicole Berger, Marie-Therese Stedry, Caroline Blaschkowski, Tine Speer, Christine Hebel, Arnika Reimerdes, Anne-Katrin Degen, Alex Winkelmann, Megan Cantrell, Sonja Neuburger, Jana Lena Groß, Anett Krüger, Anna Schmitz, Marcella Luft, Katharina Gieselmann, Stefanie Bartschat, Julia Walter, Anna Schnermann, Anika Schmied, Kim Christin Christinecke

Ein herzlicher Dank für das wunderbare Feedback geht an:
Verena Krauss, Sissy Schmidt, Stefanie Maucher, Helga Pernter, Lena Pieper, Monique Hass, Franziska Engler, Stephanie Doll, Sonja Savic, Vanessa Troyer, Mona Ries, Jutta Völker, Hanna Muschkiet, Janina Letzsch, Janina Neu, Nina Tendam, Jessica Ahrens, Juliane Ajeti, Nicole Flügge, Sophia Michalowski, Tanja Litauischer, Evelyn Schöberl, Irina Adams, Denise Koch, Johanna Jendrossek, Alexa Ewertz, Anne Grund, Marlene Herold

Aus ganzem Herzen danke ich meiner Familie und meinen Freunden, die mich bei diesem Projekt jederzeit mit Rat und Tat unterstützt haben. Ganz besonders meinem Mann Paul, der jeden Tag dieses Weges begleitet hat, meinen Eltern, die für ihren Enkel als Spielkameraden bereit standen, wenn Mama einmal zu beschäftigt war und meinen langjährigen Freundinnen Birte und Stefanie, die mir zu jeder Zeit eine zusätzliche Stütze waren.

Und ohne ihn würde es wahrscheinlich weder dieses Buch noch meinen Sohn geben:

Dr. List von der Praxis-Klinik Fleetinsel

Vielen Dank dafür, dass Sie mit so viel Herz Ihrem Beruf nachgehen und dabei den Fokus immer auf dem Patienten-Paar und den Möglicheiten haben!

Kinderwunsch-Glossar

A

Abort (Fehlgeburt)

Fehlgeburt/Abort, wenn der Embryo/Fetus mit einem Gewicht unter 500gr abstirbt.

Abstinenz

Kein Samenerguss z.B. vor einem Spermiogramm oder einer Spermaprobe für eine IUI o.Ä.

Amenorrhoe

Ausbleiben der Regelblutung. Unterschieden wird die „primäre Amenorrhoe", bei der die Frau noch nie eine Regelblutung hatte, von der „sekundären Amenorrhoe" bei der die Regelblutung plötzlich ausbleibt.

AMH (Anti-Müller-Hormon)

Der AMH-Wert kann bei einer Blutuntersuchung erhoben werden und ist heute einer der besten Parameter für die Beurteilung der ovariellen Reserve (Eizellreserve) einer Frau.

Anamnese

Medizinische Befunderhebung vor dem Start einer Kinderwunschbehandlung, z.B. Zyklusmonitoring, Überprüfung des Hormonstatus, Test auf Infektionskrankheiten (wie z.B. Chlamydien), Spermiogramm etc.

Androgene

männliche Hormone

Andrologie

Beschäftigt sich mit den Hormon-, Fruchtbarkeits- und Erektionsstörungen des Mannes.

Antikörper

Antikörper (auch Immunglobuline genannt), sind Eiweissmoleküle, die vom Immunsystem gebildet werden und zur Bekämpfung von z.B.: Krankheitserregern dienen.

Antiphospholipid-Syndrom

Bei einem Antiphospholipid-Syndrom werden spezifische Antikörper gegen anionische Phospholipide (z.B. Cardiolipin, Beta2-Glykoprotein) bzw. Phospholipidhaltige Strukturen oder Lupus anticoagulans nachgewiesen. Typische Symptome eines APS sind Fehlgeburten, Thrombosen oder auch immer wiederkehrende biochemische Schwangerschaften.

Antralfollikel

Follikel, die in den ersten Tagen des Zyklus bzw. der Stimulation beobachtet werden können.

Aspermie

Kein Ejakulat, trotz Orgasmus

Assisted Hatching

Die Hülle der Eizelle wird mit Hilfe eines Lasers leicht angeritzt und so entsteht eine Art „Sollbruchstelle", die dem Embryo das Schlüpfen aus der Eizellhülle (Zona pellucida) erleichtert.

Asthenozoospermie

Einschränkung der Beweglichkeit (Motilität) der Spermien.

Autoantikörper

Antikörper, die sich gegen die eigenen Körperzellen richten. Grundlage von Autoimmunerkrankungen wie z.B.: Rheuma, Antiphospholipid-Syndrom, Hashimoto-Thyreoiditis. Autoimmunerkrankungen können beim Kinderwunsch zu Problemen führen, da sie die feinabgestimmte Modulierung des Immunsystems bei der Einnistung des Embryos stören oder auf andere Weise z.B. durch eine Veränderung der Blutgerinnung, die Einnistung negativ beeinflussen.

Azoospermie

Fehlen von Spermien im Ejakulat.

B

Basaltemperaturkurve

Teil der natürlichen Familienplanung (NFP). Bei einem regelmäßigen Zyklus steigt die Temperatur nach dem Eisprung um 0,5° C an. So kann man mit der Zeit die fruchtbaren Tage abschätzen.

Bauchspiegelung (Laparoskopie)

Mit einem kleinen Schnitt im Bereich des Bauchnabels wird ein Endoskop (Kamera) in den Bauch eingeführt und die inneren Organe können so angeschaut werden. Bei unerfülltem Kinderwunsch meist in Verbindung mit einer Gebärmutterspiegelung und einer Eileiterdurchgängigkeitsprüfung.

Biochemische Schwangerschaft

Wenn eine Schwangerschaft nur durch einen Bluttest oder durch einen Schwangerschaftstest festgestellt werden konnte, aber nicht im Ultraschall zu sehen war (sehr frühes Stehenbleiben der Entwicklung des Embryos).

Biopsie

Die Entnahme einer Gewebeprobe, z.B. im Rahmen einer TESE aus dem Hoden oder bei einer Gebärmutterbiopsie aus der Gebärmutterschleimhaut.

Blastozyste

An Tag 5 sollte ein Embryo idealerweise das Blastozystenstadium erreicht haben.

C

Chlamydien

Eine Chlamydieninfektion kann zu Verklebungen des Bauches und der Eileiter führen. Handelt es sich um eine aktive Entzündung, sollte eine Antibiotikatherapie durchgeführt werden.

Chromopertubation

Überprüfung der Eileiterdurchgängigkeit während einer Bauchspiegelung. Dabei wird eine Farblösung in den Eileiter gespritzt und das Ausströmen der Lösung in den Bauchraum kann mit Hilfe des Endoskops beobachtet werden.

Chromosomen

Träger der Erbinformationen

Clomifen

Medikament zur Stimulation der Eierstöcke

D

Downregulation

Durch die Gabe von GnRH-Analoga (z.B.: Synarela Nasenspray, Decapeptyl, Metrelef, Enantone) wird die körpereigene Produktion von Geschlechtshormonen durch die Hirnanhangdrüse (Hypophyse) gestoppt.

E

Eierstock (Ovar)

Im Eierstock reifen die Eizellen heran.

Eileiter (Tuba uterina)

Nimmt die Eizellen aus dem Eierstock auf und leitet sie zu der Gebärmutter. Im Eileiter findet normalerweise die Befruchtung der Eizelle statt.

Eileiterschwangerschaft

Meint eine Einnistung des Embryos im Eileiter.

Eizellspende

Meist junge Frauen stellen ihre Eizellen für eine künstliche Befruchtung zur Verfügung. In Deutschland verboten, ist aber im europäischen Ausland gängige Praxis.

Ejakulat

Samenflüssigkeit, in der die Spermien enthalten sind.

Ektope Schwangerschaft

Eine ektope Schwangerschaft ist die Implantation einer befruchteten Eizelle außerhalb der Gebärmutterhöhle.

Embryo

Eine Eizelle, die durch ein Spermium befruchtet wurde und sich angefangen hat zu teilen.

Embryoblast (EB)

Der Teil im Inneren einer Blastozyste, aus dem sich später der eigentliche Embryo entwickelt.

Embryotransfer (ET)

Die Rückgabe des Embryos bei einer IVF oder ICSI Behandlung. Der Embryotransfer findet mit Hilfe eines Katheters statt.

Endometriose

Gebärmutterschleimhaut, die sich ausshalb der Gebärmutter angesiedelt hat und damit zu Schmerzen und entzündlichen Prozessen führt.

Endometrium

Gebärmutterschleimhaut, wird monatlich neu vom Körper aufgebaut und im Rahmen der Regelblutung wieder ausgeschieden, wenn es nicht zu einer Einnistung eines Embryos und damit zu einer Schwangerschaft kommt.

Endometriales Scratching, Endometriumbiopsie

Biopsie der Gebärmutterschleimhaut im Vorzyklus einer ICSI oder IVF-Behandlung. Soll die Chancen auf eine Schwangerschaft verbessern.

Endoskop

Endoskope können durch kleine Schnitte in den Körper eingeführt werden. Mit ihrer Kamera ist es dann möglich z.B. innere Organe in Augenschein zu nehmen. Bei einer Bauchspiegelung oder Gebärmutterspiegelung wird ein Endoskop eingesetzt.

Estradiol

Östradiol; wichtigstes weibliches Hormon. Umgangssprachlich Östrogen genannt.

Extrauteringravidität

Schwangerschaft außerhalb der Gebärmutter, meistens im Eileiter.

F

Fertilität

Fruchtbarkeit, oder Fähigkeit ein Kind zu bekommen.

Fimbrientrichter

Schleimhaut am Ende des Eileiters. Der Fimbrientrichter nimmt die Eizelle nach dem Eisprung aus dem Eierstock auf.

Follikel

Eibläschen im Eierstock. In jedem Zyklus wächst normalerweise ein Leitfollikel heran, der dann während des Eisprungs in den Eileiter ausgeschieden wird.

Follikelpunktion

Eizellentnahme im Rahmen einer kurzen Vollnarkose. Die Eizellen werden unter Ultraschallsicht durch die Scheide mit einer langen Nadel aus dem Eierstock abgesaugt.

Follikelstimulierendes Hormon (FSH)

FSH wird in der Hypophyse (Hirnanhangdrüse) gebildet und bewirkt das Heranreifen der Eizellen im Eierstock.

Fötus

So wird das ungeborene Baby ab der 12. Schwangerschaftswoche, wenn die Organentwicklung abgeschlossen ist, genannt.

G

Gameten

weibliche und männliche Keimzellen, d.h. Eizellen und Spermien

Gebärmutterhals (Zervix)

Der Übergang zwischen Scheide und Gebärmutter

Gebärmutterspiegelung (Hysteroskopie)

Untersuchung der Gebärmutter mit einer kleinen Kamera, die in die Gebärmutterhöhle eingeführt wird.

Gelbkörper

Gelbkörper, entsteht nach dem Eisprung aus dem Rest des Follikels und ist für die Produktion von Progesteron während der zweiten Zyklushälfte zuständig.

Gelbkörperschwäche

Verminderte Produktion von Progesteron in der zweiten Zyklushälfte, dies erschwert die Einnistung eines Embryos.

Genetik

Lehre über die Erbinformationen (DNA) des Menschen

GnRH

Gonadotropin releasing Hormone. Hormon, das die Ausschüttung von LH und FSH in der Hirnanhangdrüse (Hypophyse) steuert - Steuerung der Funktion der Eierstöcke.

GnRH Agonisten (z.B.: Synarela Nasenspray, Metrelef, Zoladex, Decapeptyl)

GnRH-Agonisten führen zuerst zu einer Aktivierung der Hypophyse und dadurch zu einer Ausschüttung von LH und FSH. Bei einer längeren Gabe von GnRH-Agonisten von 10-14 Tagen kommt es zu einem Zustand der künstlichen Wechseljahre, die Hypophyse stellt kein eigenes LH und FSH her (Hypogonadotropie). Dieses Vorgehen wird Downregulation genannt und findet im Vorzyklus zu einer IVF oder ICSI statt.

GnRH Antagonisten (z.B.: Orgalutran, Cetrotide)

Blockieren den Hormonrezeptor und verhindern so die Ausschüttung von LH und FSH so, dass ein vorzeitiger Eisprung unterdrückt wird. Findet standardmäßigen Einsatz als Medikament zur Unterdrückung des vorzeitigen Eisprungs bei der Stimulation im Rahmen einer IUI, IVF oder ICSI.

Gonaden

Keimdrüsen, welche die Gameten produzieren. Bei der Frau sind das die Eierstöcke, beim Mann die Hoden.

Gonadotropin-releasing-Hormon

GnRH

Gonadotropine

Hormone der Hirnanhangdrüse (Hypophyse), regulieren die Eizellreifung und den Eisprung. Gonadotropine: LH und FSH.

Granulosazellen

Zellen im Eibläschen (Follikel), sie bilden Östrogen und bewirken so die Eizellreifung.

Gravidität

Schwangerschaft

GVNP - Geschlechtsverkehr nach Plan

Der Sex wird so geplant, das er direkt vor dem Eisprung stattfindet. Hierbei gibt es unterschiedliche Möglichkeiten. Entweder einfach mit Ovulationstests und Zykluscomputer oder auch mit einer leichten Stimulation durch z.B.: Clomifen.

H

Habituelle Aborte

definitionsgemäß bei mehr als drei Fehlgeburten nacheinander. Die Ursache mehrfacher Fehlgeburten kann sehr komplex sein und körperliche (Gebärmutterfehlbildungen o.Ä.), genetische (Chromosomenfehlverteilungen) und physiologische Gründe (Gerinnung, Immunologie, Schilddrüse) haben.

HCG

Humanes Chorion Gonadotropin - Schwangerschaftshormon. Wird in leicht abgewandelter Form bei der Kinderwunschbehandlung zum Auslösen des Eisprungs gegeben (z.B.: Brevactid).

Heterologe Insemination

Insemination mit Spendersamen

HMG

Humanes Menopausengonadotropin. Es ist ein Gonadotropin, welches aus einer Kombination aus LH und FSH besteht und zur hormonellen Stimulation der Eierstöcke eingesetzt werden kann. (Präparatname: Menogon HP).

Hashimoto-Thyreoiditis (Schilddrüsenerkrankungen)

Bei der Hashimoto-Thyreoiditis handelt es sich um eine Autoimmunerkrankung. Sie führt zu einer chronischen Entzündung der Schilddrüse, Schilddrüsengewebe wird durch das Immunsystem zerstört und es finden sich schilddrüsenspezifische Antikörper.

Herzaktionen des Embryos, Fruchtblase im Ultraschall = klinische Schwangerschaft

Im Ultraschall zu erkennender Herzschlag des Embryos. Meist ab der 6. Schwangerschaftswoche nachweisbar. Hier spricht man dann von einer klinischen Schwangerschaft. Manchmal wird auch schon eine Fruchthöhle als Nachweis einer klinischen Schwangerschaft angesehen.

Hirnanhangsdrüse

In der Fachsprache Hypophyse genannt. Drüse im Gehirn, die unterschiedliche Hormone produziert.

HKSG (HyCoSy)

Hystero-Kontrast-Sonographie. Überprüfung der Eileiterdurchgängigkeit mit Hilfe eines Ultraschallgeräts.

Hodenbiopsie

Gewebeentnahmen aus dem Hoden zur Untersuchung auf Erkrankungen und zur evtl. Gewinnung von Spermien (TESE) für ICSI. Bei Azoospermie kann die Hodenbiopsie zeigen, ob noch ein Teil der spermienbildenden Hodenkanälchen aktiv ist.

Hodenhochstand

Die Hoden wandern nicht selbstständig in den Hodensack. Dadurch kommt es zu einer dauerhaften Erwärmung des Hodens. Dies verschlechtert die Spermienproduktion und sollte schon im frühen Kindesalter korrigiert werden.

Homologe Insemination

Insemination, bei der die Spermien des Ehepartner genommen werden.

Hydrosalpinx

Auch Sactosalpinx genannt, damit ist ein mit Flüssigkeit gefüllter Eileiter gemeint. Dies kann Probleme bei der Einnistung mit sich bringen, falls die Flüssigkeit z.B. Entzündungsfaktoren enthält.

Hyperandrogenämie

Zu viele männliche Hormone im Blut der Frau.

Hyperprolaktinämie

erhöhte Prolaktinspiegel im Blut

Hyperstimulationssyndrom auch Ovarielles Hyperstimulationssyndromn (OHSS)

Siehe Überstimulationssyndrom

Hypophyse

Hirnanhangsdrüse

Hypothalamus

Zwischenhirn, reguliert die Funktion der Hirnanhangdrüse (Hypophyse) über die Ausschüttung des Gonadotropin releasing Hormone (GnRH).

Hystero-Salpingo-SonoGrafie (HSSG), Echovist® Untersuchung

Überprüfung der Eileiterdurchgängigkeit mit Hilfe des Ultraschall und durch Verwendung eines Kontrastmittels.

Hysteroskopie

Gebärmutterspiegelung

I

Idiopathische Sterilität

Unklarer Grund für die Unfruchtbarkeit eines Paares, heute vermutet man hier möglicherweise immunologische Gründe.

IE

Internationale Einheiten, die Dosis mancher Medikamente und Nahrungsergänzungsmttel (wie z.B. Vitamin D) werden in internationalen Einheiten angegeben.

Immunologie

Lehre von den Abwehrkräften und -reaktionen des Organismus - Immunsystem. Im Rahmen einer Kinderwunschbehandlung wird mit der Immunologie der Einfluss des Immunsystems auf den Kinderwunsch bezeichnet. Hier kann es insbesondere bei der Einnistung des Embryos zu Problemen kommen, wenn das Immunsystem die Einnistung nicht toleriert.

Implantation

Einnistung des Embryos in die Gebärmutterschleimhaut (Endometrium).

Intracytoplasmatische Spermieninjektion (ICSI)

Bei sehr schlechter Spermienqualität - ein einzelnes Spermium wird in die Eizelle injiziert und so wird möglichst eine Befruchtung erreicht.

In-vitro Fertilisation (IVF)

Nach einer hormonellen Stimulation werden der Frau im Rahmen einer Punktion Eizellen entnommen und in einer Petrischale mit dem Samen des Mannes zusammengebracht. Hier findet dann die Befruchtung der Eizellen statt. Nach einer Kulturdauer von 2-5 Tagen werden dann 1-3 Embryonen zurück in die Gebärmutter gesetzt.

Infertilität

Unfruchtbarkeit, also das Unvermögen eines Paares ein lebendes Kind zu bekommen.

Insemination auch Intrauterine Inseminsation (IUI)

Einspritzen von Spermien in die Gebärmutter, die vorher z.B. durch ein „Swim-Up-Verfahren" aufbereitet wurden.

IVF-Versagen auch Implantationsversagen

Trotz guten Voraussetzungen (z.B. Qualität der Embryonen) kommt es mehrfach zu keiner Einnistung der Embryonen in die Gebärmutter.

IVIG

IntraVenöseImmunGlobuline - Immunglobulin Infusionen
Bei Nierentransplantationen stellte man fest, dass Abstoßungsreaktionen gegenüber der transplantierten Niere seltener waren, wenn Infusionen mit Immunglobulinen gegeben wurden. Diese Strategie versuchte man dann auf die Abstoßungsreaktion in Bezug auf den Embryo zu übertragen. Die Gabe von Immunglobulinen wird in der Ärzteschaft kontrovers diskutiert, da große Studien, die die Wirksamkeit sicher beweisen, bisher fehlen. Einzelstudien und die Erfahrungen von Kliniken, die IVIG im Rahmen der Kinderwunschbehandlung einsetzen, geben aber durchaus Hoffnung. Die IVIGs senken die Anzahl der natürlichen Killerzellen (NK) im Blut. Bei fehlenden Antikörpern und erhöhter Anzahl natürlicher Killerzellen im Blut sollte bei einer folgenden Schwangerschaft eine intravenöse Immunglobulintherapie empfohlen werden.

In-vitro Maturation (IVM)

Der Frau werden unreife Eizellen entnommen, die weitere Eizellreifung findet dann außerhalb des Körpers statt. Z.B. bei Frauen, die sich einer Chemotherapie unterziehen müssen oder bei einem sehr hohen Risiko eines OHSS. Das Verfahren ist noch in der Erprobung und die Erfolgschancen und Nebenwirkungen sind noch nicht geklärt.

K

Kapazitation

Physiologische und biochemische Prozesse, die in einer Samenzelle ablaufen, damit sie zur Befruchtung einer Eizelle fähig ist.

Karenzzeit

Zeit ohne Ejakulation. 2-4 Tage z.B. vor einem Spermiogramm oder der Spermaabgabe bei einer IUI, IVF oder ICSI.

Keimzelle

auch Gamete, Eizelle oder Spermium

Klimakterium

Wechseljahre oder Menopause

Konzeptionsoptimum

Zeitpunkt im weiblichen Zyklus, zu dem eine Empfängnis am wahrscheinlichsten ist.

Kryokonservierung

Lagerung von Eizellen, Samenzellen oder anderem biologischen Material (befruchtete oder unbefruchtete Eizellen, Hoden- und Eierstockgewebe, im Ausnahmefall auch Embryonen) in flüssigem Stickstoff bei -196°C.

Kryozyklus

Eingefrorene Eizellen oder Embryonen werden aufgetaut und wieder in die Gebärmutter transferiert.

Kulturmedium EmbryoGen®

EmbryoGen enthält den granolocytenstimulierenden Faktor (GCS-F) und wird als Kulturmedium im Rahmen einer IVF oder ICSI eingesetzt, um die Implantationschancen zu verbessern.

L

Laparoskopie

Bauchspiegelung

Luteinisierendes Hormon (LH)

Ein Hormon der Hypophyse, welches den Eisprung bei einem reifen Follikel bewirkt.

Low Responder

Schlechtes Ansprechen der Eierstöcke bei einer Stimulation im Rahmen von IVF oder ICSI - wenig Eizellen wachsen heran.

Lutealphase

der Zeitraum nach dem Eisprung, also die zweite Zyklushälfte. Der Name ist vom „Corpus luteum" (Gelbkörper) abgeleitet.

Lutealphasendefekt

Gelbkörperschwäche, das bedeutet, dass der Gelbkörper in der zweiten Zyklushälfte zu wenig Progesteron produziert. Dies erschwert die Einnistung eines Embryos und führt möglicherweise zu einer Verkürzung der zweiten Zyklushälfte und Schmierblutungen.

M

Maldescensus testis

Hodenhochstand

Menopause

Ausbleiben der Regelblutung für mehr als ein Jahr - meistens um das Alter von 50 Jahren, auch Wechseljahre genannt.

Menstruation

Regelblutung

MESA

Mikrochirurgische Epididymale Spermienaspiration. Operative Entnahme von Spermien aus dem Nebenhoden.

mIE/ mIU = milli Internationale Einheiten

Ein Tausendstel einer Internationalen Einheit, häufig die Einheit bei der Sensibilität eines Schwangerschaftstests.

Molenschwangerschaft

Bei einer Molenschwangerschaft ist nur die Fruchthöhle ausgebildet. Ein Embryo ist entweder nicht vorhanden oder verkümmert. Auch Windei genannt.

Morphologie

Beurteilungsparameter bei einem Spermiogramm, das sich auf das Aussehen der Spermien bezieht.

Morula

Das Stadium der Morula (Beerenstadium) erreicht der Embryo etwa an Tag 4.

Motilität

Beurteilungsparameter bei einem Spermiogramm, das sich auf die Beweglichkeit der Spermien bezieht.

Mukus

siehe Zervixsekret oder Zervixschleim

Mumps

Wenn diese Kinderkrankheit im Jugendalter Auftritt, kann es zu einer Entzündung des Hodens kommen. Dadurch ist die Spermienbildung möglicherweise stark eingeschränkt.

Myom

gutartige, knotige Wucherung der Gebärmuttermuskulatur

Myomenukleation

Operatives Entfernen eines Myoms

Myometrium

Gebärmuttermuskulatur

Missed Abortion (MA)

Eine Fehlgeburt, die der Körper noch nicht realisiert hat.

N

Natürliche Familienplanung (NFP)

Im Rahmen der natürlichen Familienplanung wird mit Hilfe der Messung der Basaltemperatur, der Beobachtung des Zervixsekretes und des Muttermundes der Zeitpunkt des Eisprunges eingegrenzt.

Nidation

Einnistung der befruchteten Eizelle in die Gebärmutterschleimhaut.

Normozoospermie

Alle untersuchten Spermienparameter im Rahmen eines Spermiogramms sind im Normbereich.

O

OAT-Syndrom

Krankheitsbild beim Spermiogramm Oligo-Astheno-Teratozoospermie
Bezeichnet zu wenige Spermien (Oligozoospermie), zu viele fehlgeformte Spermien (Teratozoospermie) und zu wenig schnell bewegliche Spermien (Astenozoospermie).

Oligomenorrhoe

Seltene Monatsblutungen. Verlängerte Zyklen (>35 Tage) Eumenorrhoe, Polymenorrhoe, Amenorrhoe.

Oligozoospermie

Krankheitsbild aus dem Spermiogramm - zu wenig Spermien im Ejakulat.

Oogenese

Entstehung einer Eizelle

Oozyte

Eizelle

Ovar

Eierstock

Ovarialinsuffizienz

Unzureichende Funktion des Eierstocks. Dabei ist entweder die Hormonproduktion oder das eigentliche Ansprechen des Eierstockes auf die Hormone gestört.

Ovarielles Hyperstimulationssyndrom (OHSS)

Siehe Überstimulationssyndrom

Ovulation

Eisprung. Der Leitfollikel platzt und die Eizelle wird vom Eierstock in den Eileiter ausgestoßen, wo dann die Befruchtung stattfindet.

Ö

Östradiol / Estradiol

wichtigstes Östrogen

Östrogen

Wird als weibliches Geschlechtshormon bezeichnet, da es bei Frauen in deutlich höheren Konzentrationen im Blut vorkommt.
Das bekannteste Östrogen ist das Östradiol, welches von den Granulosazellen der reifenden Follikel gebildet wird.

P

PCO-Syndrom

Polycystisches Ovarialsyndrom, dabei werden im Ultraschall eine Vielzahl kleiner und mittlerer, aber keine Leitfollikel gefunden. Zur Diagnose eines PCO-Syndroms müssen auch Blutwerte und Zykluseigenschaften erhoben werden (Rotterdam Kriterien).

P-ICSI

Auswahl reifer Spermien mit Hilfe eines Hyaluronbindungstests. Bei reifen Spermien wurden signifikant weniger chromosomale Schäden nachgewiesen.

Plazenta

Mutterkuchen, der den Embryo nach erfolgreicher Einnistung mit Nährstoffen versorgt.

PN-Stadium oder 2-PN-Stadium (da sich im Normalfall 2 Vorkerne bilden)

Pro-Nucleus-Stadium oder auch Vorkernstadium genannt.

Polkörperdiagnostik (PKD)

Untersuchung der Erbinformationen der Eizelle, um Chromosomenfehlverteilungen aufzuspüren und nur einwandfreie Eizellen im Rahmen des Embryotransfers zurück zu geben. Bei älteren Frauen (ab 38 Jahren) oder bei mehreren IVF- ICSI- Fehlversuchen.

Postkoitaltest

Hierbei wird kurz vor dem Eisprung nach Geschlechtsverkehr das Gebärmutterhalssekret unter dem Mikroskop untersucht und festgestellt, wie viele bewegliche Spermien nachzuweisen sind.

Präimplantationsdiagnostik (PID)

Embryonen werden vor dem Transfer in die Gebärmutter auf chromosomale Veränderungen hin untersucht. Diese Untersuchung muss in Deutschland durch eine Kommission erlaubt werden.

Progesteron

Gelbkörperhormon, wird vom Gelbkörper (Corpus Luteum) in der zweiten Zyklushälfte gebildet.

Prolaktin

Hauptsächlich verantwortlich für die Muttermilchproduktion nach der Geburt. Prolaktin ist aber auch als Stresshormon bekannt und kann deshalb erhöht sein.

Proliferationsphase

Aufbau der Gebärmutterschleimhaut in der ersten Zyklushälfte. Dieser Prozess wird durch das Östradiol aus den Granulzsazellen der Eizellen stimuliert.

Pronucleus-Stadium

(PN) Vorkernstadium. Am ersten Tag nach der Befruchtung zeigen sich die beiden Kerne von Spermium und Eizelle vor der endgültigen Verschmelzung noch einmal getrennt voneinander. Dies nennt man 2-PN-Stadium - „2-Vorkern-Stadium".

Punktion (PU)

Eizellentnahme im Rahmen der Reagenzglasbefruchtung. Mit einer Nadel wird unter Ultraschallsicht in die Follikel gestochen und die Flüssigkeit mit den Eizellen abgesaugt.

PUPO Pregnant until proven otherwise

Beliebte Abkürzung in Kinderwunsch-Gruppen und Foren für die Zeit zwischen Embryotransfer und Bluttest.

R

Repeated Implantation Failure (RIF)

Patientinnen mit drei oder mehr nicht erfolgreichen Embryotransferen bei IVF oder ICSI, bei denen Embryonen mit guter Qualität übertragen wurden.

S

Sactosalpinx

verschlossener Eileiter, mit Gewebsflüssigkeit gefüllt, kann die Fruchtbarkeit negativ beeinflussen.

Salpinx

Eileiter

Samenbläschen (Vesicula seminalis)

Eine Drüse, welche den Spermien ein Sekret zusetzt, das u.a. Fruktose und Proteine enthält, das die Überlebenschancen der Spermien in der Scheide verbessert.

Schilddrüsendiagnostik

Wichtiger Teil der Anamnese bei ungewollter Kinderlosigkeit, bei wiederholten Fehlgeburten oder bei Implantationsversagen im Rahmen einer IVF-oder ICSI-Behandlung (Basisschilddrüsendiagnostik sollte aber schon vor dem Start einer Behandlung durchgeführt werden).

Sekretionsphase oder Lutealphase

Vom Progesteron aus dem Corpus Luteum gesteuerte Hälfte des Zyklus. In dieser Phase des Zyklus wird die Gebärmutterschleimhaut auf die Einnistung vorbereitet. Sie lockert sich auf und wird stärker durchblutet.

Septum (Uterusseptum)

Gebärmutterfehlbildung, bei der die Gebärmutter teilweise in zwei Hälften geteilt ist (sie wird dann oft als herzförmig beschrieben). Die Trennung der Gebärmutter kann die Einnistung und Weiterentwicklung der Embryonen stören.

Skrotum

Hodensack

Spermatogenese

auch als Spermiogenese bezeichnet: Bildung und Ausreifung der Spermien.

Spermien

Samenfäden

Spermienaufbereitung

Methoden, um aus dem Ejakulat Sekrete der Prostata und der Samenbläschen zu beseitigen. Dabei bleiben möglichst nur die gut beweglichen Spermien für eine IUI, IVF oder ICSI-Behandlung übrig. Häufig wird dazu die Methode des Swim-Up genutzt.

Spermiogramm

Untersuchung der Spermien oder vielmehr, des Ejakulats. Die wichtigsten Parameter sind: Zahl, Beweglichkeit und Morphologie der Spermien.

Sterilität

Unfruchtbarkeit, Zeugungsunfähigkeit

Stimulation

Im Rahmen einer IVF- oder ICSI-Behandlung spritzt die Frau sich ein FSH- oder ein kombiniertes FSH-LH-Präparat um die Entwicklung der Follikel (und damit der Eizellen) anzuregen. Wenn die Follikel eine ausreichende Größe erreicht haben (ca.18-20mm), werden die Eizellen bei der Punktion entnommen.

Subfertilität

eingeschränkte Fruchtbarkeit

Swim-Up

Aufbereitungstechnik für das Ejakulat des Mannes, bei der zuerst das Sekret aus Prostata und Samenbläschen „ausgewaschen" wird. Anschließend werden die Spermien in einem Kulturmedium zentrifugiert und nur die schnellbeweglichen oder beweglichen Spermien schwimmen dann in den oberen Teil der Flüssigkeit. Alle anderen Spermien bleiben am Boden. (Daher der Name „Swim-Up“. Anschließend werden die Spermien im oberen Bereich der Flüssigkeit abgesaugt und für die Behandlung genutzt.

submuköses Myom

Unter der Gebärmutterschleimhaut liegendes Myom. Kann die Einnistung des Embryos behindern

T

Teratozoospermie

Krankheitsbild im Bereich des Spermiogramms, das auf zu viele fehlgeformte Spermien hinweist

TESE

Testikuläre Spermienextraktion. Entnahme von Spermien direkt aus dem Hoden. Wenn bei einer Azoospermie keine Spermien im Ejakulat gefunden werden können.

Testes

Hoden

Testosteron

Oft als „männliches“ Hormon bezeichnet. Testosteron wird im Hoden gebildet. Auch die Eierstöcke der Frau können Testosteron bilden, allerdings sind die Konzentrationen im Blut der Frau deutlich geringer als beim Mann.

Total Motil Sperm Count (TMSC)

Bezeichnet die Anzahl vorwärtsbeweglicher Spermien in einer aufbereiteten Probe, die z.B. für eine Inseminationsbehandlung genommen werden soll.

Trophoblast

Teil der Embryos, der sich bei der Einnistung mit der Gebärmutterschleimhaut verbindet und sich dann später zur Plazenta entwickelt.

Tube

Eileiter

Ü

Überstimulationssyndrom (OHSS)

Seltene Komplikation der Hormonbehandlung. Stark vergrößerte Eierstöcke mit Wasseransammlungen im Bauch und Thrombosegefahr sind die Hauptprobleme. Bei schweren Fällen ist ein Krankenhausaufenthalt mit Infusionen notwendig. Besondere Vorsicht ist bei bei Frauen mit PCO-Syndrom und mit hohen AMH-Werten geboten.

U

Unfruchtbarkeit

Bezeichnet generell die Unfähigkeit, ein Kind zu bekommen. Sei es durch die Unfähigkeit, schwanger zu werden oder die, es zu bleiben.

Uterus

Gebärmutter

V

Varikozele

Krampfader am Hoden. Diese führt zu einer erhöhten Hodentemperatur und dadurch zu einer Verschlechterung der Spermienproduktion. Durch eine Operation kann die Varikozele entfernt werden und die Spermienproduktion kann sich wieder normalisieren.

Vasektomie (Sterilisation beim Mann)

Die Samenleiter des Mannes werden durchgeschnitten und dann verschlossen.

Verflüssigungszeit

Das Ejakulat des Mannes ist unmittelbar nach der Ejakulation zähflüssig. Nach ungefähr einer halben Stunde verflüssigt sich das Ejakulat. Dieser Zeitraum wird Verflüssigungszeit genannt.

Vorkernstadium

Pronucleus-Stadium

W

Wechseljahre

Zeitraum, in dem die Eierstöcke allmählich ihre Fähigkeit zur Eizell- und Hormonproduktion verlieren, normalerweise bei einem Alter um die 50 Jahre. Auch Menopause genannt.

Z

Zervix

Gebärmutterhals

Zervixfaktor

Im Rahmen der natürlichen Familienplanung werden unterschiedliche Parameter des Gebärmutterhals wie Zervixschleim und die Öffnung des Gebärmutterhals beobachtet. Ziel ist es, den Eisprung vorherzusagen bzw. einen Zeitpunkt einzugrenzen.

Zervixsekret auch Zervixschleim genannt

Die Drüsen des Gebärmutterhalses bilden zyklusabhängig ein Sekret, das sich an den fruchtbaren Tagen verflüssigt und mit Zucker anreichert. Der Zervixschleim versorgt die Spermien dadurch zusätzlich mit Energie und bietet ein ideales Medium, um durch die Scheide in die Gebärmutter zu schwimmen.

Zona pellucida

Hülle der Eizelle

ZT

Zyklustag

Zyklus

Zeitraum zwischen zwei Monatsblutungen. Berechnet vom ersten Tag der einen bis zum letzten Tag vor der nächsten Blutung.

Zyklusmonitoring

Überwachung des Zyklus durch Ultraschall (Follikulometrie), Hormonbestimmungen (Blutabnahme) und eventueller Prüfung des Zervixfaktors zur Festlegung des Eisprungs.

Literaturverzeichnis

Kapitel 1.1 Natürliche Familienplanung

Endokrinologie und Reproduktionsmedizin 3
Herausgeber K. Diedrich
Urban und Schwarzenberg 4. Auflage
S.23 Abb. 1-23 Überblick über die Spermatozoenpassage

Reproduktionsmedizin 2013
Herausgeber K. Diedrich
Springer Medizin
Natürliche Familienplanung und Schwangerschaftswahrscheinlichkeit Tabelle S.93

Das Kinderwunsch-Buch
IVF, Naturheilkunde, Homöopathie und TCM bei unerfülltem Kinderwunsch
Autoren: Michael Teut, Beate Maul, Thomas Rampp und Franciscos Sulistyo
KVC Verlag S. 27 ff.

Wie lange dauert es im Schnitt, bis man schwanger wird?
http://www.navigator-medizin.de/eltern_kind/die-wichtigsten-fragen-und-antworten-zur-schwangerschaft/kinderwunsch/3215-wie-lange-dauert-es-im-schnitt-bis-man-schwanger-wird.html

Kapitel 1.2 Start der Ursachenforschung

Thyreoiditis
https://www.schilddruesenzentrum-koeln.de/wissenswertes/erkrankungen-der-schilddruese/entzuendungen-hashimoto

Translokation (Genetik)
https://de.wikipedia.org/wiki/Translokation_(Genetik)

Kapitel 1.3 Endokrine Disruptoren

Endokrine Disruptoren – Informationen für eine betriebliche Gefährdungsermittlung
https://www.dguv.de/medien/ifa/de/pub/grl/pdf/2017_122.pdf

State of the Art Assessment of endocrine disruptors - Final Report
http://ec.europa.eu/environment/chemicals/endocrine/pdf/sota_edc_final_report.pdf

Phthalate – Machen Weichmacher unfruchtbar?
https://www.medizin-transparent.at/phthalate-machen-weichmacher-unfruchtbar

Hormonaktive Stoffe in der Umwelt
http://www.oekotoxzentrum.ch/media/2235/2012_hormonaktive_stoffe_de.pdf

Kapitel 1.4 Das Eizellen-Power-Programm

Evidence suggests women's ovaries can grow new eggs

https://www.theguardian.com/science/2016/oct/07/evidence-suggests-womens-ovaries-can-grow-new-eggs

Vitamin B12

Low Vitamin B(12) level as a risk factor for very early recurrent abortion.

https://www.ncbi.nlm.nih.gov/pubmed/12206930

Folsäure

Dietary Folate and Reproductive Success Among Women Undergoing Assisted Reproduction

https://www.ncbi.nlm.nih.gov/pmc/articles/PMC4172634/

Folic Acid Antagonists during Pregnancy and the Risk of Birth Defects

http://www.nejm.org/doi/full/10.1056/nejm200011303432204

Recommendations for the use of folic acid to reduce the number of cases of spina bifida and other neural tube defects

https://stacks.cdc.gov/view/cdc/7079/cdc_DS1_7079.pdf

Methylen-Tetrahydrofolat-Reduktase-(MTHFR)-Mutation

https://www.mgz-muenchen.de/erkrankungen/diagnose/methylen-tetrahydrofolat-reduktase-mthfr-mutation.html

Vitamin D

Vitamin D: The "sunshine" vitamin

https://www.ncbi.nlm.nih.gov/pmc/articles/PMC3356951/

Vitamin D Linked to Fertility Outcomes in ART

https://www.medpagetoday.com/endocrinology/infertility/69343

Study of Effect of Vitamin D Supplementation on the Clinical, Hormonal and Metabolic Profile of the PCOS Women.

https://www.ncbi.nlm.nih.gov/m/pubmed/28867886/

Calcium plus vitamin D supplementation affects glucose metabolism and lipid concentrations in overweight and obese vitamin D deficient women with polycystic ovary syndrome

http://www.clinicalnutritionjournal.com/article/S0261-5614(14)00243-X/fulltext

Vitamin C

Effects of ascorbic acid supplementation on serum progesterone levels in patients with a luteal phase defect

http://www.fertstert.org/article/S0015-0282(03)00657-5/pdf

Ascorbic acid and infertility treatment.

https://www.ncbi.nlm.nih.gov/pubmed/12884545

Vitamin E

Vitamin E Fact Sheet for health professionals

https://ods.od.nih.gov/factsheets/VitaminE-HealthProfessional/

Level of Vitamin E in Follicular Fluid and Serum and Oocyte Morphology and Embryo Quality in Patients Undergoing IVF Treatment

https://www.ncbi.nlm.nih.gov/pmc/articles/PMC5742667/

Vitamin E as an antioxidant in female reproductive health

www.mdpi.com/2076-3921/7/2/22/pdf

Doktorarbeit an der Universitätsklinik Eppendorf in Hamburg

Möglichkeiten der Beeinflussung der weiblichen Fruchtbarkeit durch Mikronährstoffe – systematische Übersichtsarbeit

https://d-nb.info/1020417323/34

Blood plasma levels of lipoperoxides, glutathione peroxidase, beta carotene, vitamin A and E in women with habitual abortion.

https://www.ncbi.nlm.nih.gov/pubmed/9857484

Magnesium

Red cell magnesium and glutathione peroxidase in infertile women–effects of oral supplementation with magnesium and selenium.

https://www.ncbi.nlm.nih.gov/pubmed/8054261

Effect of Magnesium Supplement on Pregnancy Outcomes: A Randomized Control Trial

https://www.ncbi.nlm.nih.gov/pmc/articles/PMC5590399/

Magnesium – Fact Sheet for Health Professionals

https://ods.od.nih.gov/factsheets/Magnesium-HealthProfessional/#h7

Die Wirkung von Vitamin D und Calcium

https://www.zentrum-der-gesundheit.de/calcium-vitamin-d-ia.html

Zink

What makes a good egg and healthy embryo? Zinc discovery may help in future fertility treatments

https://www.sciencedaily.com/releases/2010/08/100809133327.htm

Zinc: An essential Metal for Maintenance of female fertility.

http://www.fertstert.org/article/S0015-0282(18)30119-5/pdf

Zinkmangel natürlich beheben

https://www.zentrum-der-gesundheit.de/zinkmangel-beheben-ia.html

Selen

Supplementieren oder nicht? Das Spurenelement Selen

https://www.sciencedirect.com/science/article/pii/S2211968X13000120

Selenium – Fact sheet for health professionals

https://ods.od.nih.gov/factsheets/Selenium-HealthProfessional/

Selenium Supplementation and the Effects on Reproductive Outcomes, Biomarkers of Inflammation, and Oxidative Stress in Women with Polycystic Ovary Syndrome.

https://www.ncbi.nlm.nih.gov/pubmed/26267328

Female Fertility

https://www.spectracell.com/media/uploaded/3/0e3070251_1396362397_389female-fertilitywheel213.pdf

Womens fertility linked to detox element in diet

https://www.adelaide.edu.au/news/news74682.html

Selenium in Reproduction

http://eprints.nottingham.ac.uk/44269/8/Selenium_review_44269.pdf

L-Arginin

Adjuvant L-arginine treatment for in-vitro fertilization in poor responder patients

https://academic.oup.com/humrep/article/14/7/1690/2913125

L-Arginine

https://medlineplus.gov/druginfo/natural/875.html

CoQ10

The aging oocyte--can mitochondrial function be improved?

http://www.academia.edu/2612093/The_aging_oocyte--can_mitochondrial_function_be_improved

The use of mitochondrial nutrients to improve the outcome of infertility treatment in older patients

http://www.academia.edu/2399872/The_use_of_mitochondrial_nutrients_to_improve_the_outcome_of_infertility_treatment_in_older_patients

Myo-Inositol

Tony T.Y. Chiu Michael S. Rogers Eric L.K. Law Christine M. Briton-Jones L.P. Cheung Christopher J. Haines, 2002

Follicular fluid and serum concentrations of myo-inositol in patients undergoing IVF: relationship with oocyte quality

https://academic.oup.com/humrep/article/17/6/1591/2919221

Enrico Papaleo et al. 2007

Myo-inositol in patients with polycystic ovary syndrome: A novel method for ovulation induction

https://folgravid.cz/data/filecache/component/files/Myo-inositol-in-patients-with-polycystic-ovary-syndrome-A-novel-method-for-ovulation-induction.pdf

D. Constantino et al., 2009

Metabolic and hormonal effects of myo-inositol in women with polycystic ovary syndrome: a double-blind trial

https://pdfs.semanticscholar.org/d074/427389649c30f6f0b3cf35f4a1f692127a72.pdf

Mitchell Bebel Star grove, Jonathan Treasure, Dwight L. McKee. Herb, Nutrient and Drug Interactions: Clinical Implications and therapeutic Strategies, Health Sciences, 2008, S.765

DHEA

N. Gleicher, D. Barad, 2011

Dehydroepiandrosterone (DHEA) supplementation in diminished ovarian reserve (DOR)https://rbej.biomedcentral.com/articles/10.1186/1477-7827-9-67

A.Wiser et al., 2010

Addition of dehydroepiandrosterone (DHEA) for poor-responder patients before and during IVF treatment improves the pregnancy rate: A randomized prospective study

https://academic.oup.com/humrep/article/25/10/2496/2385689

DHEA & Fertility

https://www.centerforhumanreprod.com/services/infertility-treatments/dhea/whatis/

Nahrungsergänzungsmittel allgemein

12 Scientifically Supported Supplements for Female Fertility.

https://www.specificare.com/articles/women-s-health/infertility/female-fertility-booster-top-nutrients-detailed

Use of multivitamins, intake of B vitamins and risk of ovulatory infertility

https://www.ncbi.nlm.nih.gov/pmc/articles/PMC2366795/

A nutritional supplement for improving fertility in women: a pilot study.

https://www.ncbi.nlm.nih.gov/pubmed/15134155

The Effects of preconceptional Multivitamin Supplementation on Fertility

https://www.researchgate.net/profile/Andrew_Czeizel/publication/14502863_The_effect_of_preconceptional_multivitamin_supplementation_on_fertility/links/55f0144a08ae199d47c04897.pdf

A Nutritional Supplement for Improving Fertility in Women

http://www.easternharmonyclinic.com/medart/fertilityblend.pdf

Doktorarbeit an der Universitätsklinik Eppendorf in Hamburg

Möglichkeiten der Beeinflussung der weiblichen Fruchtbarkeit durch Mikronährstoffe – systematische Übersichtsarbeit

https://d-nb.info/1020417323/34

Impact of oxidative stress on female fertility

https://www.ncbi.nlm.nih.gov/pmc/articles/PMC2749720/

Kapitel 2.1 Spermiogramm

Gefahren für die Spermien

Significant ongoing decline in sperm counts of Western men

https://www.sciencedaily.com/releases/2017/07/170726110954.htm

Was macht Männer unfruchtbar?

https://www.zentrum-der-gesundheit.de/unfruchtbarkeit-beim-mann-ia.html

Sperma in der Krise

http://www.zeit.de/wissen/gesundheit/2017-07/fruchtbarkeit-mann-spermium-ejakulat

Impact of cigarette smoking on histone (H2B) to protamine ratio in human spermatozoa and its relation to sperm parameters

http://onlinelibrary.wiley.com/doi/10.1111/j.2047-2927.2014.00245.x/full

Does Cigarette Smoking Affect Seminal Fluid Parameters? A Comparative Study

https: / / www.ncbi.nlm.nih.gov / pmc / articles / PMC3562984 /

Phthalate – Machen Weichmacher unfruchtbar?

https: / / www.medizin-transparent.at / phthalate-machen-weichmacher-unfruchtbar

Hormonaktive Stoffe in der Umwelt

http: / / www.oekotoxzentrum.ch / media / 2235 / 2012_hormonaktive_stoffe_de.pdf

Habitual alcohol consumption associated with reduced semen quality and changes in reproductive hormones; a cross-sectional study among 1221 young Danish men

http: / / bmjopen.bmj.com / content / 4 / 9 / e005462.short?g=w_open_unlocked_tab

Exploration of the Association between Obesity and Semen Quality in a 7630 Male Population

http: / / journals.plos.org / plosone / article?id=10.1371 / journal.pone.0119458

BMI in relation to sperm count: an updated systematic review and collaborative meta-analysis

https: / / academic.oup.com / humupd / article / 19 / 3 / 221 / 725245

Effects of Electromagnetic Radiation from a Cellular Phone on Human Sperm Motility: An In Vitro Study

https: / / s3.amazonaws.com / academia.edu.documents / 31745090 / CellPhonesAndSpermMotility.pdf?AWSAccessKeyId=AKIAIWOWYYGZ2Y53UL3A&Expires=1519473262&Signature=ZUt%2FMs8KTktQuXjZ36IrJ1XVh4U%3D&response-content-disposition=inline%3B%20filename%3DEffects_of_Electromagnetic_Radiation_fro.pdf

Effect of electromagnetic field exposure on the reproductive system

https: / / www.ncbi.nlm.nih.gov / pmc / articles / PMC3341445 /

Das Spermiogramm verbessern?

Relationship between standard semen parameters, calcium, cholesterol contents, and mitochondrial activity in ejaculated spermatozoa from fertile and infertile males.

https: / / www.ncbi.nlm.nih.gov / pubmed / 15704520

The role of food supplements in the treatment of the infertile man

https: / / doi.org / 10.1016 / S1472-6483(10)61881-0

Vitamin D – dann klappt´s auch mit dem Kinderwunsch? Nahrungsergänzung hebt Sexualhormon-Spiegel beim Mann

https: / / deutsch.medscape.com / artikelansicht / 4906104

Alternative Therapies for Male and Female Sexual Dysfunction

http: / / li123-4.members.linode.com / files / Alternative%20Therapies%20for%20Male%20and%20Female%20Sexual%20Dysfunction.pdf

Ginseng and male reproductive function

https: / / www.ncbi.nlm.nih.gov / pmc / articles / PMC3861174

Die Hypothalamus-Hypophysen-Achse: Ein biologisches Kontrollsystem

https: / / www.lecturio.de / magazin / hypothalamus-hypophysen-achse /

Quantitative evaluation of spermatozoa ultrastructure after acupuncture treatment for idiopathic male infertility
http://www.fertstert.org/article/S0015-0282(05)00591-1/pdf
Tripper (Gonorrhoe)
http://www.andrologie-experten.de/themen/geschlechtskrankheiten/tripper
Chlamydien
http://www.andrologie-experten.de/themen/geschlechtskrankheiten/chlamydien

MESA/TESE

TESE oder MESA für eine ICSI
https://www.familienplanung.de/kinderwunsch/behandlung/tese-mesa/
TESE - Erfolgswahrscheinlichkeit
http://www.kinderwunsch-luebeck.de/461.html

Kapitel 2.2 Das Spermien-Power-Programm

Studien zu den einzelnen Nahrungsergänzungsmittel
Magnesium – fixes almost everything?
https://monashivf.com/magnesium-fixes-almost-everything-3/
Effects of Magnesium on Spermiogenesis
https://link.springer.com/chapter/10.1007%2F978-94-009-0057-8_69
Zink
Zinc levels in seminal plasma and their correlation with male infertility: A systematic review and meta-analysis
https://www.ncbi.nlm.nih.gov/pmc/articles/PMC4773819/
How Does Zinc Affect Sperm?
https://www.livestrong.com/article/489759-what-does-zinc-do-for-sperm/
Folsäure
The role of food supplements in the treatment of the infertile man
http://www.rbmojournal.com/article/S1472-6483(10)61881-0/pdf
Calcium
Sodium, Potassium, Calcium and Copper Levels in Seminal Plasma are Associated with Sperm Quality in Fertile and Infertile Men
https://www.omicsonline.org/open-access/sodium-potassium-calcium-and-copper-levels-in-seminal-plasma-are-associated-with-sperm-quality-in-fertile-and-infertile-men-2167-0501.1000141.php?aid=32136
Clinical Naturopathic Medicine
https://books.google.de/books?id=Z9cMOSbgozIC&pg=PA1331&lpg=PA1331&dq=calcium+dose+and+sperm&source=bl&ots=OtSibeFMiV&sig=11BaBhBpKT5Z769YHbMfDikG4TY&hl=de&sa=X&ved=0ahUKEwjotMjJiNXZAhUMblAKHQ0ECkk4ChDoAQhVMAU#v=onepage&q=calcium%20dose%20and%20sperm&f=false
Intracellular calcium regulation in sperm capacitation and acrosomal reaction
https://www.sciencedirect.com/science/article/pii/S0303720701007043?via%3Dihub

Vitamin C
Improvement in human semen quality after oral supplementation of vitamin C.
https://www.ncbi.nlm.nih.gov/pubmed/17004914
Vitamin E
Male Infertility: Nutritional and Environmental Considerations
https://allderm.com/media/wysiwyg/fertil_plus/Stephen_Sinclair.pdf
Vitamin D
The role of vitamin D in male fertility: A focus on the testis.
https://www.ncbi.nlm.nih.gov/pubmed/28667465
Omega-3-Fettsäuren
IVF fertilization improved when men take omega-3's
https://www.reproductivepartners.com/blog/624/ivf-fertilization-improved-when-men-take-omega-3s.html
The role of food supplements in the treatment of the infertile man
http://www.rbmojournal.com/article/S1472-6483(10)61881-0/pdf
Omega-3s Vital for Sperm Health
https://www.livescience.com/17878-dha-vital-sperm-health.html
Dietary fatty acids affect semen quality: a review
http://onlinelibrary.wiley.com/doi/10.1111/andr.12024/full
Increased preconception omega-3 polyunsaturated fatty acid intake improves embryo morphology
http://www.fertstert.org/article/S0015-0282(10)02807-4/fulltext
L-Carnitin
The role of food supplements in the treatment of the infertile man
http://www.rbmojournal.com/article/S1472-6483(10)61881-0/pdf
L-Arginin
L-Arginine improves sperm quality
http://menfertility.org/improve-sperm-quality-with-arginine/#fnref-26-1
Male Infertility: Nutritional and Environmental Considerations
https://allderm.com/media/wysiwyg/fertil_plus/Stephen_Sinclair.pdf

Kapitel 2.4 Krankenkassen

Kostenerstattung für eine Kinderwunschbehandlung
http://ra-kinderwunschrecht.de/leistungsvoraussetzung/
Landeszuschüsse
https://www.informationsportal-kinderwunsch.de/unterstuetzung-foerder-check/
Krankenkassen - Kostenübernahme Spermiogramm
SGB V – Gesetzliche Krankenversicherung
https://www.gesetze-im-internet.de/sgb_5/__27.html

Aktuelle Informationen zur Kostenübernahme durch die gesetzlichen Krankenkassen

www.wunschkinder.net/aktuell/featured/kunstliche-befruchtung-welche-krankenkassen-zahlen-mehr-5265/

https://www.krankenkassen.de/gesetzliche-krankenkassen/leistungen-gesetzliche-krankenkassen/gesetzlich-vorgeschriebene-leistungen/neue-leistungen/kuenstliche-befruchtung/

www.krankenkasseninfo.de

Kapitel 4.2-4.5 IUI, IVF und ICSI

Reproduktionsmedizin 2013

Herausgeber K. Diedrich

Springer Medizin

Anwendungsschema Clomifencitrat S.112

Anwendungsschema Step-Up-Protokoll S.116

IUI: S.197-205

IVF: 215-219

ICSI: 220-222

Kapitel 4.6 Wieviele IVF oder ICSI-Zyklen sind notwendig

Kumulative Geburtenrate

Deutsches IVF-Register Jahrbuch 2010

https://www.deutsches-ivf-register.de/perch/resources/downloads/dirjahrbuch2010-d.pdf

Kumulative Schwangerschaftsraten nach Anwendung assistierter Reproduktionstechniken (ART)
- Verlaufsstudie über 10 Jahre -

https://repository.publisso.de/resource/frl:5414641-1/data

Kapitel 4.7 Zusatzleistungen bei IVF und ICSI

Blastozystenkultur

Live birth rate is significantly higher after blastocyst transfer than after cleavage-stage embryo transfer when at least four embryos are available on day 3 of embryo culture. A randomized prospective study

https://academic.oup.com/humrep/article/20/11/3198/2913825

Akupunktur

Effect of acupuncture on the outcome of in vitro fertilization and intracytoplasmic sperm injection: a randomized, prospective, controlled clinical study

https://pdfs.semanticscholar.org/0633/c4a741b0826e85900239bdbf2785f784c5a3.pdf

Endometriales Scratching

Endometrial Scratching, what's the latest evidence?

http://www.evidentlycochrane.net/endoscratch/

Endometrial injury in women undergoing assisted reproductive techniques

http://www.cochrane.org/CD009517/MENSTR_endometrial-injury-in-women-undergoing-assisted-reproductive-techniques

physiologische ICSI

Efficiency of hyaluronic acid (HA) sperm selection

https://www.ncbi.nlm.nih.gov/pmc/articles/PMC2826621/

"Physiologic ICSI": hyaluronic acid (HA) favors selection of spermatozoa without DNA fragmentation and with normal nucleus, resulting in improvement of embryo quality.

https://www.ncbi.nlm.nih.gov/pubmed/19393999

Medizin I Reproduktionsmedizin heute I Diagnostik im Dialog • Ausgabe 46 • 04/2015

Reproduktionsmedizin heute

PD Dr. med. Hans-Ulrich Pauer, Kinderwunschzentrum an der Oper, München

https://www.roche.de/res/literatur/701/Reproduktionsmedizin-heute-original-4ddb3aa72a71b273f81d474b8952b132.pdf

IMSI – Intrazytoplasmatische morphologisch selektierte Spermien-Injektion

Intracytoplasmic morphologically selected sperm injection (IMSI): a critical and evidence-based review

http://www.brusselsivf.be/media/docs/publicaties/2013/De%20Vos%20A%20Basic%20&%20Clin%20Andro%202013.pdf

Regular (ICSI) versus ultra-high magnification (IMSI) sperm selection for assisted reproduction

http://www.cochrane.org/CD010167/regular-icsi-versus-ultra-high-magnification-imsi-sperm-selection-for-assisted-reproduction

Embyo-Glue

Embryo Glue

http://www.kinderwunsch-langenhagen.de/de/embryo-glue.html

Influence of EmbryoGlue on the implantation of embryo and pregnancy outcome in vitro fertilization-embryo transfer

https://www.ncbi.nlm.nih.gov/pubmed/22455744

Embryo-Gen

Granulocyte Macrophage Colony Stimulating Factor Supplementation in Culture Media for Subfertile Women Undergoing Assisted Reproduction Technologies: A Systematic Review

https://www.ncbi.nlm.nih.gov/pmc/articles/PMC3594979/

Embryo-Gen

http://www.ivf-saar.de/index/index/id/900

Kosten Embryogen

https://amedes-experts-hamburg.de/bereich-fuer-aerzte/neues-aus-der-wissenschaft/detail/news/ein-neues-kulturmedium-in-der-reproduktionsmedizin-zur-senkung-der-fehlgeburtsrate/?tx_news_pi1%5Bcontroller%5D=News&tx_news_pi1%5Baction%5D=detail&cHash=a4bef9a5db9a496ee3c1ab221b0f922f

Calcium-Ionophor

Calcium-Ionophor verhilft infertilen Spermien zur Schwangerschaft

https: / / www.thieme-connect.com / products / ejournals / abstract / 10.1055 / s-0036-1593068

Effect of oocyte activation with calcium ionophore on ICSI outcomes in teratospermia: A randomized clinical trial

https: / / www.ncbi.nlm.nih.gov / pmc / articles / PMC3941389 /

Laser-Assisted-Hatching (LHA)

The effects of laser assisted hatching on pregnancy rates

https: / / www.ncbi.nlm.nih.gov / pmc / articles / PMC4216442 /

Time-Lapse-Beobachtung

Embryo selection: the role of time-lapse monitoring

https: / / www.ncbi.nlm.nih.gov / pmc / articles / PMC4290130 /

Einnistungsspritze

Effect of Administration of Single Dose GnRH Agonist in Luteal Phase on Outcome of ICSI-ET Cycles in Women with Previous History of IVF / ICSI Failure: A Randomized Controlled Trial (2015)

https: / / www.ncbi.nlm.nih.gov / pmc / articles / PMC4386092 / #!po=37.5000

Beneficial effect of luteal-phase GnRH agonist administration on embryo implantation after ICSI in both GnRH agonist- and antagonist-treated ovarian stimulation cycles (2006)

https: / / academic.oup.com / humrep / article / 21 / 10 / 2572 / 2913906

Kapitel 5.2 Stimulation bei IVF und ICSI

Reproduktionsmedizin 2013

Herausgeber K. Diedrich

Springer Medizin

Ovarielle Stimulation: S.109-131

Correlation Between Number of Retrieved Oocytes and Pregnancy Rate After IVF / ICSI

https: / / www.ncbi.nlm.nih.gov / pubmed / 16799739

Addition of growth hormone to gonadotrophins in ovarian stimulation of poor responders treated by in-vitro fertilization: a systematic review and meta-analysis

https: / / www.researchgate.net / publication / 26325266_Addition_of_growth_hormone_to_gonadotrophins_in_ovarian_stimulation_of_poor_responders_treated_by_in-vitro_fertilization_a_systematic_review_and_meta-analysis

Kapitel 5.3 Embryotransfer

Deutsches IVF-Register

Klin. SS / ET in Abhängigkeit von der Anzahl übertragener Embryonen und Altersgruppen 2016 S.36

https: / / www.deutsches-ivf-register.de / perch / resources / downloads / dirjahrbuch2016d-1.pdf

Kapitel 7.2 Embryonenqualität

Studie 1

Maternal hCG concentrations in early IVF pregnancies: associations with number of cells in the Day 2 embryo and oocytes retrieved

https://academic.oup.com/humrep/article/30/12/2758/2380718

Studie 2

Embryo morphology score on day 3 is predictive of implantation and live birth rates

https://www.ncbi.nlm.nih.gov/pmc/articles/PMC3454961/

Untersuchung morphologischer Kriterien der Gameten und Vorkernstadien zur Erzielung einer Schwangerschaft

https://d-nb.info/1022942395/34

Kapitel 10 Missed-Abort

Bettina Toth, Fehlgeburten Totgeburten Frühgeburten - Ursachen, Prävention und Therapie,

Springer, 2017, S.184ff.

Cytotec® vom Markt genommen

http://www.misoprostol.org/misoprostol_deutsch/

Patientenaufklärung: Geburteneinleitung mit Cook Ballon®, Misoprostol (Cytotec®) und Misodel (Misoprostol®)

http://www.greenbirth.de/images/geburtseinleitung.pdf

Der Medikamentöse Schwangerschaftsabbruch mit Mifepriston® und Misoprostol®

https://www.profamilia.de/fileadmin/publikationen/Fachpublikationen/Medikamentoeser_Abbruch_2012.pdf

Aschermann-Syndrom: Adhäsionen mit Folgen

http://www.aerztezeitung.at/archiv/oeaez-2012/oeaez-7-10042012/asherman-syndrom-synechien-operatives-trauma-kuerretage.html

Kapitel 12.1-2 Zusatzleistungen für Fortgeschrittene

Polkörperdiagnostik

Was kostet die Behandlung, insbesondere eine künstliche Befruchtung?

https://www.fertility-center-hh.de/meine-therapie/kosten/

Array-CGH

http://www.bioscientia-humangenetik.de/de/diagnostik/array-cgh/

FISH-Diagnostik

http://flexikon.doccheck.com/de/Fluoreszenz-in-situ-Hybridisierung

Polkörperdiagnostik vor Embryotransfer verbessert Chance auf Baby nicht

https://www.aerzteblatt.de/nachrichten/96946/Polkoerperdiagnostik-vor-Embryotransfer-verbessert-Chance-auf-Baby-nicht

Human Reproduction, Volume 33, Issue 9, 1 September 2018, Pages 1767–1776
Preimplantation genetic testing for aneuploidy by microarray analysis of polar bodies in advanced maternal age: a randomized clinical trial
https://academic.oup.com/humrep/article-abstract/33/9/1767/5063306
Preimplantation Genetic Screening (PGS): Not Beneficial for Most Patients
https://www.youtube.com/watch?v=DUiYl17HUPU
ERA-Test
ERA-Diagnostik
https://www.fertilitaet.de/kinderwunsch-sterilitat/diagnostik/era-diagnostik/
Spermien-DNA-Integritätstest
http://ediss.sub.uni-hamburg.de/volltexte/2012/5487/pdf/Dissertation.pdf
Was kostet die Behandlung, insbesondere eine künstliche Befruchtung?
https://www.fertility-center-hh.de/meine-therapie/kosten/

Kapitel 13.1 Blutgerinnungsstörungen

Plazenta, Nabelschnur und Amnion
https://www.amboss.com/de/wissen/Plazenta%252C_Nabelschnur_und_Amnion
Schwangerschaftskomplikationen, Thrombophilie und der Einsatz von niedermolekularen Heparinen
https://vascularcare.de/vascularcare/wp-content/uploads/2010/10/Schleussner_-Schwangerschaftskomplikationen_Heparin_VC_22006.pdf
Thrombophilie und Abortneigung
http://geb.uni-giessen.de/geb/volltexte/2008/5153/pdf/ZimmermannAntje-2007-12-20.pdf
Diagnose der Präeklampsie mit dem sFlt-1/PlGF-Quotienten
https://www.labor-enders.de/praeeklampsie.98.html
Homocystein
https://de.wikipedia.org/wiki/Homocystein
Bettina Toth, Fehlgeburten Totgeburten Frühgeburten - Ursachen, Prävention und Therapie,
Springer, 2017, S.134

Kapitel 16.1 Alternative Unterstützung

Acupuncture & IVF poor responders: a cure?
https://www.fertstert.org/article/S0015-0282(04)00231-6/fulltext
Effect of acupuncture on the outcome of in vitro fertilization and intracytoplasmic sperm injection: a randomized, prospective, controlled clinical study
https://www.sciencedirect.com/science/article/pii/S0015028206002135?via%3Dihub

Kapitel 19.1 Die Immunologie

Reproductive immunology
https://www.sciencedirect.com/science/article/pii/S0161589012003987

Immunology and Pregnancy Losses: HLA, Autoantibodies and Cellular Immunity
https://www.ncbi.nlm.nih.gov/books/NBK6615/
The effect of intravenous immunoglobulin passive immunotherapy on unexplained recurrent spontaneous abortion: a meta-analysis
https://www.sciencedirect.com/science/article/pii/S1472648316305090
Intravenous immunoglobulin (IVIG) as treatment for recurrent pregnancy loss (RPL)
https://www.ncbi.nlm.nih.gov/pubmed/15999561
Intravenous immunoglobulin (IVIG) and recurrent spontaneous pregnancy loss
https://www.fertstert.org/article/S0015-0282(06)03297-3/fulltext
Immunoglobulin Therapy in Recurrent Pregnancy Loss
https://www.researchgate.net/publication/282640969_Immunoglobulin_Therapy_in_Recurrent_Pregnancy_Loss/download
Akute Nebenwirkungen der allogenen Lymphozyten-Immunisierung
https://www.researchgate.net/publication/245711469_Akute_Nebenwirkungen_der_allogenen_Lymphozyten-Immunisierung
Immunologische Sterilitätsursachen
https://www.kinderwunschzentrum.de/spezialsprechstunden/immunologische-sterilitaetsursachen.html
Frau Dr. Reichel-Fentz (Edenkoben/Heidelberg)
https://www.immu-kinderwunsch.de
Herr Dr. Pfeiffer (Düsseldorf)
http://www.immudoc.de
Frau Dr. Graf (Leipzig)
https://www.praxisklinik-johannisplatz-leipzig.de/de/facharztpraxen/praxis-fuer-klinische-transfusionsmedizin-und-immundefizienz.html

Kapitel 21.1 Meditation und Stress bei IVF

Effects of a mindfulness-based intervention on fertility quality of life and pregnancy rates among women subjected to first in vitro fertilization treatment
https://www.sciencedirect.com/science/article/pii/S0005796715300747?via%3Dihub
Mindfulness-Based Program for Infertility: efficacy study
https://www.fertstert.org/article/S0015-0282(13)00646-8/pdf
FERTILITY, STRESS, DEPRESSION & THE MIND BODY CONNECTION
Fertility, Stress, Depression and the mind body connection
https://www.smartfertilitychoices.com/fertility-stress-depression-the-mind-body-connection/

Kapitel 22 Vanishing-Twin-Syndrom

Early beta-human chorionic gonadotropin trends in vanishing twin pregnancies
https://www.fertstert.org/article/S0015-0282(13)00403-2/pdf

Printed in Poland
by Amazon Fulfillment
Poland Sp. z o.o., Wrocław

71828780R00197